DR. MED. ANNE SPARENBORG-NOLTE
DR. MED. STEPHAN HEINRICH NOLTE

MITARBEIT: PETRA KUNZE

Homöopathie für Kinder

Individuell und ganzheitlich heilen

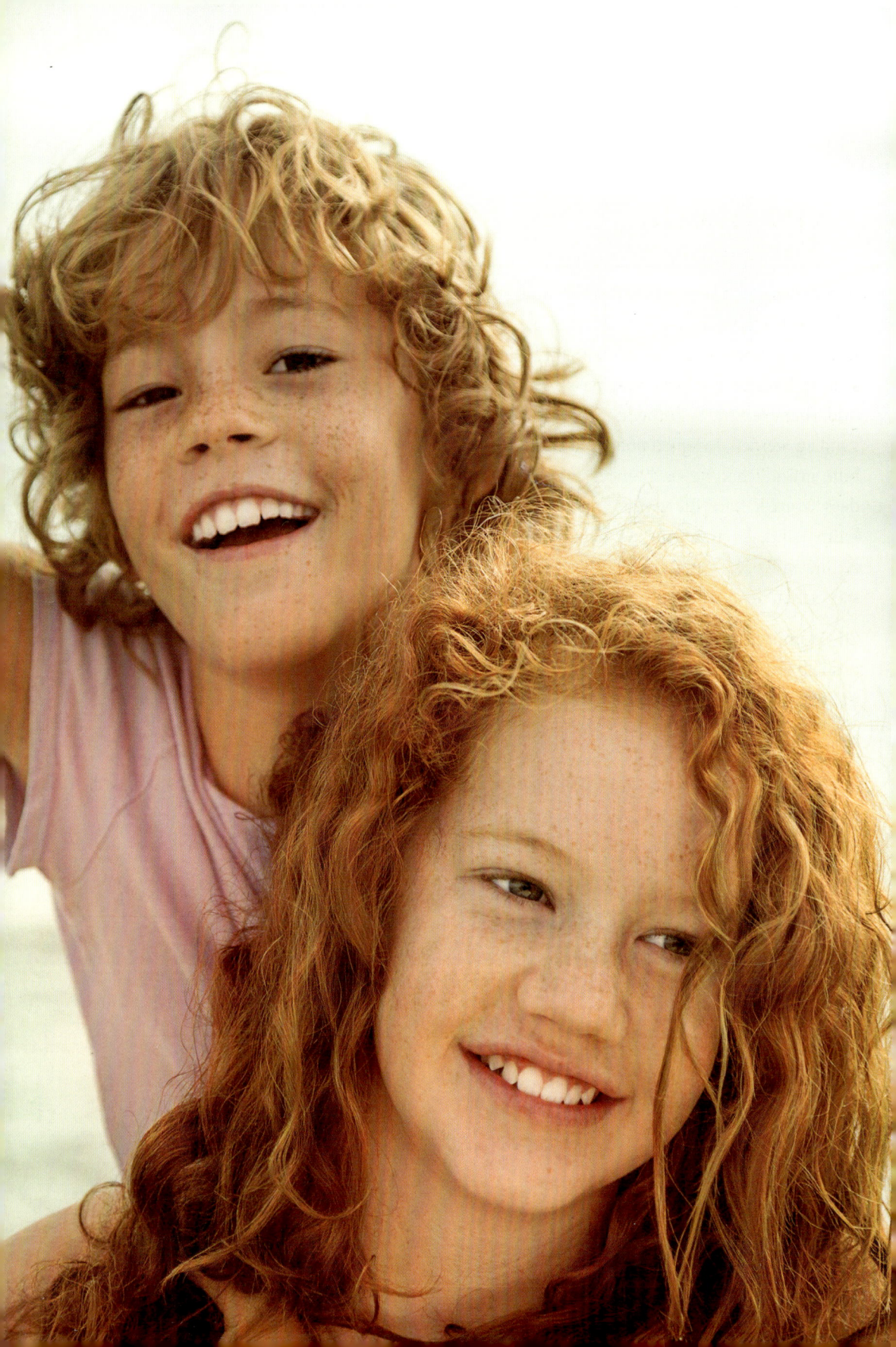

Liebe Eltern,

Natura sanat, medicus curat. Die Natur heilt, der Arzt pflegt, bemüht sich, behandelt. – Dieser Satz wird Hippokrates zugeschrieben und wäre demnach 2500 Jahre alt. In der Antike wurde die ärztliche Heilkunst hoch geschätzt. Und doch wusste man, dass Heilung im Patienten selbst geschieht und Therapien die Selbstheilungskräfte und den Willen des Patienten, gesund zu werden, lediglich unterstützen können. Ebenso wurde schon mithilfe gründlicher Beobachtungen und genauer Beschreibungen erkannt, dass Krankheiten, die immer mit individuellen Lebensumständen verknüpft sind, einen natürlichen Verlauf nehmen und dafür einen gewissen zeitlichen Rahmen benötigen. Therapieversuche, die das außer Acht lassen, schwächen die natürliche Heilkraft und schaden mehr, als sie nützen.

Die Homöopathie ist ein Heilsystem, das der Genesung Zeit gewährt und deshalb gerade für die Behandlung von Kindern bestens geeignet ist – sie ist sanft und ohne Nebenwirkungen. Sie hilft Selbstheilungskräfte anzuregen und gestärkt aus Krisen hervorzugehen, ob körperlicher oder seelischer Art. In diesem Buch haben wir 18 Konstitutionsmittel beschrieben, denen jeweils ein Typus zugeordnet ist, also für jedes Kind das richtige Mittel. In einem weiteren Kapitel finden Sie Arzneien für Probleme im ersten Lebensjahr, für akute und chronische Krankheiten bei Kindern sowie für seelische Schwierigkeiten. Dort gelangen Sie also von den Symptomen zum richtigen Mittel.

Im Zweifelsfall werden Sie professionelle Hilfe zurate zu ziehen, aber sehr häufig dürfen Sie auch als medizinische Laien mit Ihrem guten Gespür für das Befinden Ihres Kindes und Ihrer untrüglichen Intuition darauf vertrauen, dass Sie selbst zum richtigen Mittel greifen.

Dieses Buch wird Sie dabei unterstützen.

Dr. med. Anne Sparenborg-Nolte   Dr. med. Stephan Heinrich Nolte

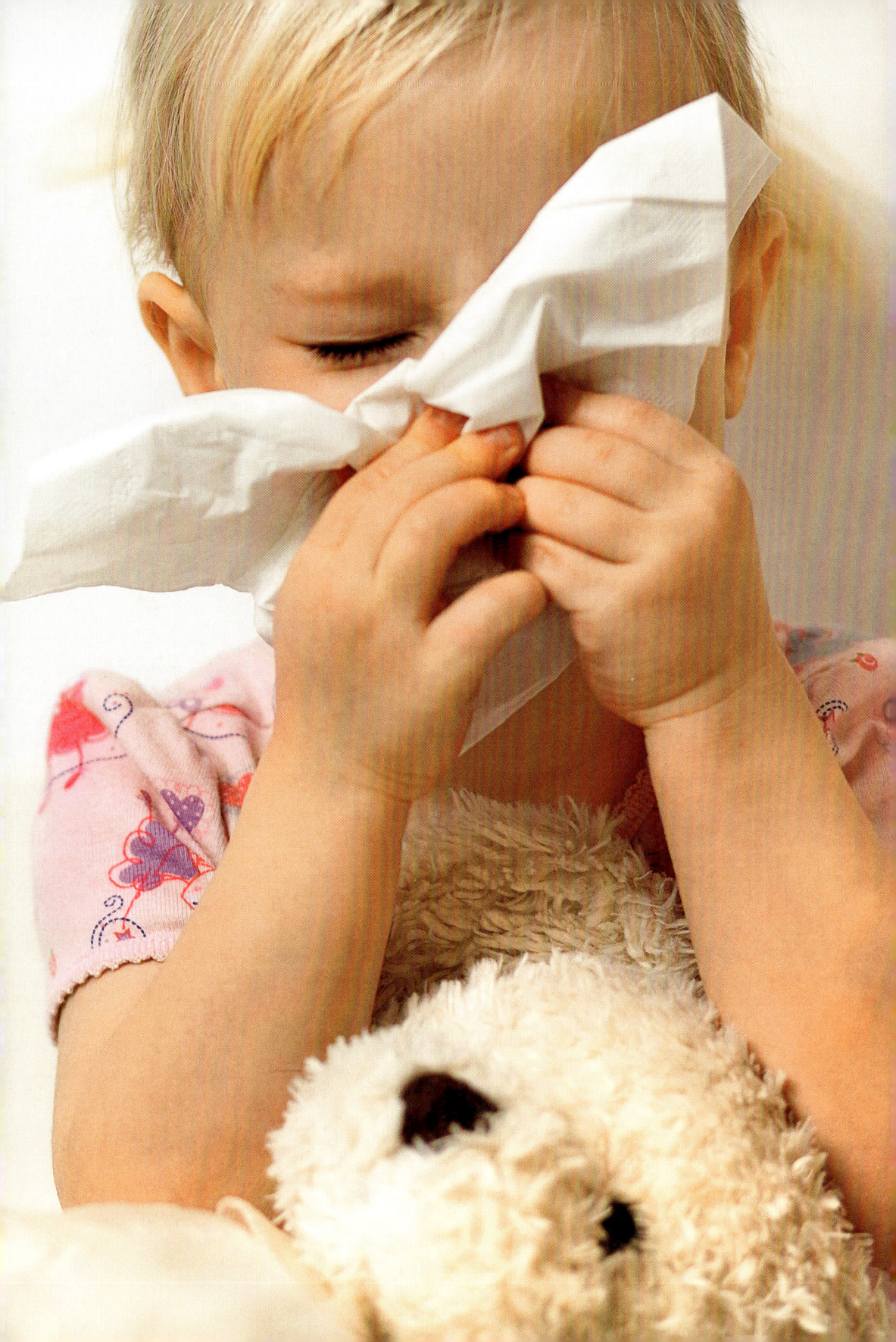

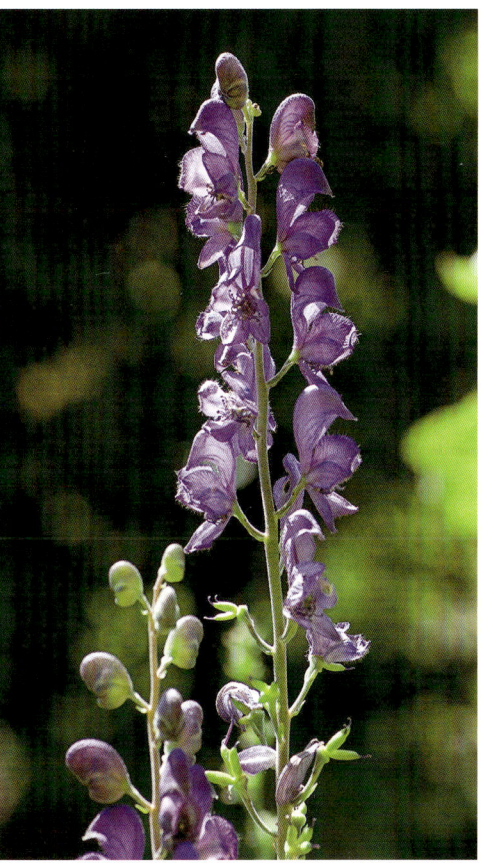

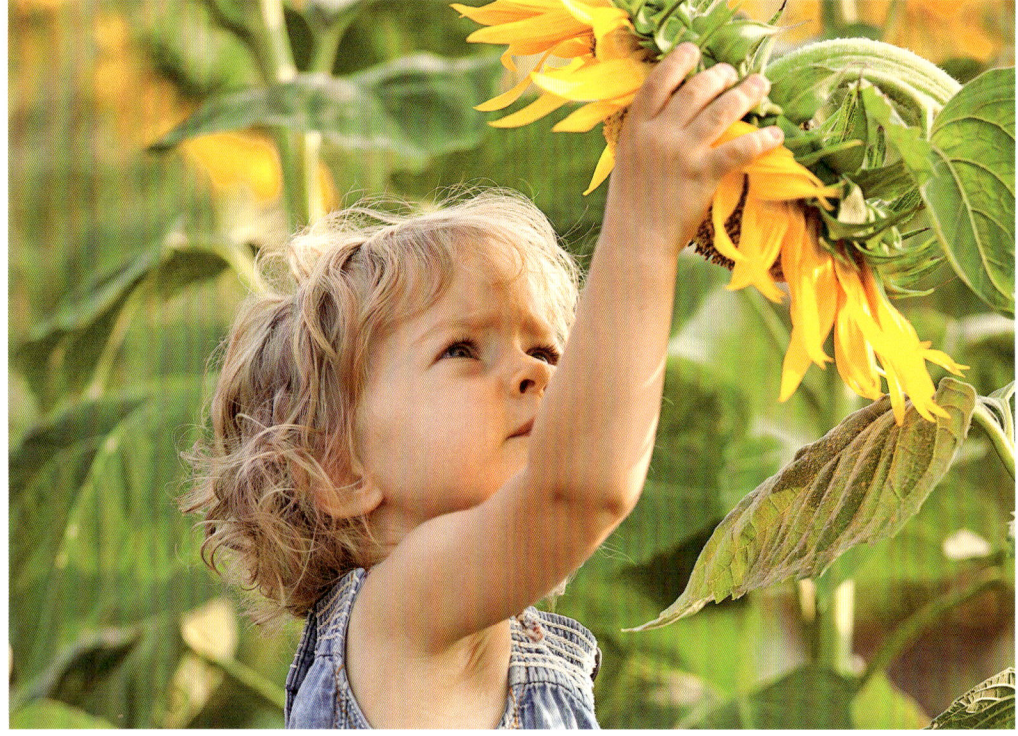

SERVICE 180

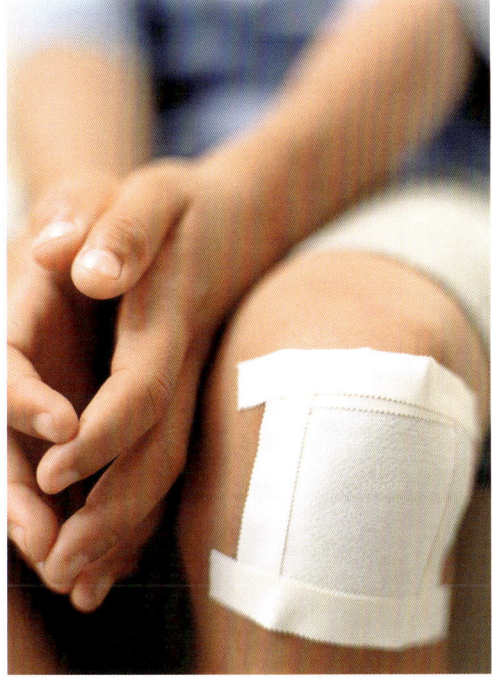

Wenn in diesem Buch verkürzt von »Arzt«
die Rede ist, sind damit natürlich Ärztinnen
und Ärzte gemeint. Nur aus Gründen der
besseren Lesbarkeit wird auf die durchgängige
Erwähnung beider Geschlechter verzichtet.

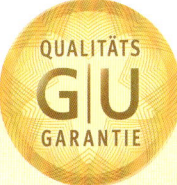

QUALITÄTS
G|U
GARANTIE

DIE GU-QUALITÄTS-GARANTIE

Wir möchten Ihnen mit den Informationen und
Anregungen in diesem Buch das Leben erleichtern und Sie inspirieren, Neues auszuprobie-
ren. Bei jedem unserer Produkte achten wir
auf Aktualität und stellen höchste Ansprüche
an Inhalt, Optik und Ausstattung. Alle Informationen werden von unseren Autoren und unserer Fachredaktion sorgfältig ausgewählt und
mehrfach geprüft. Deshalb bieten wir Ihnen
eine 100 %ige Qualitätsgarantie.

Darauf können Sie sich verlassen:
Wir bieten Ihnen alle wichtigen Informationen
sowie praktischen Rat – damit können Sie dafür sorgen, dass Ihre Kinder glücklich und gesund aufwachsen. Wir garantieren, dass:
• alle Übungen und Anleitungen mehrfach in
  der Praxis geprüft und
• unsere Autoren echte Experten mit langjäh-
  riger Erfahrung sind.

Wir möchten für Sie immer besser werden:
Sollten wir mit diesem Buch Ihre Erwartungen
nicht erfüllen, lassen Sie es uns bitte wissen!
Nehmen Sie einfach Kontakt zu unserem Leserservice auf. Sie erhalten von uns kostenlos
einen Ratgeber zum gleichen oder ähnlichen
Thema. Die Kontaktdaten unseres Leserservice
finden Sie am Ende dieses Buches.

GRÄFE UND UNZER VERLAG
Der erste Ratgeberverlag – seit 1722.

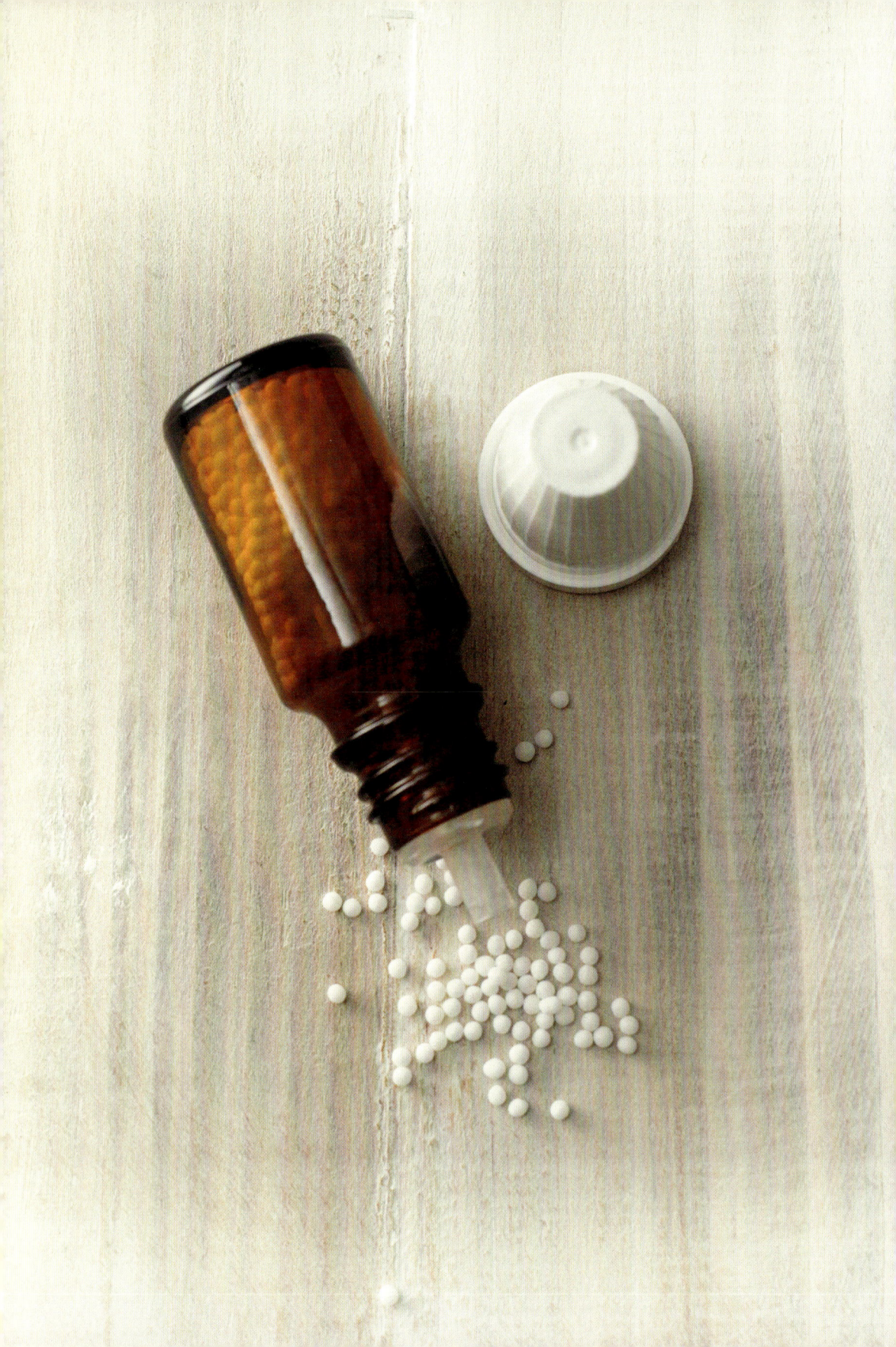

GANZHEITLICH HEILEN MIT HOMÖOPATHIE

HOMÖOPATHIE, DIE LEHRE VOM HEILEN MIT ÄHNLICHEM, ERFREUT SICH GERADE BEI ELTERN GROSSER BELIEBTHEIT. DAS IST NICHT ZULETZT AUF DIE SANFTEN ARZNEIEN ZURÜCK-ZUFÜHREN, DIE PRAKTISCH FREI VON NEBENWIRKUNGEN SIND UND DEN KÖRPER NICHT MIT STARKEN SUBSTANZEN BELASTEN. DER GANZHEITLICHE UND INDIVIDUELLE BLICK DES HOMÖO-PATHISCHEN ARZTES STELLT BEI DER BEHANDLUNG DAS KIND IN DEN MITTELPUNKT, NICHT DIE KRANKHEIT.

DIE LEBENSKRAFT STÄRKEN

Der Mensch im Mittelpunkt

Die Homöopathie wird von immer mehr Menschen als Alternative oder als Ergänzung zur konventionellen Medizin geschätzt. Eltern wünschen sich für ihr Kind ganzheitliche und sanfte Methoden, die im Krankheitsfall helfen und die Entwicklung unterstützen. Entsprechend kritisch sehen sie die konventionelle Medizin, die häufig dem Körper seine Arbeit, nämlich die Bekämpfung einer Krankheit abnimmt und dafür starke chemisch-pharmazeutische Medikamente einsetzt. Diese können zwar in manchen Fällen auch notwendig werden, aber lange nicht im heute gebräuchlichen Umfang. Ziel der homöopathischen Behandlung ist, körpereigene Prozesse zu regulieren sowie die Selbstheilungskräfte gezielt anzuregen. Dadurch kann sie auch in der Lage sein, unerwünschte Wirkungen bei chemisch-pharmazeutischen Medikamenten abzumildern und zu lindern.

Die konventionelle Medizin konzentriert sich auf die Diagnose und behandelt häufig nur an der Oberfläche. Dabei kommt es vor, dass sie das eigentliche Leiden übersieht, das dann an einer anderen, meist tiefer liegenden und vielleicht bedenklicheren Stelle ausbrechen kann. In der Homöopathie wird das als Unterdrückung beschrieben. Nach einem inneren seelischen, sozialen und körperlichen Zusammenhang wird in der konventionellen Medizin selten gesucht. Sie geht von der Annahme aus, dass entweder Erreger den Organismus mehr oder weniger »zufällig« befallen oder andere Defekte vorliegen, wenn ein Mensch krank wird. Derartige Störfaktoren werden mit »Anti-(Gegen)Medikamenten« behandelt, deren Wirkungen und Nebenwirkungen in Gegenwart und Zukunft nicht immer absehbar sind.

> Homöopathie ist eine Hilfe zur Selbsthilfe. Durch die individuelle Auswahl des Mittels werden die Selbstheilungskräfte angeregt.

Um wieder ins Lot zu kommen

Anders die Homöopathie, die den Menschen als Ganzes betrachtet. Sie geht davon aus, dass Erkrankungen nicht auf etwas Stofflichem, sondern auf Verstimmungen der Lebenskraft beruhen. Diese belebt den Körper und ist nur an ihren Wirkungen zu erkennen. Ist sie aus dem Lot, soll die homöopathische Arznei dazu beitragen, sie wieder in geordneten

INFO

DIE LEBENSKRAFT – DAS BAROMETER UNSERER BEFINDLICHKEIT

Der Ausdruck »Lebenskraft« mag veraltet klingen, es gibt jedoch keine bessere und neutralere Bezeichnung für die Kraft, die uns belebt und für unsere Gesundheit zu- mindest aus energetischer Sicht verant- wortlich ist. Sie teilt sich durch die Symp- tome mit und ist der eigentliche Wirkungs- ort der homöopathischen Mittel.

Bahnen fließen zu lassen. Das Mittel bekämpft also nicht die Krankheit, sondern korrigiert und fördert die Lebenskraft des kranken Menschen, zu der auch die Selbstheilungskräfte gehören – und zwar nach dem Prinzip der Ähnlichkeit: Die Symptome, die emotionale Verfassung und die individuellen Merkmale und Gewohnheiten des Patienten sollen möglichst genau mit denen des verordneten Mittels übereinstimmen. Dafür kennt die Homöopathie weit über 2000 verschiedene Arzneien, deren Eigenschaften und Wirkweisen als Arzneimittelbilder oder Symptomsammlungen beschrieben sind. Die Wirkweise nach dem Ähnlichkeitsprinzip lässt sich an folgenden Beispielen verdeutlichen: Apis mellifica (lateinisch für Biene) hilft bei Bienen- und Wespenstichen sowie bei Hautausschlägen nach einem Stich. Urtica urens (lateinisch für Brennnessel) lindert bei einem Hautausschlag, der brennt und juckt. Doch nicht immer ist die Wahl des richtigen Mittels so naheliegend.

Das geeignete Mittel finden

Für die meisten Kinder ist nur ein Bruchteil der homöopathischen Mittel relevant. Deshalb finden Sie in diesem Buch 18 Arzneimittelbilder beschrieben (ab Seite 42), die auf einen bestimmten Typ Kind passen. Entspricht eines dieser Typenmittel Ihrem Kind, können Sie damit seine Konstitution stärken und haben mitunter sowohl bei akuten als auch bei chronischen Krankheiten das richtige Mittel zur Hand. Andererseits gibt es auch Mittel, die sich bei bestimmten Krankheiten und Befindlichkeitsstörungen, die körperlichen wie psychischen, allgemein bewährt haben. Diese Krankheitsbilder finden Sie ab Seite 123.

Homöopathische Mittel haben ein breites Wirkungsspektrum. Von dieser sogenannten potenzierten Arznei (ab Seite 19) erhält das kranke Kind eine gerade ausreichende Menge, um das Übel aufzuheben, ohne dass es Schmerzen erleiden muss oder geschwächt wird. Dafür ist zuerst einmal die Sachkenntnis eines erfahrenen homöopathischen Arztes notwendig, denn es soll ein komplexes System geheilt werden.

In der Homöopathie spricht man von Arzneien oder von Mitteln. Der Begriff »Medikament« bezeichnet immer chemisch-pharmazeutische Produkte.

INFO

WIE HAHNEMANN DIE HOMÖOPATHIE BEGRÜNDETE

Christian Friedrich Samuel Hahnemann (1755–1843) war Arzt und Übersetzer für Belletristik, Naturwissenschaften und Medizin, bevor er die Homöopathie entdeckte. 1790 konnte ihn bei der Übersetzung eines Standardwerks zur Arzneimittellehre die Erklärung über die Wirkung der Chinarinde nicht überzeugen. Bei dem Versuch, die Arzneimittelwirkung an sich selbst zu erproben, entwickelte Hahnemann Symptome, die ihn an Malaria, das Wechselfieber, erinnerten.

Das Ähnlichkeitsprinzip

Da er einmal unter Malaria litt, war die Erinnerungsspur daran in seinem Organismus vorhanden. Die Arznei entwickelte die Symptome der Krankheit. So kam Hahnemann dem Ähnlichkeitsprinzip auf die Spur: »Similia similibus curentur«, was übersetzt so viel heißt wie »Ähnliches möge mit Ähnlichem behandelt werden«.

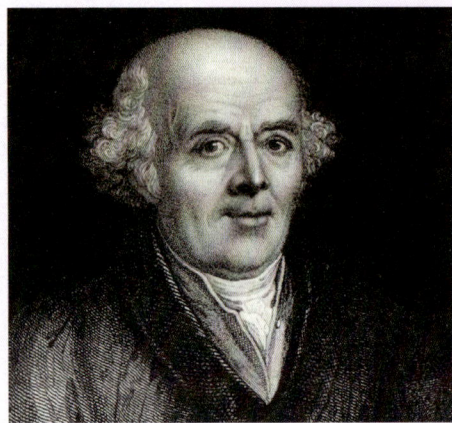

Das Potenzieren

In der Folge entwickelte Hahnemann nach sorgfältiger empirischer Beobachtung die Potenzierung als stufenweise durchzuführende Verdünnung und Verschüttelung der homöopathischen Arznei mit einem Wasser-Alkohol-Gemisch. Er erkannte, dass die verabreichte Arznei im Krankheitsfall desto wirksamer war, je mehr sie verdünnt und verschüttelt wurde.

Die individuelle Behandlung

Hahnemann begann ab etwa 1800, seine Patienten homöopathisch zu behandeln. Die 54 erhaltenen Krankengeschichten aus den Jahren 1801 bis 1843 zeigen, dass sein therapeutisches Vorgehen von Experiment und Empirie und nicht von theoretischen Spekulationen geprägt war. So behandelte Hahnemann während einer Typhusepidemie 183 Patienten, von denen lediglich einer starb. Im Vergleich dazu lag die Sterblichkeitsrate bei Patienten, die konventionell behandelt wurden, bei über 50 Prozent.

Sein Hauptwerk, das »Organon der rationellen Heilkunde«, 1810 erstmals erschienen und zu seinen Lebzeiten immer wieder aktualisiert, ist heute noch als Grundlage der klassischen Homöopathie von großer Bedeutung. In § 27 erklärt er das Neue seines Heilverfahrens kurz und bündig so: »Das Heilvermögen der Arzneien beruht daher auf ihren der Krankheit ähnlichen und dieselben an Kraft überwiegenden Symptomen...«.

Wichtig ist die Vorgeschichte

Wesentlich umfangreicher als bei einer sonst üblichen medizinischen Behandlung werden am Anfang der homöopathischen Therapie die Symptome und die Vorgeschichte des Patienten, die Anamnese, erhoben. Beides ist entscheidend für die Auswahl der Arznei und damit den Heilerfolg. »Unbefangenheit, gesunde Sinne, Aufmerksamkeit im Beobachten und Genauigkeit im Aufzeichnen des Bildes der Krankheit« sind die Qualitätsmerkmale, die Hahnemann vorab vom homöopathischen Arzt fordert – und die im Übrigen genau dem entsprechen, was die moderne psychosomatische Medizin verlangt.

Eine homöopathische Anamnese erfolgt in mehreren Schritten. Zunächst werden die Vorinformationen aufgenommen: die Daten des kleinen Patienten, Namen und Erreichbarkeit der Bezugspersonen des Kindes sowie der Grund, warum Sie gerade jetzt mit Ihrem Kind in die Praxis kommen. Der Homöopath wird Sie bitten, über Ihr Kind zu berichten, und dabei auch gezielt nachfragen. Insbesondere ist interessant, wie die allgemeine Entwicklung abgelaufen ist, also wann und wie das Kind wichtige Entwicklungsschritte wie das freie Laufen gemeistert oder erste Worte gesprochen hat. Auch die Vorgeschichte der Familie kann wichtige Erkenntnisse liefern, ebenso alle körperlichen Merkmale und Besonderheiten des Kindes, die von Kopf zu Fuß von oben nach unten abgefragt werden. Gibt es bereits Krankenberichte von anderen Ärzten, so möchte der homöopathische Arzt auch diese sichten.

Die ausführliche Anamnese liefert umfassende Erkenntnisse über den Zustand des Patienten. Entsprechend komplex gestaltet sich die Suche nach der richtigen Arznei. Denn dabei spielen nicht nur die Symptome des Patienten eine Rolle, sondern vor allem die Fähigkeit des Homöopathen, diese Symptome zu verstehen und zu einem Gesamtbild zusammenzufügen. Erst dann kann der Behandler nach dem geeigneten Mittel suchen. Je genauer, freimütiger und sorgfältiger deshalb Eltern ihr Kind beschreiben, desto erfolgreicher ist der Arzt bei der Suche nach der richtigen Arznei und desto sicherer ist es für die Eltern, ihr Kind bei Bedarf damit zu unterstützen. Und je mehr die Symptome des Kindes und die des Arzneimittels sich ähneln, desto besser wirkt die Arznei.

Der Homöopath interessiert sich nicht nur für die momentane Befindlichkeit, sondern für die Person als Ganzes und für ihre Vorerkrankungen.

Den kleinen Patienten kennenlernen

Da es in der Homöopathie darum geht, die für die Arznei und für den Patienten typischen Symptome und individuelle Besonderheiten herauszufinden und in Übereinstimmung zu bringen, erscheinen Ihnen manche Fragen vielleicht merkwürdig oder gar abwegig. Bei den zum

Teil sehr persönlichen Fragen geht es aber nicht um Wertungen oder Verurteilungen, sondern allein darum, viele und möglichst spezifische Informationen zu bekommen. So können auch scheinbar unwesentliche und nicht mit den geschilderten Beschwerden in Beziehung stehende Symptome bedeutsam sein. Denn die Anamnese soll dem Arzt helfen, Ihr Kind möglichst gut kennenzulernen, um die bestgeeignete Behandlung zu finden. Deswegen kann die erste Aufnahme aller Symptome (Erstanamnese) eine Stunde oder sogar länger dauern (siehe Kasten unten). Dem homöopathisch tätigen Arzt geht es um die Begegnung mit den Menschen – dem schreienden Säugling oder dem hustenden Kind und seinen Eltern – im jeweiligen komplexen Lebenszusammenhang.

Die Symptome des Patienten sind entscheidend für die Auswahl der Arznei und den Heilerfolg.

INFO

INFORMATIONEN SIND FÜR DEN ARZT DAS A UND O

Wenn Sie mit Ihrem Kind erstmals eine homöopathische Praxis aufsuchen, erfolgt zunächst eine ausführliche Symptomsammlung, um den Patienten richtig kennenzulernen. Zur Erstanamnese sollten Sie das Untersuchungsheft, das Impfbuch und gegebenenfalls derzeit einzunehmende Medikamente Ihres Kindes mitbringen, außerdem eventuelle Untersuchungsbefunde von Fachärzten.

Dann wird ein etwa einstündiges Gespräch geführt: Der Arzt fragt nicht nur nach den derzeitigen Symptomen Ihres Kindes, sondern auch danach, was beispielsweise den Infekt ausgelöst haben könnte (etwa nasser Kopf im Freien bei kaltem Wind), wann die Erkrankung begonnen hat und wie sie bisher verlaufen ist. Bei chronischen Krankheiten interessieren ihn auch frühere Erkrankungen, Operationen und Unfälle Ihres Kindes. Der Arzt möchte auch wissen, welche Medikamente oder Arzneien Ihr Kind früher eingenommen hat.

Darüber hinaus interessieren ihn das Essverhalten Ihres Kindes (Mag es Milch? Eier? Fleisch? Obst? Gemüse?), sein Schlafverhalten (Zähneknirschen im Schlaf? Sprechen, Schreien, Lachen im Schlaf? Ist der Schlaf ruhig oder unruhig?) und seine Kälte- und Wärmempfindlichkeit. Wichtig ist auch die Gefühlslage Ihres Kindes: Ist es ängstlich, zornig, reizbar, vielleicht auch sehr schüchtern, besonders gutmütig oder auffallend weinerlich? Diese Informationen dienen nicht in erster Linie dazu, den Eltern bestimmte Ratschläge in Bezug auf die Ernährung oder die Erziehung ihres Kindes zu erteilen. Sie dienen in der Homöopathie der Einschätzung, inwieweit die bestehende Störung durch äußere Faktoren bedingt sein kann – die dann entsprechend angegangen werden müssen. In erster Linie braucht der Homöopath die Informationen aber für die Auswahl der passenden homöopathischen Arznei.

Individuell heilen

Mit dem homöopathischen Ansatz und Verständnis lassen sich viele Erkrankungen erfassen und erfolgreich behandeln. Dazu gehören sogar chronische Krankheiten, für die die konventionelle Medizin zwar Behandlungen, aber keine Heilung kennt. Das betrifft auch Symptome und Befindlichkeitsstörungen, die die konventionelle Medizin meist zwar zur Kenntnis nimmt, aber nicht behandelt oder die sie für bedeutungslos hält. Da die Vorgeschichte einer Krankheit und die individuellen Symptome eine wichtige Rolle spielen, bekommt in der klassischen Homöopathie auch nicht jeder Patient, der zum Beispiel an Heuschnupfen erkrankt ist, das gleiche homöopathische Mittel verordnet. Das Mittel wird nach dem individuellen Symptombild ausgewählt, nicht nach der Diagnose »Heuschnupfen«. Vielleicht hat der eine Patient eine scharfe Absonderung aus der Nase, die wunde Haut erzeugt. Ein anderer leidet nachts an einer stark verstopften Nase, der nächste kann warme Räume nicht ertragen. So haben zwar alle Patienten Heuschnupfen, aber jeder bekommt eine andere Arznei. Auf der anderen Seite kann es vorkommen, dass ein Patient mit Rückenschmerzen das gleiche Mittel bekommt wie ein Patient mit Migräne. Denn beide Patienten können stechende Schmerzen haben, beide fühlen sich besser durch Ruhe und schlechter bei Bewegung, und beide berichten über eine Besserung durch örtlichen Druck.

Trotzdem gibt es natürlich eine Reihe von Arzneien, die bei bestimmten Erkrankungen häufiger zum Einsatz kommen als bei anderen. Schließlich sind für bestimmte Erkrankungen auch bestimmte Symptome typisch. So haben sich bei Neurodermitis (siehe Seite 154) von den vielen bekannten homöopathischen Mitteln etwa 20 besonders gut bewährt.

Für die Arzneiauswahl stehen dem Homöopathen heute aufwändige Computerprogramme zur Verfügung. Doch zuerst muss er das Charakteristische eines Krankheitsbildes erkennen.

Immer nur ein Mittel

Grundsätzlich werden in der klassischen Homöopathie niemals mehrere Arzneien gleichzeitig gegeben, sondern immer nur eine einzige – mit gutem Grund: Ein homöopathisches Mittel drückt dem Patienten keine Wirkung auf, sondern kann nur über dessen Selbstheilungssystem arbeiten. Damit dieses die »Sprache des Mittels« verstehen und seine Information aufnehmen kann, dürfen nicht zu viele Informationen gleichzeitig gegeben werden. Das ist vergleichbar mit einem Raum, in dem mehrere Radioprogramme gleichzeitig laufen. Die vielen Informationen auf einmal kann kein Mensch verstehen und verarbeiten. Deshalb kommt es, vor allem bei chronischen Krankheiten, auf eine spezifische Information an – also auf ein gut gewähltes Mittel als Einzelgabe – und nicht auf viele unspezifische, die wirkungslos verpuffen.

HOMÖOPATHISCHE ARZNEIEN

Mehr als nur Kügelchen geben

Die erfolgreichen Behandlungen zeigen, dass homöopathische Arzneien wirken. Doch wie genau sie den Organismus beeinflussen, ist noch nicht hinreichend bekannt. Deshalb wird viel spekuliert. Fest steht, dass die Wirkung weder auf einen materiellen, also chemischen Einfluss noch allein auf einen Placeboeffekt (siehe Kasten Seite 17) zurückzuführen ist. Im heutigen Informations- und Computerzeitalter liegt es nahe, sich die Wirkung der homöopathischen Arzneien als Übertragung von Informationen vorzustellen, die die Selbstheilungskräfte stimulieren: Homöopathie wirkt nicht durch molekulare Substanzen, sondern durch Informationsinhalte.

Der Ausgangsstoff jeder homöopathischen Arznei durchläuft eine vollkommene Umwandlung. Daher gibt es keinen Grund für hygienische Bedenken.

Die homöopathischen Mittel unterscheiden sich grundsätzlich von den Medikamenten, die in der konventionellen Medizin verwendet werden – und zwar was die Herkunft, die Aufbereitung und die Dosierung betrifft. Homöopathische Mittel werden aus pflanzlichen oder tierischen Produkten gewonnen, aber auch aus Mineralien, Salzen, Säuren, chemischen Elementen oder Krankheitsprodukten (Nosoden).
Bei der Herstellung der Mittel wird die Information vom Ausgangsstoff auf den Träger, also die wässrige Lösung oder die Zuckerkügelchen, übertragen. Wird die Arznei eingenommen, kann sie mit einem der zahlreichen biophysikalischen Informationssystemen des Menschen in Interaktion treten. Deshalb bewirkt eigentlich nicht das homöopathische Mittel an sich eine Besserung oder Heilung, sondern sein Impuls, seine Informationen für das Selbstheilungssystem des Menschen.

Mittel aus Pflanzen

Viele der bekannten Kinderarzneien stammen aus dem Reich der Pflanzen: aus harmlosen wie der Küchenschelle (Pulsatilla) und der Kamille (Chamomilla), aber auch aus giftigen wie dem Sturmhut (Aconitum) oder der Tollkirsche (Belladonna). Damit aus einer Pflanze ein homöopathisches Heilmittel entsteht, wird aus dem Ausgangsstoff wie etwa Wurzeln, Blättern oder Blüten eine Urtinktur hergestellt. Diese wird mit einer Wasser-Alkohol-Mischung aufgelöst und verschüttelt. Der Vorgang, die soge-

INFO

DIE WIRKUNG HOMÖOPATHISCHER MITTEL: ALLES NUR PLACEBO?

Ist jemand voller Hoffnung und positiver Erwartung, dass eine Arznei oder eine Heilmethode helfen wird, dann kann man eine gewisse Zeit lang den Eindruck haben, dass sie auch hilft. Diese Wirkung ist ganz unabhängig davon, was in der Medizin enthalten ist, sie kann auch gar nichts enthalten. In diesem Fall handelt es sich um einen Placeboeffekt. Alle Arzneimittel und Heilmethoden können diesen Effekt auslösen. Da die Homöopathie aber auch bei Babys wirkt, kann sie nicht allein auf einen Placeboeffekt zurückgeführt werden – auch wenn dies gern unterstellt wird. Nachdem die stoffliche und naturwissenschaftliche Nachweisbarkeit fehlt, gilt vielfach die Placebo-Annahme als Begründung, warum Patienten der Ansicht sind, ein homöopathisches Mittel habe geholfen. Homöopathische Ärzte und Patienten wissen aber, dass bei der Auswahl des falschen Mittels nichts passiert, ganz im Gegensatz zur Einnahme des passenden Mittels. Die Wirkung eines richtig ausgewählten Mittels ist mit einem Placeboeffekt also nicht zu vergleichen.

nannte Potenzierung, wird viele Male wiederholt. Durch diesen Prozess entstehen sowohl aus giftigen als auch aus harmlosen Ausgangsstoffen wirksame Arzneien, die nach diesem Herstellungsverfahren alle ungiftig sind, auch wenn ihr Name mitunter gefährlich klingen mag.

Mittel aus Tieren und tierischen Produkten

Lieferanten homöopathischer Arzneien aus dem Tierreich sind zum Beispiel die südafrikanische Buschmeisterschlange (Lachesis mutus) oder die Biene (Apis mellifica). Beide besitzen ein Gift, mit dem sie ihre Gegner unschädlich machen. Doch auch so seltsame und harmlose Ausgangssubstanzen wie die Tinte des Tintenfischs (Sepia) oder eine Absonderung des Pottwals (Ambra grisea) kommen zur Anwendung. Auch hier gilt wie bei den Pflanzen: Erst durch die homöopathische Zubereitung des Potenzierens wird auch Gift zum harmlosen Arzneimittel. Allerdings lässt sich aus den Eigenschaften der Tiere nichts über die Wirkung oder das Heilungspotenzial der homöopathischen Mittel ableiten. Auch das Aussehen, ob Tier oder Pflanze, sagt nichts darüber aus. Dagegen spielen bei giftigen Substanzen die Vergiftungssymptome für die Heilkraft des Mittels durchaus eine Rolle. So eignet sich etwa Apis (von der Biene) als Heilmittel bei Stichen und Schwellungen, die stechend schmerzen und sich durch kalte Auflagen bessern, was bei einem Bienen- oder Wespenstich häufig der Fall ist.

Mittel aus Mineralien, Salzen, Säuren und chemischen Elementen

Mineralien gehören neben den Pflanzen zu den häufigsten Ausgangsstoffen für homöopathische Kinderarzneien. So ist zum Beispiel der gelbe Phosphor, der als Element sehr giftig ist, als homöopathisches Mittel eines der am meisten angewendeten überhaupt und gerade auch für Kinder vielfach geeignet. Das liegt an den Gesamteigenschaften dieser Arznei (Arzneimittelbild), die so gut zu vielen Kindern passt, weil sie etwas typisch Kindliches repräsentiert: zum Beispiel Offenheit für alles Neue, Kontaktfreudigkeit, Begeisterungsfähigkeit, aber auch Angst vor dem Alleinsein. Deshalb sollte neben den Krankheitssymptomen des Kindes, vor allem bei chronischen Krankheiten, auch die allgemeine Gemütslage, die sich beim kranken Kind ändern kann, in die Auswahl des Arzneimittels mit einbezogen werden.

Mittel aus Nosoden (Krankheitsprodukten)

Homöopathische Nosoden werden aus Krankheitserregern, Ausscheidungsprodukten und körpereigenem Gewebe gewonnen. Nosoden unterliegen wie alle Arzneien dem Arzneimittelgesetz, müssen also entsprechend gesäubert, sterilisiert, kurz gesagt: unschädlich gemacht werden, bevor sie zur Herstellung einer Arznei dienen können. Zudem ist die homöopathische Zubereitung so stark verdünnt und verschüttelt, dass kein Molekül der Ausgangssubstanz mehr nachweisbar ist (siehe Seite 16). Gerade in der Kinder-Homöopathie spielen Nosoden eine wichtige Rolle, denn sie können Fehlentwicklungen verhindern oder ausgleichen. Dadurch helfen sie Kindern zum Beispiel dabei, potenzielle Erbkrankheiten oder chronische Erkrankungen wie Diabetes abzuwehren. Bei einer bereits durchgemachten Infektionskrankheit können Mittel aus Nosoden dabei behilflich sein, die Restbeschwerden zu tilgen, etwa die geschwollenen Halslymphknoten oder eine allgemeine Schwäche nach einem Pfeifferschen Drüsenfieber.

Globuli: der Favorit im Kindesalter

Globuli (Streukügelchen) entstehen, indem mit der fertigen flüssigen Arznei Zuckerkügelchen benetzt werden, die getrocknet und in Gläschen abgefüllt jahrelang haltbar sind.

Homöopathische Mittel gibt es gewöhnlich als Globuli (Streukügelchen) oder in flüssiger Form als Tropfen. Globuli eignen sich für Kinder am besten, weil sie sehr klein und wegen des süßen Geschmacks (Rohrzucker) alles andere als eine bittere Medizin sind. Eine für Kinder seltenere Darreichungsform sind Tropfen, weil sie Alkohol enthalten. Eine Einzeldosis besteht aus 3 Globuli oder 3 Tropfen. Im Prinzip würde bereits ein

einziges Kügelchen oder ein Tropfen ausreichen. Doch um sicherzugehen, dass die Informationen ankommen, werden vorsichtshalber
3 Globuli oder 3 Tropfen gegeben. Mehr ist unnötig, da es die Wirkung
nicht erhöht. Auch wenn ein Kind einmal versehentlich viele Globuli
oder Tropfen nimmt, besteht kein Grund zur Sorge, denn in der Homöopathie gibt es keine einmalige Überdosis und keine giftige Wirkung
durch zu viel eingenommene Globuli. Unter welchen Bedingungen es
eventuell zur Überdosierung kommen kann, ist im Absatz »Neben- und
Wechselwirkungen« (siehe Seite 24) nachzulesen.

Die Globuli oder Tropfen werden auf die Zunge gegeben, weil der Wirkstoff
homöopathischer Arzneien am besten über die Schleimhaut aufgenommen
wird. Vermeiden Sie dabei eine Berührung des Arzneimittelfläschchens mit
der Zunge des Kindes, damit sich im Fläschchen keine Feuchtigkeit bildet,
wodurch die Kügelchen leicht verkleben könnten. Kleinen Babys stecken
Sie am besten je einen Globulus direkt in die Wangentaschen.

Bei wiederholter Verabreichung (ab 2. Gabe) eines homöopathischen
Mittels in derselben Potenz sollte dieses vorher in ein wenig stillem
Wasser aufgelöst, »verkleppert«, werden (siehe Kasten unten).

> Eine weitere Darreichungsform sind Tabletten. Sie sind nur in D-Potenzen erhältlich und bei Kindern eher unüblich.

Das System des Potenzierens

Anders als in der Pharmazie wird der Ausgangsstoff für eine homöopathische Arznei in Milchzucker verrieben oder in einem Wasser-
Alkohol-Gemisch verdünnt und verschüttelt. Diesen Vorgang nennt
man Potenzierung. Die Menge des Milchzuckers beziehungsweise des
Wasser-Alkohol-Gemischs und die Anzahl der Schüttelschläge sind
unterschiedlich. Daraus ergeben sich verschiedene Zubereitungen:

INFO

VERKLEPPERN, UM DIE WIRKUNG DER ARZNEI ZU BESCHLEUNIGEN

Die Verkleppermethode verstärkt und beschleunigt die Wirkung der Arznei, allerdings nur in akuten, nicht in chronischen Fällen. Dazu lösen Sie 3 Globuli oder 3 Tropfen in einem Glas mit stillem Wasser auf und rühren die Mischung gut um. In Akutfällen (akute Schmerzen, etwa nach Verletzungen, Zahnschmerzen, Ohrenschmerzen, akuten Infekten mit Schmerzen oder Fieber) kann Ihr Kind aus diesem Glas stündlich, gegebenenfalls auch öfter, einen Löffel einnehmen. Vor jeder Einnahme sollten Sie noch einmal sehr gründlich umrühren.

D-Potenzen (Dezimal-), C-Potenzen (Centesimal-) und Q-Potenzen (Quinquagintesimal- oder 50.000-Potenzen), gelegentlich auch LM-Potenzen genannt. Je nach Zubereitung wirken die homöopathischen Potenzen unterschiedlich lang und stark.

D-Potenzen

Für D-Potenzen wird ein Tropfen zum Beispiel eines alkoholischen Pflanzenauszugs (Urtinktur) in neun Tropfen Wasser-Alkohol-Gemisch (Trägersubstanz) aufgelöst und zehnmal kräftig verschüttelt. Das ergibt die Potenz D1. Wenn von dieser D1 wieder ein Tropfen in neun Tropfen Wasser-/Alkoholgemisch aufgelöst und zehnmal verschüttelt wird, erhält man die D2. So kann man weiter verfahren bis zur D200.
Die üblichen D-Potenzen sind D3, D4, D6, D8, D10, D12, D30, D200. Sie sind im Handel als Globuli und als Tropfen erhältlich.

DOSIERUNG UND WIRKDAUER

D-Potenzen wirken im Allgemeinen nicht so stark und können deshalb bis zur D12 täglich wiederholt werden. Je niedriger die D-Potenz, umso öfter wird sie mehrmals täglich gegeben. So wird etwa eine D4 dreimal täglich wiederholt, eine D8 zweimal täglich und eine D12 wird einmal täglich gegeben. Die D30 dagegen sollte nur einmal pro Woche, eine D200 sogar nur einmal im Monat gegeben werden (siehe Tabelle unten). Doch auch wenn eine D30 oder D200 seltener gegeben wird, ist sie nicht weniger wirksam, im Gegenteil. Möchte man aber im Akutfall die stärkere D30- oder D200-Potenz öfter geben, bietet sich die Verkleppermethode an (siehe Kasten Seite 19). Besprechen Sie solche Entscheidungen aber immer mit Ihrem homöopathischen Kinder- oder Hausarzt.

Beispiel für die Dosierung der D-Potenzen

Potenz	Dosierung
D2, D3, D4, D6	2–3 × täglich; im Akutfall auch stündlich
D8	2 × täglich
D12	1 × täglich
D30	1 × pro Woche
D200	1 × pro Monat

INFO

EINFACHE FAUSTREGELN FÜR DIE RICHTIGE POTENZ

Um bei der Wahl der richtigen Potenz des einzunehmenden Mittels sicherzugehen, ist folgende Faustregel hilfreich:

- Je vitaler und gesünder der Patient vor der jetzigen Erkrankung war, umso höher die Potenz (C30, 200, 1000).
- Je schwächer und kränker der Patient vor der jetzigen Erkrankung war, umso niedriger die Potenz (gilt für C-, D- und Q-Potenzen).

- Je akuter die zu behandelnde Krankheit, umso höher die Potenz.
- Je chronischer die zu behandelnde Krankheit, umso niedriger die Potenz.
- Am Anfang der Behandlung chronischer Krankheiten: niedrige Potenz.
- Im weiteren Verlauf der Behandlung chronischer Krankheiten, bei zunehmender Besserung: Wechsel auf eine höhere Potenz.

C-Potenzen

Die C-Potenzen sind stärker verdünnt und öfter verschüttelt, trotzdem wirken sie stärker und länger als die D-Potenzen. Ein Tropfen zum Beispiel eines alkoholischen Pflanzenauszugs (Urtinktur) wird in 99 Tropfen Wasser-Alkohol-Gemisch (Trägersubstanz) aufgelöst und dann 10-mal oder 100-mal verschüttelt. So erhält man die C1. Davon nimmt man wieder einen Tropfen, verfährt wie oben und erhält die C2. So kann man die C-Potenzen bis zur C1000 oder noch höher potenzieren.
Die üblichen C-Potenzen sind C3, C6, C12, C30, C200, C500, C1000.
Auch C-Potenzen sind als Globuli und Tropfen im Handel erhältlich.

Beispiel für die Dosierung der C-Potenzen

Potenz	Dosierung
C3, C6	1 × täglich; im Akutfall stündlich
C12	1–2 × pro Woche oder 3 Tage lang 1 × täglich, dann absetzen
C30	1 × pro Monat
C200	1 × alle 2 Monate
C500	1 × alle 2 Monate
C1000	1 × alle 2–3 Monate

DOSIERUNG UND WIRKDAUER

C-Potenzen sind die stärksten homöopathischen Arzneimittel. Niedrige C-Potenzen sind natürlich viel milder als hohe. Oft braucht man starke Arzneien, etwa bei akuten Krankheiten, aber auch in der Langzeitbehandlung chronischer Krankheiten. Eine C-Potenz wirkt zum Beispiel gegen Schmerzen oder hohes Fieber zuverlässiger als eine D-Potenz.

C-POTENZEN FÜR DEN AKUTFALL

Für den Akutfall bietet sich die stündliche Einnahme der C30- oder der C200-Potenz nach der Verkleppermethode an (siehe Kasten Seite 19). C-Potenzen ab C30 können Sie auch nach Bedarf geben: Wenn die Beschwerden nach der Einnahme eines homöopathischen Mittels vorübergehend weg waren und erneut wieder aufgetreten sind, können Sie das Mittel bedenkenlos noch einmal geben.

Auch eine C-Potenz kann, wird sie zu häufig (täglich) in derselben Potenzstufe wiederholt, Symptome auslösen, die der Patient vorher nicht hatte. Wird dieselbe C-Potenz in langen Abständen wiederholt, etwa eine C30 einmal im Monat über ein halbes Jahr, verliert sie langsam an Wirkung. Auch bei der C-Potenz sollten Sie deshalb, ebenso wie bei D-Potenzen, die Potenzstufe bei längerer Einnahme verändern. Besprechen Sie eine Änderung der Potenzstufe grundsätzlich mit Ihrem homöopathischen Kinder- oder Hausarzt.

Beispiel für die Dosierung der C-Potenzen bei einer Langzeitbehandlung

Potenz	Dosierung
C30	Einzeldosis, 1 Monat warten; bei nachlassender Wirkung erneut Einzeldosis, 1 Monat warten
C200	Einzeldosis, 2 Monate warten; bei nachlassender Wirkung erneut Einzeldosis, 2 Monate warten
C500	Einzeldosis, 2 Monate warten; bei nachlassender Wirkung erneut Einzeldosis, 2 Monate warten
C1000	Einzeldosis, 3 Monate warten

C-POTENZEN BEI DER LANGZEITBEHANDLUNG

Wie die Tabelle links unten zeigt, sind C-Potenzen ab C30 extrem sparsam zu verwenden, weil sie lange wirken, wenn auch nicht ewig. Deswegen müssen sie in großen Abständen wiederholt werden, da sonst der angestoßene Heilungsprozess zum Stillstand kommt.

Wichtig: Die Wiederholung der C200, C500 und C1000 sollten Sie immer mit Ihrem homöopathischen Arzt absprechen.

Q-Potenzen

Fälschlicherweise werden die Q-Potenzen manchmal auch LM-Potenzen genannt. Diese Arzneien werden von der C3 ausgehend in 50.000er-Schritten verdünnt und bei jedem Schritt hundertmal verschüttelt.
Die üblichen Potenzen sind Q1, Q3, Q6, Q12, Q18, Q24, Q30, Q60, Q90. Q-Potenzen werden meist in flüssiger Form abgegeben. Die Globuli der Q-Potenzen sind deutlich kleiner als die Globuli der D- und C-Potenzen. Tropfen und Globuli sind im Handel erhältlich.

Beispiel 1 für die Dosierung von Q-Potenzen mit Wechsel der Potenz alle 2 Wochen

Potenz	Dosierung
Q3	1 × täglich für 2 Wochen
Q4	1 × täglich für die nächsten 2 Wochen
Q5	1 × täglich für die nächsten 2 Wochen
Q6 … usw. bis zur Q30	1 × täglich für die nächsten 2 Wochen

Beispiel 2 für die Dosierung von Q-Potenzen mit Wechsel der Potenz in größeren Abständen

Potenz	Dosierung
Q1	1 × täglich für 8 Wochen
Q6	1 × täglich für 8 Wochen
Q12	1 × täglich oder alle 2 Tage für 8 Wochen
Q18	1–2 × pro Woche für 8 Wochen
Q24 … usw.	1 × pro Woche für 8 Wochen

DOSIERUNG UND WIRKDAUER

Das Besondere der Q-Potenzen liegt darin, dass sie mild, aber effektiv wirken. Deshalb eignen sie sich für die tägliche oder wöchentliche Einnahme. Allerdings soll auch bei Q-Potenzen die Potenzhöhe in bestimmten zeitlichen Abständen verändert werden. Für die Dosierung kann zwischen zwei Möglichkeiten (siehe Seite 23) gewählt werden.

Neben- und Wechselwirkungen

Wenn Sie homöopathische Mittel kurzzeitig geben, sind schädliche Nebenwirkungen praktisch ausgeschlossen. Allenfalls kann es sein, dass das Mittel nicht wirkt, dann aber deshalb, weil es keine ausreichende Ähnlichkeit mit den Symptomen hat. Auch bei einer Überdosierung besteht keine Gefahr – selbst wenn ein Kind die Globuli einer ganzen Flasche auf einmal schluckt. Geben Sie allerdings dasselbe Mittel täglich über mehrere Monate hinweg, kann es Krankheitssymptome hervorrufen. Diese verschwinden schnell wieder, sobald Sie die Arznei absetzen.

Unterschiedliche Therapien kombinieren

Ein Homöopathikum sollte nicht gleichzeitig mit einem chemischen Medikament verabreicht werden. Lassen Sie einen zeitlichen Abstand dazwischen.

Muss Ihr Kind Medikamente einnehmen oder sich einer anderen Therapie unterziehen, setzen Sie diese nur nach Rücksprache mit Ihrem Arzt ab. Sie können Ihr Kind trotzdem zugleich homöopathisch behandeln, denn die Homöopathie kann mit fast allen Therapien kombiniert werden. Allerdings ist es schwierig, die Erfolge zu beurteilen, wenn mehrere Therapien gleichzeitig angewandt werden. Weder die klassische Akupunktur, Psychotherapie, Bioresonanz, Bachblüten oder Reiki noch die meisten pflanzlichen oder chemischen Medikamente können der Wirkung der homöopathischen Arzneien etwas anhaben. So spricht nichts dagegen, dem Kind ein fiebersenkendes Mittel zu geben, damit es ruhiger schläft oder weniger leiden muss, wenn es während der homöopathischen Behandlung höheres Fieber entwickelt. Ebenso sind bei akuten Ohren- oder Kopfschmerzen Schmerzmittel erlaubt.

Schwieriger ist es mit Heilmethoden, bei denen andere homöopathische Mittel eine Rolle spielen – ohne dass es sich dabei um Homöopathie im engeren Sinne handelt. Dazu zählen zum Beispiel die Elektroakupunktur nach Voll, Schüßler-Salze, homöopathisch zubereitete anthroposophische Medizin sowie Komplexmittel, die sich aus mehreren homöopathischen Mitteln zusammensetzen. Sie alle können die Wirkung eines homöopathischen Einzelmittels stören, beeinträchtigen oder beenden. Deshalb sollten Sie in diesen Fällen mit Ihrem Arzt sprechen.

DAS KIND IST KRANK

Akute Erkrankungen

Eine akute Erkrankung besteht erst kurz und ist oft auf einen Einfluss von außen zurückzuführen. Bei akuten Krankheiten wählt der Arzt die homöopathische Arznei nach den momentanen Symptomen aus. Die Heilungsaussicht ist in den meisten Fällen gut. Symptome lassen sich mildern oder abkürzen, die Heilung jedoch geschieht nur durch die Selbstheilungskräfte des Patienten. Fast alle Infektions- und typischen Kinderkrankheiten zählen zu den akuten Krankheiten. Dazu gehören alle winterlichen Infekte (Husten, Schnupfen, Ohrenschmerzen, Halsschmerzen, Bronchitis), Windpocken, Ringelröteln, ebenso Mundfäule. In der Homöopathie werden aber auch die körperlichen Verletzungen und die Auswirkungen seelischer Verletzungen, sofern sie noch nicht lange zurückliegen, zu den akuten Störungen gezählt.

Bei akuten Krankheiten ist die Auswahl des homöopathischen Mittels viel weniger zeitaufwendig als bei chronischen, sodass viele homöopathische Ärzte sich der Homöopathie überwiegend bei akuten Krankheiten bedienen. Trotzdem können unterschiedliche Mittel zum Einsatz kommen. So kann sich ein Husten trocken, bellend, hohl oder erstickend anhören. Bei dem einen Kind bessert er sich durch kalte Getränke, beim anderen durch warme. Der eine Patient hustet nachts, schläft aber gut dabei, der andere erwacht vom Husten und muss sich sogar aufsetzen. Oder es kommt bei dem einen Kind eine vorübergehende Heiserkeit hinzu, bei dem anderen nicht. Husten unterscheidet sich also von Kind zu Kind – und jedes Kind braucht das individuell richtige Mittel.

Die wichtigste Säule der Homöopathie lautet: Ähnliches möge mit Ähnlichem behandelt werden.

Chronische Erkrankungen

Bei chronischen Krankheiten fließen entsprechend mehr Informationen in die Auswahl des homöopathischen Mittels ein. Nicht nur die gerade bestehenden Beschwerden, sondern auch frühere Symptome oder Allgemeinsymptome spielen hierfür eine Rolle. So können zum Beispiel eine Empfindlichkeit auf Geräusche und Gerüche, Nässe oder die Verschlechterung zu einer bestimmten Tageszeit sehr wertvolle Hinweise für die Wahl des richtigen Mittels geben. Zu den echten chronischen Krankheiten zählen alle Erkrankungen, die sich über Jahre hinziehen und keine

INFO

MANCHMAL IST EINE ERSTVERSCHLIMMERUNG MÖGLICH

Es kann vorkommen, dass nach der Einnahme einer Arznei zunächst eine Erstverschlimmerung eintritt. Dabei verstärken sich die Beschwerden für kurze Zeit, meist nicht länger als drei Tage. Das ist nicht bedenklich, sondern ein Zeichen dafür, dass das Mittel wirkt. Anschließend bessern sich die Beschwerden dann in der Regel zügig. Erstverschlimmerungen kommen nur bei chronischen oder nicht mehr ganz akuten Krankheiten vor, nicht jedoch bei hochakuten Zuständen. Neue Symptome oder das Wiederauftreten alter Symptome haben mit einer Erstverschlimmerung nichts zu tun.

spontane Selbstheilungstendenz zeigen. Dazu gehören Krankheiten wie Asthma, Neurodermitis, Heuschnupfen oder Schulkopfschmerzen, auch wenn sie nicht ständig Beschwerden verursachen, sondern nur anfallartig, periodisch oder saisonal auftreten. Hierfür ist auch in der Homöopathie eine Behandlung nötig, die das Kind über längere Zeit begleitet. Am Anfang steht die Erstanamnese, dann folgt die Beobachtung und, wenn nötig, die Behandlung des Patienten durch seine Akutphasen hindurch. Erst wenn das homöopathische Mittel über längere Zeit – mehrere Monate, manchmal auch ein bis zwei Jahre – gewirkt hat, kann man eine andauernde Beschwerdefreiheit auch ohne homöopathische Mittel vermuten und es langsam absetzen. Obwohl eine homöopathische Behandlung bei chronischen Erkrankungen über eine längere Zeit andauert, wird immer eine vollständige Heilung angestrebt.

Die Abwehrkräfte stärken

Manche akuten Krankheiten können zu Komplikationen führen oder sie lassen den Patienten geschwächt zurück. Gerade in der kalten Jahreszeit haben Kindergartenkinder einen akuten Infekt nach dem anderen, sodass der Eindruck entsteht, sie seien eigentlich dauerhaft krank. Um die Abwehrkräfte eines im Winter permanent hustenden, schnupfenden oder irgendwie kränkelnden Kindes zu stärken, eignet sich die Homöopathie ebenfalls besonders gut. Allerdings handclt cs sich dann aus homöopathischer Sicht nicht mehr um die Behandlung einer akuten Krankheit, für die das passende Mittel schnell gefunden werden kann. Vielmehr braucht der Homöopath ein längeres Gespräch, eine Erstanamnese (siehe Kasten Seite 14), um die Infektanfälligkeit genau ergründen zu können.

Die richtige Arznei steigert bei einer akuten Erkrankung immer auch die Abwehrkräfte.

Die homöopathische Prophylaxe

Eine Vorbeugung gegen bestimmte Krankheiten, wie sie Impfungen bieten können, gibt es in der Homöopathie nicht. Dennoch kann eine gesundheitsfördernde Wirkung erzielt werden, vor allem mit einer Konstitutionsbehandlung (ab Seite 33). So kann eine homöopathische Behandlung über lange Zeit mit einem gut wirkenden Konstitutionsmittel die Lebenskraft insgesamt positiv beeinflussen. Ererbte Anfälligkeiten und Dispositionen können abgeschwächt oder aufgehoben werden, sodass sie sich gar nicht erst als Störungen zeigen.

Doch auch bei akuten Erkrankungen gibt es die Möglichkeit, vorzubeugen, sofern ein bewährtes Mittel bekannt ist. Dazu ein Beispiel aus dem Kindergarten: Zahlreiche Kinder sind bereits an denselben Symptomen erkrankt, sie leiden an Fieber, Kopf- und Gliederschmerzen, sind unruhig und werfen sich im Bett hin und her. Da schon einige Kinder erfolgreich mit Rhus toxicodendron behandelt wurden, kann ein anderes Kind, das erste Krankheitszeichen zeigt, dasselbe Mittel einnehmen. Der sich gerade erst entwickelnde grippale Infekt wird dann entweder sofort abgewehrt oder im weiteren Verlauf deutlich abgemildert.

Vorausgesetzt es ist das richtige Mittel zum Symptom, regt es den kindlichen Körper an, seine Selbstheilung zu mobilisieren – auch eine Art Prophylaxe.

Heilungshindernisse

Will ein Kind gar nicht gesunden, kann das auch an Faktoren liegen, die man in der Homöopathie als Heilungshindernis bezeichnet: Faktoren, die der Heilung im Wege stehen. Im einfachsten Fall ist ein Heilungshindernis ein Fremdkörper in einer Wunde. Solange der Fremdkörper nicht entfernt ist, kann die Wunde nicht heilen. Auch organische Erkrankungen können nicht heilen, solange das Heilungshindernis nicht beseitigt ist.

INFO

FÜR DIE GANZE GRUPPE DASSELBE MITTEL GEBEN?

Generell kann ein homöopathisches Mittel, das individuell für das Kind ausgewählt wurde, gegen Infekte schützen. Eine Vorbeugung vor bestimmten Krankheiten gibt es in der Homöopathie nur dann, wenn zum Beispiel bei einer Grippeepidemie viele Kinder erkrankt sind und der Arzt bereits das richtige Mittel für diese Grippeepidemie durch die Behandlung anderer Kinder herausgefunden hat. Dann können frisch erkrankte oder noch nicht erkrankte Kinder das gleiche Mittel nehmen, um schneller wieder gesund oder erst gar nicht krank zu werden.

So muss ein Raucher das Rauchen aufgeben, wenn er seinen Raucherhusten loswerden möchte. Der Patient mit Asthma, ausgelöst durch eine Katzenhaarallergie, darf die Katze nicht mehr im Haus oder in der Wohnung halten. Bei einem Kind treten Heilungshindernisse eher auf der Gemütsebene auf, wie Kummer durch einen umzugsbedingten Wechsel des Kindergartens, in dem es sich sehr wohl fühlte, durch den Verlust der geliebten Oma oder durch Beziehungsstress oder Trennung der Eltern. Kinder können leicht Opfer ungelöster familiärer oder sozialer Konflikte werden und daran erkranken. Für verwundete Seelen stehen viele homöopathische Arzneien zur Verfügung (ab Seite 159).

Die wichtige Rolle der Eltern

Haben Sie nicht ständig Angst vor Krankheiten, sondern vertrauen Sie auf natürliche Gesunderhaltungs- und Selbstheilungskräfte.

Eltern sind die ersten Ansprechpartner für ihre Kinder – auch bei Krankheiten. Sie kennen ihr Kind am besten, nehmen als Erste Veränderungen wahr und pflegen und trösten ihr krankes Kind. Zudem erfahren sie die Wirkung der homöopathischen Mittel bei ihren Kindern und eventuell bei sich selbst. Sie können sich vielleicht noch gut erinnern, was in welchen Situationen geholfen hat. Dabei sammeln die Eltern im Laufe der Elternschaft viele Erfahrungen, die sie oft zur richtigen Maßnahme und zum richtigen Mittel greifen lassen. Vertrauen Sie also ruhig auf Ihre elterlichen Kompetenzen und Erfahrungen. Denn nicht zuletzt diesen Erfahrungen und der Tatsache, dass homöopathische Mittel praktisch nebenwirkungsfrei und leicht anzuwenden sind, verdankt die Homöopathie ihre Beliebtheit. Normalerweise gilt: Je mehr Erfahrung ein homöopathischer Laie hat, umso mehr kann er selbst behandeln – aber eben nicht alles.

TIPP

VERWÖHNEN SIE IHR KRANKES KIND MIT VIEL GEDULD UND VERSTÄNDNIS

Jedem Kind tut es gut, wenn sich Eltern – weil es krank oder unpässlich ist – besonders liebevoll mit ihm beschäftigen. Manchmal ist ziemlich viel Geduld gefragt, denn Kinder können in solchen Situationen sehr mäkelig sein, sich dies oder jenes wünschen, um es gleich wieder achtlos beiseitezustellen und einen neuen Wunsch zu äußern. Ein krankes Kind weiß oft selbst nicht, was es will. Nehmen Sie sich viel Zeit, spielen Sie mit Ihrem Kind oder lesen Sie ihm vor. Sie geben ihm damit Sicherheit und Geborgenheit. Und solche »Arzneien« wirken bekanntlich immer.

Grenzen der Selbstbehandlung

Bei chronischen Krankheiten und auch bei akuten Erkrankungen, die
auf einer ausgeprägten Anfälligkeit beruhen, ist die Selbstbehandlung
nicht sinnvoll. Ebenso sollten Sie vor einer homöopathischen Langzeitbehandlung, etwa mit einem Konstitutionsmittel (ab Seite 34), den Rat
des behandelnden Arztes einholen. Auch wenn Sie trotz Behandlung
keine Besserung bei Ihrem Kind feststellen oder sich sein Zustand sogar
verschlechtert, sollten Sie unbedingt Ihren Arzt aufsuchen. Grundsätzlich gilt: Immer wenn Sie unsicher sind, fragen Sie Ihren Arzt.

Zur Selbstbehandlung
eignen sich die nied-
rigen und mittleren
Potenzen, also D12 bis
30 sowie C12 bis 30.
Für Hochpotenzen ist
der homöopathische
Arzt zuständig.

Die Behandlung unterstützen

Ihnen als Eltern kommt auch die wichtige Aufgabe zu, dem Arzt seine
Arbeit zu erleichtern und damit zum Erfolg der Behandlung beizutragen.
Sie können Ihr Kind aufmerksam beobachten und über seine Beschwerden und den Krankheitsverlauf berichten. Dafür müssen Sie keine detail-
lierte Liste über jedes Zipperlein führen, in manchen Fällen kann aber
ein »Symptomkalender« hilfreich sein, etwa bei Kopfschmerzpatienten,
wenn die Häufigkeit und Stärke der Schmerzattacken von Bedeutung
sind. Denn je genauer der homöopathische Arzt die Symptome des Kindes kennt, umso sicherer wird er das geeignete Mittel finden.

Der homöopathische Arzt

Die Nachfrage nach Ärzten, die Homöopathie anbieten, steigt stetig, vor
allem, wenn es um die Behandlung von Kindern geht. Entsprechend hat
sich die Zahl homöopathischer Ärzte in den letzten zehn Jahren mehr als
verdoppelt: Sie wird in Deutschland auf über 5000 geschätzt. Daneben
bieten etwa 15.000 Heilpraktiker und andere nichtärztliche Heilberufe
(Physiotherapeuten, Hebammen, Masseure, medizinische Bademeister)
in nicht genau bekanntem Umfang Homöopathie an. Leider ist der Begriff »Homöopathie« ebenso wenig geschützt wie die Berufsbezeichnung
»Psychotherapie«. Deshalb ist es für den Laien oft schwer zu durchschau-
en, was der Anbieter darunter versteht.
Wir verstehen unter »Homöopathie« die klassische Einzelmittel-Homöopa-
thie nach Hahnemann. Ein Kinderarzt, der zusätzlich Homöopathie anbie-
tet, muss bereits die klassische medizinische Ausbildung durchlaufen und
einen Facharzt oder praktische Fähigkeiten in der Kinderheilkunde erwor-
ben haben. Strebt er danach die Zusatzbezeichnung »Homöopathie« an,
muss er eine entsprechende Weiterbildung absolvieren, um diese Zusatzbezeichnung oder das Diplom des Deutschen Zentralvereins homöopathischer

INFO

WER TRÄGT DIE KOSTEN EINER HOMÖOPATHISCHEN BEHANDLUNG?

Homöopathische Behandlungen werden von Krankenkassen nicht automatisch übernommen. Private Kassen tragen zwar häufig die gesamten Behandlungs- und Arzneikosten. Allerdings sind die Regelungen sehr unterschiedlich, weshalb eine Rückfrage immer sinnvoll ist. Einige gesetzliche Krankenkassen übernehmen die Behandlungskosten bis zu einer bestimmten Summe pro Jahr. Doch immer mehr gesetzliche Krankenkassen bieten inzwischen die sogenannte Integrierte Versorgung mit Homöopathie an: Ist Ihr Kind bei einem Arzt/Kinderarzt mit homöopathischer Zusatzausbildung in Behandlung, wird Ihre gesetzliche Kasse die Kosten voll übernehmen, wenn sie an der Integrierten Versorgung Homöopathie teilnimmt. In jedem Fall sollten Sie vor Beginn einer Behandlung sowohl mit Ihrem Arzt als auch mit Ihrer Krankenkasse über die Kosten sprechen.

Ärzte (DZVhÄ) zu erwerben. Nur bei Ärzten mit einem Homöopathie-Diplom kann man sicher sein, dass sie die geforderte Mindestausbildung absolviert und eine Prüfung abgelegt haben.

Auf der Suche nach einem homöopathischen Arzt oder Kinderarzt kann Ihnen das Arztverzeichnis des Deutschen Zentralvereins homöopathischer Ärzte (siehe Link Seite 187) eine erste Übersicht bieten, auch Ihre Krankenkasse hilft Ihnen bei der Arztsuche gern weiter.

Das Bauchgefühl entscheidet

Da die Suche nach einem »guten« Arzt oder Kinderarzt, noch dazu mit homöopathischer Zusatzqualifikation, nicht einfach ist, haben Sie sich idealerweise schon vor der Geburt nach einer entsprechenden Praxis umgesehen und dort vorgestellt (siehe Kasten Seite 31). Vielleicht sind auch Sie aus Erfahrung mit Ihrem ersten Kind zu der Erkenntnis gelangt, künftig eine homöopathische Praxis aufzusuchen. Nicht immer werden Sie dabei in unmittelbarer Nähe fündig werden. Doch immer sollten Sie Ihren Bauch entscheiden lassen, oder – wie Hahnemann rät – Ihrem guten Gefühl folgen: »Man erkundige sich nach einem schlichten Manne mit gesundem Menschenverstand, der sorgfältig abwägt, über alles, was sein Fach angeht, zu rechter Zeit und nie unverlangt Auskunft gibt, auch weltbürgerlich erfahren und kein Fachidiot ist. Er soll wenige, aber herzensgute Leute zu Freunden haben, soll den Patienten ausreden lassen und sich nicht unbedacht äußern. Er soll nur wenige, einzelne Arzneien verordnen, nur da sein, wenn man ihn braucht.«

Dieser recht antiquierte Text beinhaltet viel Gültiges. Es ist anzunehmen, dass ein Arzt, der ein gewisses gesellschaftliches Engagement zeigt, sich ökologisch verantwortungsbewusst verhält, mit seinen Mitarbeitern einen freundlichen Umgang pflegt und in der Praxis eine angenehme, offene Atmosphäre verbreitet – und selbstverständlich über die entsprechenden Qualifikationen verfügt –, ganz in Ordnung sein wird.

Auch Ihr Kind sollte Vertrauen zu seinem Arzt haben. Auf Seite 163 finden Sie Mittel, die bei Angst vor dem Arzt helfen.

BESSER: DIE PERSÖNLICHE EMPFEHLUNG

Dabei sind persönliche Empfehlungen auch in der heutigen Zeit sicher besser als jene, die Sie durch das Internet oder die Werbung finden. Letztlich sind diese doch anonym. Papier ist geduldig, moderne Technologien sind es auch. Und ob die »Chemie« stimmt, können Sie erst feststellen, wenn Sie den Arzt kennenlernen. Bitten Sie deshalb den Arzt, der Ihnen geeignet erscheint, ruhig um ein Gespräch. Lassen Sie sich nicht blenden und fragen Sie selbstverständlich nach, wenn Ihnen etwas unklar ist. Sie sollten sich ernst genommen und gut aufgehoben fühlen. Dabei ist die »gemeinsame Entscheidungsfindung« der Maßstab für eine heutige Patient-Arzt-Beziehung. Dazu zählt auch, dass der Arzt Ratschläge und keine Befehle erteilt. Gibt es zwischen Ihnen und dem Arzt Missverständnisse oder Meinungsverschiedenheiten, sollten diese gleich geklärt werden. Notfalls fragen und suchen Sie weiter. Das ist allemal besser, als einen Kompromiss einzugehen.

INFO

MÖGLICHST SCHON VOR DER GEBURT IN DIE PRAXIS

Wir erleben immer wieder, dass Eltern sich für ihr Kind von Beginn an eine umfassende, aber möglichst sanfte Betreuung durch eine homöopathische Kinderarztpraxis wünschen. Zählen auch Sie zu diesen Eltern, ist es von großem Vorteil, wenn Sie bereits vor der Geburt des Kindes eine solche Praxis suchen, denn nach der Geburt überstürzen sich die Ereignisse häufig. So können Sie schon einmal Ihre Einstellungen erörtern, Ihre Erwartungen diskutieren und Fragen zur Praxis- und Notdienstorganisation klären. Unsere Erfahrung hat gezeigt, dass ein sich gegenseitiges »Beschnuppern« schon vor der Geburt wichtige Weichen für die gesundheitliche Betreuung des Kindes stellen kann. Denn bei dem ersten »offiziellen« Vorstellungstermin, der Vorsorgeuntersuchung U3, ist das Baby bereits vier bis sechs Wochen alt, hat die wichtige Neugeborenenzeit schon hinter sich, und es ist schon viel – unter Umständen auch Vermeidbares – passiert.

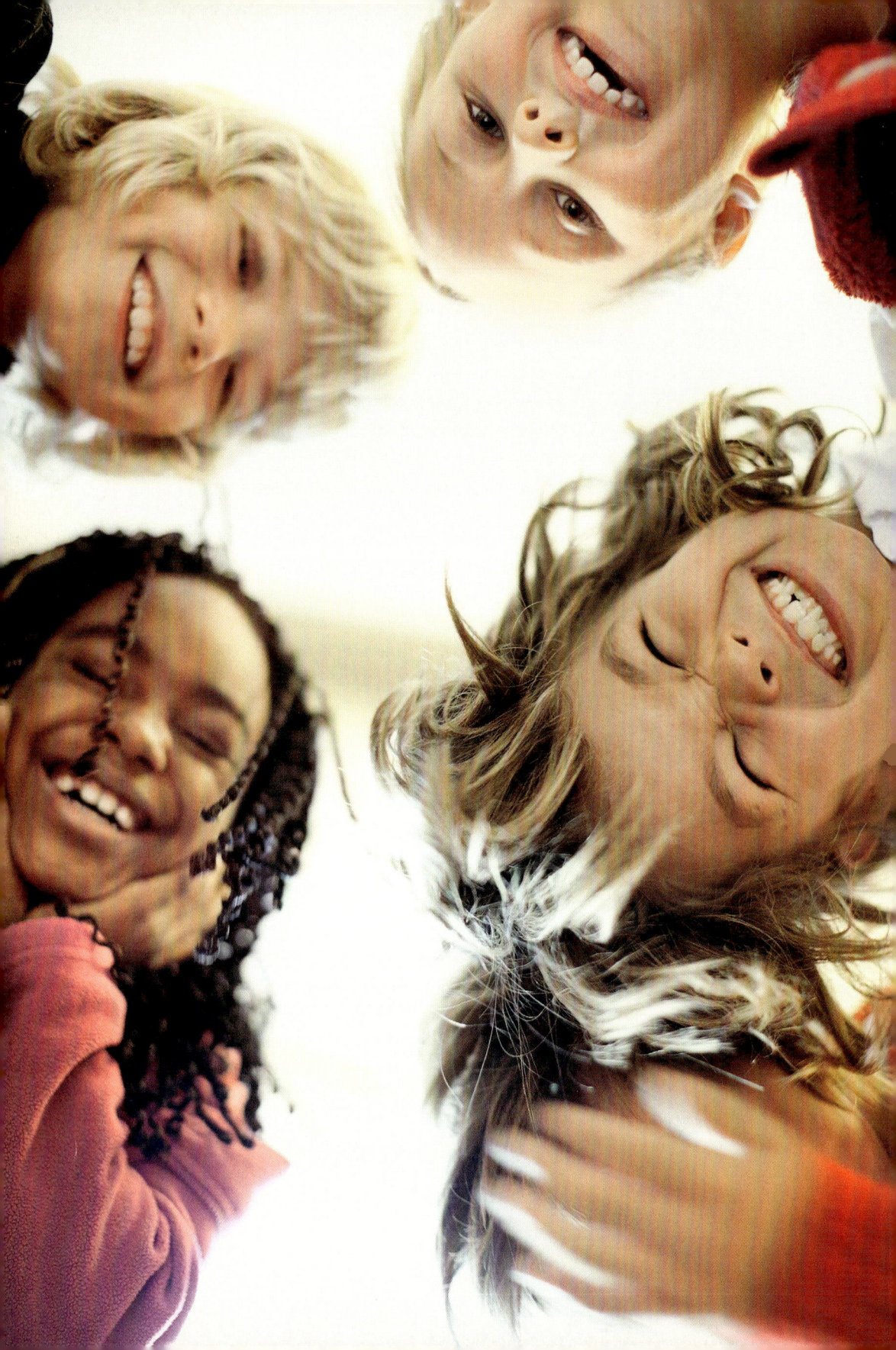

FÜR JEDES KIND DAS RICHTIGE MITTEL

IN DER KLASSISCHEN HOMÖOPATHIE WIRD FÜR JEDEN MENSCHEN DIE ZU IHM PASSENDE ARZNEI GESUCHT. MIT DIESEM GANZHEITLICHEN ANSATZ SOLL SEINE GESAMTE KONSTITUTION ERFASST UND GESTÄRKT WERDEN. BEI EINER KONSTITUTIONS-BEHANDLUNG STIMMEN TYPISCHE EIGENSCHAFTEN UND MERK-MALE EINES MITTELS MIT DENEN DES MENSCHEN ÜBEREIN. EIN GUT GEWÄHLTES MITTEL UNTERSTÜTZT IHR KIND IN SEINER ENTWICKLUNG, BEI KRANKHEITEN UND IN KRISENSITUATIONEN.

DIE KONSTITUTION IM BLICK

Ein Mittel für (fast) alles

Ein Konstitutions-mittel kann auch als »chronisches Mittel« oder »Mittel für chronische Krankheiten« bezeichnet werden.

Wie sollen Sie sich verhalten, wenn Ihr Kind krank ist oder Unterstützung in seiner Entwicklung braucht? Wenn Sie allein nicht weiterwissen oder unsicher sind, wie Sie Ihrem Kind helfen können, werden Sie den Arzt aufsuchen. Haben Sie sich für eine homöopathische Behandlung entschieden, wird der Arzt aufgrund Ihrer Informationen nach der richtigen Arznei suchen. Diese wird bei akuten Erkrankungen meist nach den vorherrschenden Symptomen oder dem Krankheitsbild gewählt, wie es ab Seite 122 beschrieben ist. Für eine tiefer gehende, ganzheitliche Behandlung kennt die Homöopathie eine Besonderheit: die Konstitutionsbehandlung, wie sie in diesem Kapitel dargestellt ist. Dazu wird ein Mittel gesucht, das dem Kind in seinen Symptomen und Eigenheiten (sowohl den Schwächen als auch den Stärken) möglichst ähnlich ist (Ähnlichkeitsprinzip siehe Seite 12), also zu vielen Charakteristika des Kindes passt. Dieses Mittel ist dann das geeignete Heilmittel, wenn es sich um eine chronische (dauerhafte) oder wiederholt auftretende, also für ein Kind typische Erkrankung oder Anfälligkeit handelt. Hat Ihr Kind beispielsweise nur wenige Male im Jahr Husten, dann können Sie das getrost immer mit einem für den Akutfall passenden Mittel behandeln. Ähnelt sich der Husten in seinen typischen Merkmalen (etwa trocken oder würgend), kann es jedes Mal das gleiche Mittel sein, das ihm hilft. Hat Ihr Kind jedoch viel häufiger Husten oder hustet es bereits seit Monaten, ist es sinnvoller, sich einmal richtig Zeit zu nehmen und die Allgemeinsymptome zu erforschen. Dann steht die Wahl des homöopathischen Mittels auf einer breiteren Grundlage und kann zwar auch für den Akutfall, vor allem aber für einen chronischen Zustand wirksam werden und die Hustenanfälligkeit schließlich ganz beenden.

Viele Teile ergeben ein Bild

Arzneimittelbilder setzen sich aus vielen Informationen zusammen, die wie Puzzlesteine schließlich das Gesamtbild ergeben. Ein wichtiger Faktor sind die Arzneimittelprüfungen, bei denen dokumentiert wird,

INFO

WAS BEDEUTET KONSTITUTION IN DER HOMÖOPATHIE?

Unter Konstitution versteht man im allgemeinen Sprachgebrauch die körperliche und seelische Verfassung und die Widerstandskraft eines Lebewesens. In der Sprache der Medizin bedeutet Konstitution auch Körperbau. In der Homöopathie bezeichnet der Begriff die typische Art, den Patienten als Ganzes zu betrachten.

So beinhaltet die »homöopathische Konstitution« eine Reihe von körperlichen und psychischen Faktoren, die das Gesamtbild eines Menschen ausmachen:

- die aktuellen Symptome oder Diagnosen,
- die erblichen Faktoren sowie
- die allgemeinen Krankheitsneigungen und Anfälligkeiten

welche Symptome bei gesunden Personen auftreten, wenn sie eine bestimmte Arznei freiwillig zu Prüfzwecken einnehmen. Zudem werden die mit einem Mittel geheilten Beschwerden in einer Symptomsammlung zusammengefügt. Diese wird permanent ergänzt durch die Erfahrungen praktizierender Homöopathen, deren Patienten auf eine bestimmte Arznei gut reagierten. Dafür sind die folgenden Kriterien wichtig:

- In welchen kritischen Situationen ihres Lebens wurden sie krank?
- Welche Organe waren ihre Schwachpunkte?
- Durch welche besonderen Eigenschaften fielen die mit homöopathischen Mitteln geheilten Patienten besonders auf?
- Unter welchen Einflüssen, Voraussetzungen oder Bedingungen waren diese Personen besonders empfindlich?

Erfahrung ist gefragt

Im Gegensatz zu akuten Erkrankungen, für die sich ein passendes Mittel meist relativ schnell finden lässt, ist die Suche nach dem entsprechenden Konstitutionsmittel aufwendiger. Denn in den meisten Fällen passen die Arzneimittelbilder nicht auf jeden Aspekt des Patienten, es geht vielmehr darum, den roten Faden zu finden. Vor allem die individuelle Ausprägung der Symptome (Schmerzempfinden oder die Kenntnis, wodurch ein Symptom sich verbessert oder verschlechtert) gehören zur Wahl des Konstitutionsmittels. Ebenso gehören zum Beispiel eine Anfälligkeit für Kälte oder Nässe sowie der vorherrschende Gemütszustand dazu. Äußere Erscheinungen wie Haarfarbe, Körpergewicht, Aussehen oder allgemeine Temperamentsmerkmale und Charaktereigenschaften spielen eher eine untergeordnete und weniger verlässliche Rolle.

Um für wiederkehrende oder länger anhaltende Beschwerden das beste Mittel zu finden, muss der Arzt gründlich und fundiert vorgehen.

Der Homöopath muss all diese Faktoren richtig einordnen, um sie zu einem Gesamtbild zu vereinen. Erst mit diesem Wissen lässt sich die richtige Arznei bestimmen. Ziehen Sie deshalb bei Krankheiten oder Krisen zunächst immer erst den homöopathischen Arzt zurate und behandeln Sie Ihr Kind nur dann selbst, wenn Sie ausreichend Kenntnisse und Erfahrungen haben. Dieses Buch unterstützt Sie dabei.

Erst beobachten – dann (be)handeln

Um das passende Mittel zu finden, ist der Arzt auf die Mithilfe der Eltern angewiesen. Auch unwichtig Erscheinendes ist für ihn aufschlussreich.

Wenn Sie die 18 typischen Kindermittel ab Seite 42 durchlesen, werden sehr wahrscheinlich zwei oder drei Mittel dabei sein, die »ziemlich gut« auf Ihr Kind passen. Legen Sie sich nicht zu schnell auf eines der Mittel fest, sondern lassen Sie sich erst auf das Problem oder die Krankheit ein. Abgesehen von einem echten Notfall, der sofortiges Handeln erfordert, sollten Sie alle Situationen, die Sie verändern oder in denen Sie Ihrem Kind helfen wollen, zunächst genau beobachten, bevor Sie etwas tun. Nehmen Sie sich die Zeit dafür – und wenn es auch nur einige Stunden sind – und sammeln Sie möglichst viele Eindrücke, wie es Ihrem Kind geht, welche Symptome es zeigt, was typisch oder neu an seinem Verhalten oder Zustand ist. Damit unterstützen Sie auch den homöopathischen Arzt beim Kennenlernen Ihres Kindes. Denn je genauer Ihre Beschreibung ist, umso besser passt das Mittel und umso wirkungsvoller können Sie gemeinsam Ihrem Kind helfen. Für die richtige Behandlung einer akuten Krankheit sind dabei vor allem die folgenden Fragen wichtig:

- Wie lange hält der veränderte (kranke, gestörte) Zustand schon an?
- Welche Symptome zeigt Ihr Kind?
- Hat es Fieber, wie hoch, wie lange schon?
- Klagt das Kind über Schmerzen oder zeigt es durch sein Verhalten, dass es Schmerzen hat?
- Klagt es über andere Dinge?
- Wie geht es Ihrem Kind dabei? Wie fühlt es sich?
- Was hat sich im Vergleich zum gesunden Zustand geändert?
- Gab es eventuell einen Auslöser?
- Was haben Sie bisher schon unternommen? Mit welchem Erfolg?
- Gibt es etwas, das den Gesamtzustand oder einzelne Symptome verändert? Wodurch bessert oder verschlechtert sich der Zustand?

Ist Ihr Kind seit mehreren Wochen krank oder geht es um eine chronische Erkrankung, ist noch Folgendes von Bedeutung:

- Worauf hat das Kind Appetit und welches Essen lehnt es ab?
- Haben sich die Trinkgewohnheiten des Kindes verändert? Hat es mehr oder weniger Durst?

- Wie schläft es? Macht es im Schlaf Geräusche?
- Bewegt es sich wie sonst oder ist es unruhig, ungeschickt oder ängstlich geworden?
- Wie sind seine Stimmung, seine Laune und sein Spielverhalten?

Dazu werden noch die auf die jeweilige Krankheit bezogenen Symptome oder Verhaltensweisen abgefragt.

Veränderungen beachten

Auch wenn ein Homöopath bereits früher einmal eine passende Arznei für Ihr Kind gefunden hat, müssen Sie vor jeder Behandlung erneut prüfen, ob die Symptome des Mittels (noch immer) mit denen Ihres Kindes übereinstimmen. Denn Ihr Kind entwickelt sich ständig weiter. Ebenso durchlaufen Krankheiten einen Prozess, egal wie akut, chronisch oder langwierig sie sein mögen. Es kommt darauf an, diese stattfindenden Veränderungen günstig zu beeinflussen und ihnen die nötige Zeit zu gewähren. Wesentliche Änderungen und Entwicklungen gehen zuerst innerlich vor sich, bevor sie äußerlich Resultate zeigen. Alles scheint zunächst so zu bleiben, wie es ist, bis es unversehens doch zu einer entscheidenden Veränderung kommt und das Kind in seiner Entwicklung den nächsten, vielleicht sogar großen Schritt vollzogen hat.

Da die Arzneimittelbilder sehr unterschiedliche Beschreibungen beinhalten, lässt sich nicht für jedes Kind ein Mittel finden, das ihm in allen Belangen Linderung verschafft. Es gibt zwar umfassende Arzneimittelbilder, die körperliche, geistige und seelische Persönlichkeitsanteile beschreiben, etwa bei Calcium carbonicum oder Pulsatilla. Doch es gibt auch Mittel, die sich vor allem für die Behandlung bestimmter seelischer Krisen eignen oder die für eine bestimmte Entwicklungsphase passend sind.

Eltern sollten sich auf stetige Veränderungen ihres Kindes einstellen und dessen Entwicklung vertrauensvoll begleiten.

INFO

ENTWICKLUNG BEDEUTET IMMER AUCH VERÄNDERUNG

In jeder Phase der Entwicklung sind bestimmte Kräfte für das Wachstum und die Gesundheit des Kindes verantwortlich. Eltern und Ärzte können nur gemeinsam mit diesen Kräften im Sinne des Kindes agieren. Abgesehen von echten Notfällen, die immer ein sofortiges Handeln erfordern, bedürfen Situationen, die man verändern oder in denen man helfen will, zunächst der Beobachtung. Erst dann kann eine homöopathische Arznei mit Erfolg verordnet werden.

Mittel für die Seele

Das Heilmittel Ignatia (siehe Seite 66) ist ein Paradebeispiel dafür, wie homöopathische Mittel auch auf der seelischen Ebene wirken, indem sie die Selbstheilungskräfte unterstützen und anregen. Bei einer Verletzung, sei sie nun körperlich oder seelisch, wird in jedem Menschen ein Selbstheilungsprogramm in Gang gesetzt, das den Schaden begrenzen und das Leben erneut lebenswert machen soll. Bei einer körperlichen Wunde ist das der sichtbare Prozess der Wundheilung, der schließlich mit der Narbenbildung endet. Ein im seelischen Bereich einschneidendes Erlebnis, beispielsweise der Verlust eines geliebten Menschen oder auch nur ein Umzug in eine andere Stadt und damit der Verlust vertrauter Spielkameraden, kann eine Erschütterung des seelischen Gleichgewichts darstellen. Die Heilung einer solchen »Verletzung« läuft meist unsichtbar ab und ist nur für den Betroffenen spürbar. Häufig ist eine seelische Verletzung schmerzhafter und beharrlicher als eine körperliche und kann ebenfalls Narben hinterlassen – wenn auch unsichtbare.

Sowohl auf der körperlichen als auch auf der seelischen Ebene kann der innerlich gesteuerte Heilungsprozess ins Stocken geraten oder eine Fehlentwicklung nehmen. Vielleicht entstehen sogar bleibende Schäden – entweder weil das Trauma zu groß war, um überwunden zu werden, oder weil die Selbstheilungskräfte gestört sind. Allgemein gilt, dass Wunden und sogar Knochenbrüche bei Kindern schnell und unkompliziert heilen. Seelische Wunden können dagegen größeren Schaden anrichten. Deshalb ist es gerade hier sinnvoll, den Heilungsprozess durch ein homöopathisches Mittel zu unterstützen. Doch immer sind es die Selbstheilungskräfte, die die Arbeit der Heilung meistern. Die homöopathische Arznei greift regulierend ein und entfaltet ihre Wirkung dort, wo es notwendig ist. Eine Schmerzlinderung ist in jedem Fall hilfreich, ob es sich um körperliche oder um seelische Schmerzen handelt. Und gerade hier ist ein homöopathisches Mittel sehr nützlich, ohne den Patienten in seiner natürlichen Entwicklung zu beeinträchtigen.

Mittel für besondere Lebensphasen

Manche Mittel eignen sich vor allem für einen vorübergehenden Zustand oder eine Befindlichkeit, etwa bei Kummer, Angst oder trotzigem Verhalten. Entsprechend finden Sie bei den Mitteln auch Beschreibungen mit dem Hinweis »im …-Zustand«. So kommen einige Mittel in bestimmten Krisensituationen wie etwa der Trennung der Eltern oder nach der Geburt eines Geschwisterkindes in Betracht – vorausgesetzt es sind noch weitere der beschriebenen Merkmale zutreffend.

Manchmal scheinen Eltern mit ihren Erziehungsregeln absolut am Ende zu sein. In den allermeisten Fällen ist Zeit die Verbündete von homöopathischen Mitteln.

Da Kinder während der Entwicklung in verschiedenen Altersstufen zu unterschiedlichen, in der jeweiligen Phase jedoch oft typischen Verhaltensweisen und Gefühlsregungen neigen, gibt es einzelne Mittel, die gehäuft in einer bestimmten Altersgruppe gegeben werden. Zum Beispiel haben kleine Kinder eine Trotzphase, in der sie ihr Ich entdecken und zu behaupten versuchen. Häufig sind sie dann besonders willensstark und entschlossen, sich durchzusetzen. Die Trotzphase wird oft abgelöst durch eine Zeit, in der typische Kinderängste im Vordergrund stehen, vor allem die Angst vor der Dunkelheit oder die Angst vor dem Alleinsein. Andere Ängste wie Prüfungsangst oder Lampenfieber treten erst im Schulalter auf. Manchmal zeigen sich diese Ängste auf körperlicher Ebene, etwa als sogenannte Schulkopfschmerzen oder in Form von Bauchschmerzen oder Schwindel. Kummer kann zwar jedes Kind treffen, am häufigsten aber in oder nach der Pubertät, etwa als Liebeskummer. Deshalb kommen die entsprechenden Mittel in den verschiedenen Entwicklungsphasen besonders häufig zum Einsatz.

Mittel für kleine Persönlichkeiten

Sie finden auf den folgenden Seiten auch Mittel, die auf bestimmte Kindertypen oder markante Eigenschaften zugeschnitten sind. Diese Mittel eignen sich oft über viele Jahre zur Behandlung bei Störungen und Krankheiten, da sich die entscheidenden Veranlagungen eines Menschen meist nicht grundsätzlich oder plötzlich verändern.

INFO

FÜR JEDEN TYP DAS PASSENDE KONSTITUTIONSMITTEL

Ein Konstitutionsmittel bildet einen bestimmten Typus ab, indem es körperliche, geistige und emotionale Eigenheiten des Menschen darstellt. Damit hat es einen ganzheitlichen Bezug zum ganzen Menschen, seinen geistigen und emotionalen Eigenarten und den typischen Erkrankungen, an denen er leidet. Das passende Konstitutionsmittel berücksichtigt also die gesamte gesundheitliche Verfassung des Betroffenen und kann damit seine Selbst-heilungskräfte aktivieren, um Krankheiten und ererbte Anfälligkeiten zu überwinden. Der Homöopath beschäftigt sich demnach mit der Frage, woher die Bereitschaft des Kindes kommen kann, auf eine bestimmte Weise zu erkranken. Weshalb hat es immer wieder Probleme mit den Ohren? Woher rühren die wiederkehrenden Bauch- oder Kopfschmerzen? Aber auch, worauf könnte das aggressive oder ängstliche Verhalten zurückzuführen sein?

TYPISCHE KINDERMITTEL

Mit Erfolg behandeln

Die meisten Krankheiten und Störungen im Kindesalter sind über kurz oder lang überwindbar, wenn die Weichen entsprechend gestellt werden. Zumindest lassen sich auch hartnäckige Symptome deutlich verbessern, selbst wenn man es kaum vermuten würde. Da vieles im Fluss ist und die Entwicklung im Kindesalter viel schneller vorangeht als im späteren Leben, genügt es oft, dem natürlichen Gang der Dinge einen Anstoß in die richtige Richtung zu geben. Dabei kann die Homöopathie wertvolle Dienste leisten, weil sie die Lebenskräfte stärkt, die für jede Entwicklung und Gesundheit sowie für das Wachstum verantwortlich sind. Und sie hat keine Nebenwirkungen. Allerdings kann auch die stimmigste homöopathische Arznei nicht alle Probleme des Lebens lösen.

Versuchen Sie nicht, Ihr Kind zu streng einem der hier dargestellten Arzneimittelbilder zuzuordnen.

Auf den folgenden Seiten finden Sie homöopathische Arzneimittel, die wegen ihrer typischen Charakteristika bei Kindern häufig zum Einsatz kommen. Mit dem passenden Mittel können Sie Ihr Kind unterstützen, wenn die Ursachen seiner seelischen Nöte in seinem Inneren, etwa in einer zu starrköpfigen Haltung oder in einem zu feurigen Temperament, liegen oder wenn es körperliche Symptome wiederholt zeigt.

Der Einfluss der Umwelt

Bedenken Sie, dass die Symptome des Kindes auch von Umwelteinflüssen, außergewöhnlichen Ereignissen, Vorerkrankungen sowie individuellen Stärken und Schwächen geprägt werden. Gerade bei seelischen Störungen und bei Problemen in der Erziehung können die Ursachen nicht nur beim Kind liegen, sondern sind auch auf sein Umfeld zurückzuführen, auf die Familie, die Kindertagesstätte, die Schule. Deshalb finden Sie bei jedem Mittel Hinweise, wie Sie sich als Eltern verhalten können, um Ihr Kind zu unterstützen. Insbesondere der »Eltern-Tipp« am Ende der Beschreibung jedes Mittels kann Ihnen weiterhelfen – und so manches Mal das Problem auch ohne Arzneimittel lösen helfen.

Vielleicht erscheinen manche Typisierungen zu extrem oder negativ. Das liegt daran, dass nur markante, auffällige Verhaltensweisen und Charakterzüge zur Kennzeichnung herangezogen werden können. Alles, was »normal« oder unauffällig ist, dient nicht der Mittelfindung. Keinesfalls können die Mittel, auch wenn sie in einigen Punkten sehr gut zu Ihrem

Kind passen, das Kind in allen Facetten erfassen, selbst besonders starke Übereinstimmungen vermögen das nicht. Zudem handelt es sich ja um Mittel, die ein Kind unterstützen und seine Selbstheilungskräfte aktivieren sollen, wenn es in einer Krise oder Krankheit steckt. Ist es fröhlich und entwickelt sich gut, besteht ja auch kein Behandlungsbedarf.

Welches Mittel passt?

Erkennen Sie beim Durchlesen Ihr Kind wieder, weil es ähnliche Verhaltensweisen etwa beim Essen, Trinken und Schlafen zeigt und seine Gefühle in ähnlicher Weise wie beschrieben zum Ausdruck bringt, dann haben Sie das für Ihr Kind passende homöopathische Mittel womöglich schon entdeckt. Dabei müssen nicht alle aufgeführten Symptome eines Mittels auch bei Ihrem Kind zu finden sein, es genügen schon zwei oder drei charakteristische Schlüsselsymptome. Oft reicht eine gute Übereinstimmung mit bestimmten Symptomen, die das Krankheitsbild prägen, sowie die Beachtung bestimmter Krankheitsursachen, etwa das Kind ist krank durch körperliche Überanstrengung oder – im seelischen Bereich – durch Eifersucht und Kummer.

Die Gabe von Konstitutionsmitteln

Wenn Sie die Entwicklung Ihres Kindes mit einem der auf den folgenden Seiten vorgestellten Mittel unterstützen möchten, empfehlen wir eine einmalige Gabe in einer C30-Potenz (3 Globuli), die nach vier Wochen wiederholt werden kann. Danach ist eine einmalige Gabe einer C200-Potenz (3 Globuli) möglich, die nach zwei Monaten wiederholt werden kann. Geben Sie eine Konstitutionsbehandlung bei chronischen Krankheiten immer in die Hände Ihres homöopathischen Kinderarztes.

INFO

NIEMAND KENNT IHR KIND BESSER ALS SIE SELBST

Ein homöopathisches Mittel passt zu einem bestimmten Typ Kind und seiner Krankheit dann gut, wenn das Kind ähnliche Merkmale und Symptome aufweist, wie sie bei der Prüfung des Arzneimittels durch Gesunde nachgewiesen wurden. Wenn man die Arzneimittelbilder kennt und Erfahrung mit der Homöopathie hat, können in den Symptomen des Kindes solche charakteristischen Übereinstimmungen erkannt werden. Eine erfolgreiche Behandlung ist nur gegeben, wenn das Mittel genügend Ähnlichkeit mit den vorhandenen Symptomen hat.

Der Aconitum-Typ

Bei Kindern im Vorschulalter ist das plötzlich einsetzende, schnell steigende Fieber sehr typisch für den Aconitum-Zustand. Oft ist das Fieber zunächst das einzige Symptom der Erkrankung. Später können auch noch Ohren-, Kopf- und Gliederschmerzen und vor allem ein trockener Husten hinzukommen. Entscheidend für die Wahl von Aconitum sind die Begleitsymptome: Unruhe und Angst – ein unruhiger Körper und ein ängstliches Gesicht. Das Kind reagiert überempfindlich auf Schmerz und Geräusche. Es kann bei Fieber stöhnen, seufzen oder schreien, befürchtet schnell das Schlimmste und ist ganz außer sich.

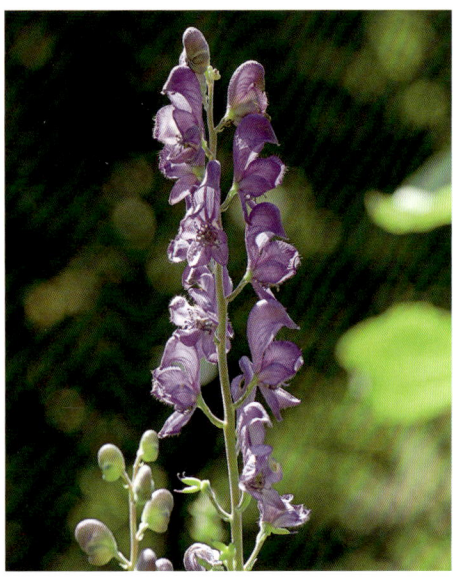

Der Blaue Eisenhut (Aconitum) verdankt seinen Namen dem Aussehen seiner blauen Blüten.

Beobachten Sie Ihr Kind, wie es sich bei Fieber verhält, bevor Sie das Fieber mit einem Fiebersaft bekämpfen, der nicht immer nötig ist. Das klassische Aconitum-Wetter – gemeint ist das Wetter, bei dem das Kind einen Fieberzustand entwickeln kann, für das Aconitum das Heilmittel ist – ist das kalte, trockene Winterwetter. Wenn das empfindliche Kind bei klarem Frostwetter einige Stunden im Freien gespielt hat, entwickelt es abends plötzlich hohes Fieber mit Unruhe, starkem Durst, eventuell Kopf-, Hals- oder Ohrenschmerzen. Mal ist das Gesicht rot, dann wieder blass. Ein scharfer, kalter Wind im Herbst, Winter oder Frühjahr kann ebenfalls ein solches Fieber nach sich ziehen.

»Ich habe mich erschrocken«

Nach dem Miterleben, sogar nach dem nur zufälligen Sehen eines Unfalls bleibt ein riesiger Schreck zurück – auch wenn das Kind selbst nicht

ERKENNUNGSZEICHEN

- Erkrankungen beginnen meist plötzlich und mit Fieber
- akute Krankheiten entwickeln sich während eines kalten, windigen oder trockenen Wetters

- Gesichtsfarbe wechselt häufig von rot zu blass und umgekehrt
- ängstliche Unruhe oder sogar grundlose Angst vor dem Tod
- bekommt Beschwerden durch Schreck

TIPP

ACONITUM – EIN WICHTIGES MITTEL GEGEN PSEUDOKRUPP

Aconitum ist eines der wichtigsten Mittel gegen Pseudokrupp. Eltern, die schon einmal einen Pseudokrupp-Anfall erlebt haben, wissen, dass sich aus einem kurzen, bellenden Husten am Tag nachts ein Pseudokrupp entwickeln kann – mit geräuschvollem Einziehen der Luft, Husten und eventuell Luftnot. Bei entsprechenden Vorzeichen können Sie das Mittel bereits abends vor dem Anfall geben. Das kann ihn abmildern und manchmal sogar verhindern. Natürlich können Sie Aconitum auch während des Anfalls geben: 3 Globuli C30 als Einzeldosis.

körperlich verletzt ist. Tauchen danach Beschwerden wie etwa Schlafstörungen auf, ist das erste Mittel Aconitum. Das trifft auch auf Ereignisse zu, die Erwachsene eher unterhaltsam als erschreckend finden, wie beispielsweise ein Feuerwerk in der Silvesternacht, die dem Kind jedoch einen tiefen Schreck einjagen. Sollte das Kind allein in seinem Bett entgegen der Erwartung der Eltern aufgewacht sein, kann der ungewohnte Krach bei empfindlichen Kindern sogar Todesangst auslösen.

»Ich habe Angst.«

Der Aconitum-Zustand wird überwiegend bei akuten Krankheiten deutlich und ist gekennzeichnet durch Ruhelosigkeit und tiefe Angst, ab dem Kindergartenalter bereits auch Angst vor dem Tod. Das akut erkrankte Kind reagiert als Erstes mit Fieber. Schon gleich zu Beginn merkt es, dass etwas nicht so recht im Lot ist. Sein Herz klopft, es spürt eine Art Tumult im Körper oder es tut ihm etwas weh, was es möglicherweise nicht gleich benennen kann. Und das macht dem Aconitum Kind Angst. Angst tritt durch jede Art von Schmerz, laute Geräusche oder Luftnot auf, beispielsweise bei Pseudokrupp oder Asthma, kann aber auch durch eine Umgebung, die dem Kind zu eng erscheint, ausgelöst werden, etwa in einer Menschenmenge bei Veranstaltungen. Aus solchen beklemmenden Situationen möchte das Kind am liebsten flüchten – und das tut es auch, sobald sich ihm nur die geringste Möglichkeit bietet.

Die Angst des Kindes kann sich auf die Mutter übertragen und umgekehrt. Typisch ist für diesen speziellen Zustand, bei dem Aconitum am besten wirkt, dass beide – glücklicherweise meist in unangemessener Weise – glauben, dass eine tödliche Krankheit vorliegt, obwohl das selten so offen ausgesprochen wird. Man spürt große Angst, auch wenn es sich nur um normales Fieber oder eine Erkältung mit Hals-, Ohren- oder

Bei akuten Angstzuständen kann auch Calcium carbonicum, Hyoscyamus, Ignatia, Phosphor, Pulsatilla oder Stramonium helfen (siehe Seite 163).

TYPISCHE BESCHWERDEN

- plötzlich auftretendes Fieber
- ängstliche Unruhe
- Ohren-, Kopf- und Gliederschmerzen

- trockener Husten
- tiefes Angstgefühl
- unruhiger Schlaf

Gliederschmerzen handelt. Vielleicht stellt das Kind sogar die Frage: »Mama, muss ich jetzt sterben?« Wenn die Mutter ihr Kind beruhigen kann, lässt die Angst bald nach. Aber wenn die Mutter ebenfalls Angst hat, dann addieren und potenzieren sich die Ängste, und die Situation kann nicht mehr realistisch beurteilt werden.

Es bleibt die Frage, wie es dazu kommen kann, dass Angst plötzlich so stark ist, dass sie lähmt und den Alltag überschattet. Sie ist wie eine riesige Welle, die alle vernünftigen Gedanken unter sich begräbt. Schreck und Angst stehen dem Kind und oft auch der Mutter ins Gesicht geschrieben. Beide fühlen sich wie in einem Ausnahmezustand, voller Panik. Die schlimmste Möglichkeit scheint die wahrscheinlichste zu sein. Es ist nicht viel nötig, um diesen Zustand hervorzurufen. Fieber, ein harmloser Sturz – schon gerät die scheinbar sichere Welt ins Wanken.

Solche Ängste sind oft Folge eines früheren Ereignisses, eines Unfalls oder eines plötzlichen schweren Verlustes. Sie sind Folge von Schreck mit Todesangst, auch wenn dieses Ereignis schon lange zurückliegt. Wer von diesem Zustand erfasst wird, kann sich kaum dagegen wehren. Es ist, als würde ein altes Programm immer wieder ablaufen.

»Mein Schlaf ist sehr unruhig.«

Während des Fiebers kann das Kind nach kalten Getränken verlangen, insbesondere nach Wasser. Oder es möchte nur Kaltes wie Eiscreme essen.

Schlaflosigkeit oder Schlafstörungen nach einem Schreck sind eines der wichtigsten Einsatzgebiete für Aconitum im Kindesalter. Der Schlaf ist ruhelos, mit ständigem Herumwälzen. Umgekehrt kann die Ruhelosigkeit auch die Schlafstörung verursachen. Mit und ohne Fieber kann das Kind zum Schlafwandeln neigen. Während des Fiebers schreckt es oft aus dem Schlaf auf oder steigt aus seinem Bett.

Eltern-Tipp

- Versuchen Sie Ihrem Kind die Angst zu nehmen.
- Wenn Sie selbst Angst haben, kann vielleicht Ihr Partner mit dem Kind in ein anderes Zimmer gehen, gedämpftes Licht anmachen, es herumtragen und mit den Worten »Alles wird gut!« beruhigen.

Der Belladonna-Typ

Belladonna wird vor allem bei Fieber und anderen Akutzuständen (siehe Seite 134) verschrieben. Es kann auch für Monate oder sogar Jahre das Heilmittel für einen chronischen Zustand sein, der allerdings nicht immer leicht zu erkennen ist. Meist befinden sich typische Belladonna-Kinder im »Trotzalter«, also zwischen zwei und fünf Jahren. Sie neigen zu übermäßig starken Tobsuchtsanfällen, werfen sich auf den Boden, verbunden mit Kopfanschlagen und Luftanhalten. Typisch ist ein kurzes, aber harmloses Fieber nach einem Tobsuchtsanfall oder einem aufwühlenden Ereignis. Alles, was die Gefühle übermäßig erregt, kann bei einem Belladonna-Kind Beschwerden auslösen. Manchmal kommt es bei Kleinkindern im vierten Lebensjahr auch zu chronischem Stuhleinhalten (siehe auch Silicea Seite 100).

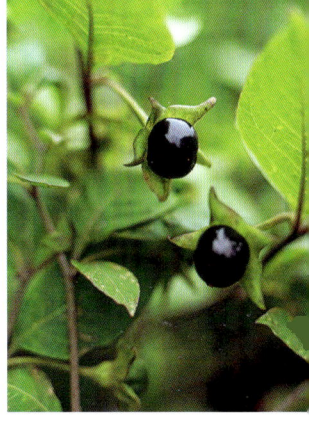

Die schwarzen Beeren der Tollkirsche (Belladona) sind sehr giftig, als Arznei ist die Pflanze sehr wirksam.

»Ich bin wütend!«

Das Belladonna-Kleinkind neigt zu heftigen Wutausbrüchen, »ohne Rücksicht auf Verluste«. Ausgelöst durch eine alltägliche Kleinigkeit, wirft es sich so heftig auf den Boden, dass es sich dabei sogar ernsthaft verletzen kann. Es schlägt seinen Kopf immer wieder auf den harten Untergrund, sodass den Eltern vor so viel Raserei angst und bange wird. Es strampelt, zappelt, tritt, haut, spuckt und beißt dabei. Vor lauter Wut reißt oder zieht es an seiner Kleidung – und man fühlt sich an Rumpelstilzchen erinnert. Das Kind bekommt während des Wutanfalls einen roten Kopf und kann sich so sehr in seinen Zorn hineinsteigern, dass es den Atem anhält und in Ohnmacht fällt.

ERKENNUNGSZEICHEN

- ist lebhaft und willensstark
- bekommt heftige Wutanfälle mit Tobsucht und Raserei
- fiebert leicht, bekommt nach Aufregung Anfälle von hohem Fieber
- sieht bei hohem Fieber Dinge, die nicht vorhanden sind (Delirium)
- kann Infekte allein mit Fieber überstehen, ohne dass noch weitere Symptome auftreten
- hat beim Schreien einen roten Kopf
- beißt als Kleinkind viel oder heftig
- ist stets gut gelaunt, außer bei akuter Krankheit
- macht gern Krach
- fürchtet sich vor Hunden
- spielt gern Hund, Löwe, Tiger: bellt, knurrt und beißt
- reagiert überempfindlich auf Geräusche wie viele Stimmen und Licht

TYPISCHE BESCHWERDEN

- hohes Fieber nach Aufregung, dabei Neigung zu Delirium
- rasch ansteigendes Fieber, dabei kalte Hände und Füße

- fieberhafte Infekte
- Kopfschmerzen bei Fieber oder nach zu viel Sonnenstrahlung
- Lärm- und Lichtempfindlichkeit

Obwohl das Belladonna-Kind nicht generell als ängstlich bezeichnet werden kann, gibt es doch eine auffällige Angst vor Hunden, manchmal auch vor Tieren ganz allgemein. Es kann sich im hohen Fieber sogar einbilden, Tiere zu sehen, die es ängstigen.

»Hallo, hier bin ich!«

Die Wutanfälle sind vergleichbar mit einem Sommergewitter: plötzlich, heftig, aber schnell vorbei. Und danach scheint wieder die Sonne. Denn das Belladonna-Kind ist ein liebes, charmantes Kind und keineswegs überwiegend schlecht gelaunt oder nörgelig. Es ist meist zufrieden, lacht und nimmt nach einem Wutanfall sein Spiel schnell wieder auf. Belladonna-Kinder machen häufig einen vollblütigen, lebendigen und lebensfrohen Eindruck. Sie sind willensstark und können als Kleinkinder schon die ganze Familie »im Griff« haben. Oft haben sie ein lautes Organ, man hört sie schon von Weitem aus Gruppen heraus, und sie neigen dazu, Krach zu machen. Um ihr überdrehtes Nervensystem zur Ruhe zu bringen, ist es ratsam, sie in ein ruhiges, dämmriges Zimmer zu bringen, denn sie reagieren empfindlich auf Licht und Geräusche, und ihre Sinne sind übermäßig geschärft. Bei lauten, wilden Spielen überdrehen sie leicht, dann brauchen sie eine Auszeit.

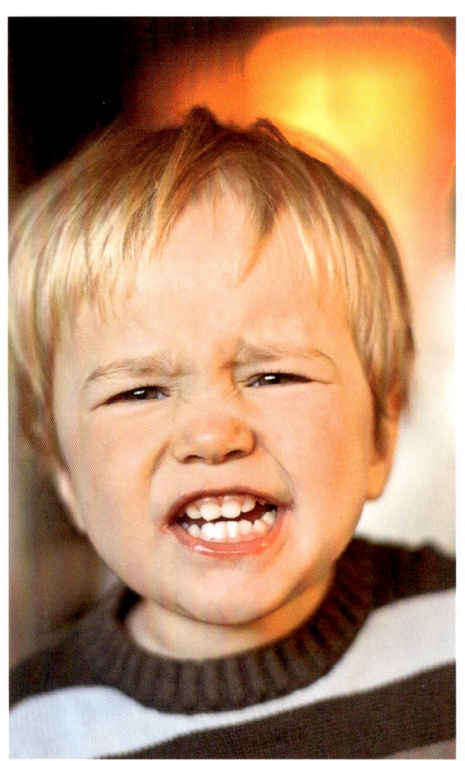

Auf plötzliche und heftige Wutanfälle folgt meist schnell wieder Fröhlichkeit.

»Mein Kopf tut weh.«

Vor allem am Kopf kann ein typisches Belladonna-Kind keine Kälte vertragen. Mit nassen Haaren erkältet es sich leicht oder bekommt

Kopfschmerzen, auch beim Autofahren mit offenem Fenster. Kopfschmerzen, die sich bei jedem Schritt durch die Erschütterung verschlimmern, sind der häufige Beginn einer Erkältung, meist in Verbindung mit Fieber. Das Kind spürt ein Pochen im Kopf und hat ein rotes Gesicht. Das Fieber entwickelt sich schnell und steigt stark an, dabei neigt das sonst vor Hitze glühende Kind aber zu kalten Füßen und Händen. In diesem Zustand mag es weder Licht noch Lärm, sondern Ruhe. Auch wenn es überdreht oder gereizt ist, möchte es in Ruhe gelassen werden. Im Sommer ist es empfindlich gegen pralle Sonne. Beim Sonnenstich stehen pulsierende Kopfschmerzen, ein roter Kopf, Unruhe und Überempfindlichkeit der Sinne im Vordergrund, beim Sonnenbrand die gerötete, brennende Haut, das innere Hitzegefühl und ein unruhiger Schlaf.

»Mein Schlaf ist unruhig.«

Der Schlaf des Belladonna-Kindes ist sehr ruhelos, es wälzt sich hin und her und zerwühlt das Bett. Es hat lebhafte Träume, manchmal wiederholt sich ein Traum, etwa dass es in einen Abgrund fällt. Beim Einschlafen geht manchmal ein so heftiges Zucken durch das Kind, dass es davon wieder wach wird. Auch im Fieber kann das Kind im Schlaf zittern oder mit den Zähnen knirschen. Vor allem nach dem Mittagsschlaf erwacht das kranke Kind mit hohem Fieber und glühend rotem Kopf.

Eltern-Tipp

- Achten Sie darauf, dass der Kopf Ihres Kindes nach dem Haarewaschen nicht kalt wird. Vermeiden Sie die pralle Sonne auf dem Kopf.
- Bleiben Sie während der Trotzanfälle möglichst ruhig und achten Sie darauf, dass sich Ihr Kind dabei nicht verletzt, wenn es beispielsweise seinen Kopf auf den Boden schlägt.
- Nehmen Sie Ihr überdrehtes Kind aus Situationen heraus, die seine Sinne überfordern. Bringen Sie es an einen ruhigen und etwas abgedunkelten Ort, damit es zur Ruhe kommen kann.

TIPP

BELLADONNA C30 HILFT NACH ZU VIEL SONNE

Durch zu viel Sonne kann jedes Kind in einen Belladonna-Zustand geraten: Hat Ihr Kind zu viel Sonne abbekommen oder gar einen Sonnenbrand mit knallroter Haut, können Sie ihm 3 Globuli Belladonna C30 als Einzeldosis geben.

Der Calcium-carbonicum-Typ

Calcium carbonicum ist eines der Mittel, das am häufigsten erfolgreich für Kinder und Jugendliche durch alle Altersstufen eingesetzt wird, besonders im Säuglings- und Kleinkindalter. Sehr viele Kleinkinder profitieren von Calcium, benötigen aber als Schulkinder oder Jugendliche ein anderes Mittel. Das hat mit den speziellen Ansprüchen zu tun, die diese frühe Lebensphase an Kinder stellt: wachsen, lernen, sich entwickeln, immer wieder Neues aufnehmen und sich neuen Situationen stellen. Jeder Monat bringt im ersten Lebensjahr viele neue Errungenschaften mit sich, später werden die erworbenen Fähigkeiten perfektioniert und neue Anforderungen und Aufgaben kommen hinzu. Einige Kinder fühlen sich dadurch überfordert. Sie merken, dass sie nicht so schnell vorankommen und dass ihnen vor allem neue Situationen Schwierigkeiten bereiten. Sie wollen das Tempo selbst bestimmen, in dem sie etwas lernen oder ein neues Ziel angehen, denn sie brauchen meistens etwas länger als ihre Altersgefährten. Doch auch Calcium-Kinder erreichen alles – aber eben in ihrer eigenen Zeit.

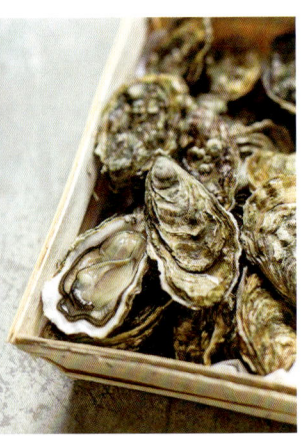

Calcium carbonicum wird aus dem Kalkkern der Austernschale gewonnen.

»Ich friere schnell und schwitze leicht.«

Was zunächst widersprüchlich klingen mag, ist bei näherer Betrachtung gerade das Charakteristische: Calcium-Kinder sind verfroren und dennoch schwitzen sie schnell. Denn sie schwitzen ganz überwiegend am Kopf und hauptsächlich bei körperlicher Anstrengung sowie in der ersten Schlafphase und beim Mittagsschlaf. Andererseits frieren sie schnell und mögen weder kaltes noch nasskaltes Wetter. Bis weit in den Frühling hinein tragen sie gern ihre Mütze, später eine Kappe oder eine Kapuze.

ERKENNUNGSZEICHEN

- entwickelt sich körperlich spät, läuft spät, neigt zu später oder langsamer Zahnung
- neigt zur Schweißbildung am Kopf, vor allem im Schlaf oder bei Anstrengung
- friert schnell und trägt gern eine Mütze
- neigt zu Erkältung, wenn er am Kopf nass geworden ist, etwa nach dem Schwitzen oder Schwimmen

- läuft ungern bergauf oder die Treppe hoch, ist ihm zu anstrengend
- isst gern Eier, Milch und Mehlspeisen (Milchreis, Pfannkuchen)
- sperrt sich gegen alles Neue, wirkt deswegen eigensinnig und starrköpfig
- lernt nicht so schnell, braucht seine Zeit, bewältigt trotzdem alles in seinem eigenen Tempo

TYPISCHE BESCHWERDEN

- langsame Zahnung, begleitet von Infekten, Bronchitis, Durchfällen oder Hautausschlägen
- Infektanfälligkeit bei Spätentwicklern im Kindergartenalter
- Infekte nach dem Nasswerden, besonders am Kopf, etwa nach dem Schwimmbadbesuch
- Schulkopfschmerzen durch Anstrengung beim Lernen

Die Kopfbedeckung scheint bei ihnen wie angewachsen, denn sie nehmen sie auch in Räumen nicht ab. Es mag dabei eine Rolle spielen, dass Calcium-Kinder sich unter ihrer Kopfbedeckung geschützt und »behütet« fühlen. Sie ziehen sich auch im Bett gern die Decke bis über den Kopf, obwohl sie darunter schwitzen. Fragt man nach, warum sie das tun, so antworten sie, dass sie sich unter der Decke sicherer fühlen.

»Lasst mir Zeit!«

Ein Calcium-Kind schaltet öfter auf stur, um sich vor zu vielen neuen Anforderungen zu schützen. Von seinen Eltern wird es als eigensinnig erlebt. An sich ist es ein gutmütiges, williges Kind, aber ihm geht alles zu schnell. Deshalb bleibt es einfach sitzen und spielt weiter, wenn es gerufen wird, und tut, als habe es nichts gehört. Wenn es sein Spiel nicht zu Ende führen darf, wird es wütend, schreit, strampelt und wehrt sich. Sobald es wieder zu seinem Spiel zurückkehren darf, beruhigt es sich. Bestehen die Eltern auf einem geregelten, durchorganisierten Tagesablauf, wird das Calcium-Kind immer eigensinniger und starrköpfiger. Nur durch körperliches Eingreifen kann man es noch vom Fleck bewegen: Man nimmt es hoch und trägt es weg. Dabei schreit und schlägt es um sich, selbst im Autositz weint und schreit es weiter und verlangt, zum Spielen nach Hause zurückgefahren zu werden. So wird das Calcium-Kind allmählich geradezu in eine Trotzhaltung getrieben. Je mehr Neues es aufnehmen soll, umso mehr macht es dicht. Es tut den nächsten Entwicklungsschritt erst, wenn es sich freiwillig dazu entschlossen hat.

»Ich will noch nicht ...«

Entsprechend sind Calcium-Kinder im körperlichen Bereich Spätentwickler. Sie lernen oft spät laufen – jenseits des 18. Lebensmonats –, sie drehen sich als Baby erst verhältnismäßig spät und überspringen das Krabbeln häufig ganz. Das heißt nicht, dass sie später unsportlich sein werden. Tatsache ist jedoch, dass sie sich aus einer gewissen Trägheit

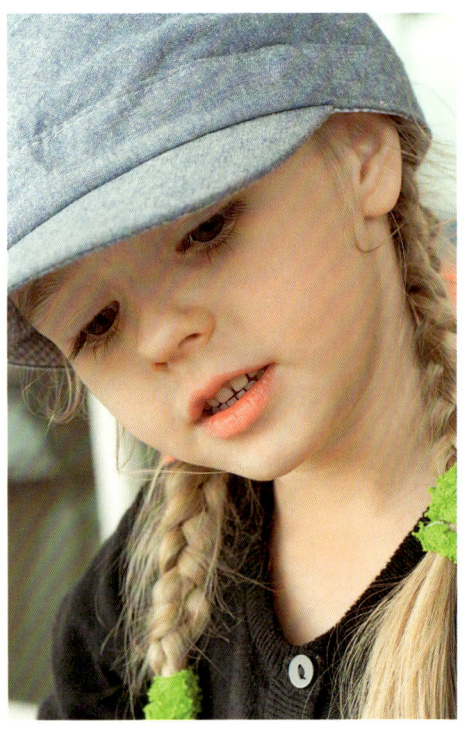

Die Kappe hält warm, gibt Sicherheit und ist obendrein noch cool.

Beim Zahnen und bei Durchfällen bei der Zahnung kann auch Chamomilla oder Silicea helfen (siehe Seite 129).

heraus nicht so schnell oder so gern bewegen wie andere Kinder. Vor allem laufen sie nicht gern bergauf. »Ich kann nicht mehr«, hört man sie schnell hinter sich stöhnen, und Schweißperlen bedecken die Stirn. Macht man die Wandertouren nicht zu lang und steigert sie nur ganz allmählich, können Calcium-Kinder sich sogar an das Wandern und Bergsteigen gewöhnen – und als Erwachsene von dieser Freizeitbeschäftigung profitieren. Sie müssen allerdings immer wieder zu regelmäßiger körperlicher Betätigung, am besten mit der ganzen Familie, angehalten werden. Denn das Calcium-Kind ist ein Familienmensch und bereit, im Kreis der Familie seine Trägheit zu überwinden. Nur reisen wird es nie wirklich gern – sein Motto lautet: Am schönsten ist es zu Hause. Auch mit dem Zahnen beginnen Calcium-Kinder spät. Wie bei Silicea-Kindern (siehe Seite 100) erscheint der erste Zahn manchmal erst nach dem ersten Geburtstag – oder der gesamte Vorgang dauert für jeden Zahn viele Wochen und sogar noch länger. Das Zahnen ist ein langwieriges, schwieriges Kapitel im Leben des Säuglings oder Kleinkindes – eine Phase, in der das Kind auch sehr anfällig für Krankheiten ist. Das kann ein einfacher Schnupfen sein, aber auch eine Bronchitis, Durchfälle und Hautausschläge kommen während der Zahnungsphase bei Calcium-Kindern häufig vor. Solche Beschwerden tragen dazu bei, dass sie in dieser Zeit besonders unruhig sind.

Die späte Entwicklung zeigt sich in allen Bereichen: Das Kind könnte schon laufen, weigert sich aber, die ersten freien Schritte zu tun. Es könnte schon sprechen, will aber nicht und probiert es erst gar nicht. Wenn es endlich spricht, kann es hartnäckig an der falschen Aussprache bestimmter Wörter festhalten. Das Kind kann seinen Stuhlgang schon gut kontrollieren und braucht auch keine Windel mehr. Es will aber nicht auf den Topf oder auf die Toilette gehen, sondern verlangt eine Windel für sein großes Geschäft. Das typische Calcium-Kind hält lange an seinen alten Gewohnheiten fest und benutzt bestimmte, aus der vorherigen Phase der Entwicklung herrührende Verhaltensweisen wie einen magischen Zauber, um seine Kindheit »festzuhalten« und nichts Neues lernen zu müssen. Denn »groß« werden heißt neue Herausforderungen bewältigen müssen. Aber keine Sorge: Calcium-Kinder werden zwar später erwachsen und brauchen länger als andere, um ihre Fähigkeiten auszubilden. Trotzdem gehen sie als Erwachsene ihren Weg!

»Ich habe Angst vor Neuem.«

Zu seiner relativen Langsamkeit kommt beim Calcium-Kind noch die Angst vor neuen Anforderungen und Situationen. Das Kind möchte das Rad zurückdrehen, wieder kleiner sein, als es ist, und in einen früheren Lebensabschnitt zurückkehren, in dem es sich gut zurechtfindet. Es möchte zu Hause im schützenden Nest bleiben, nicht in die Welt hinausziehen. Deshalb will es zunächst nicht in den Kindergarten gehen. Aber das Calcium-Kind ist auch ein »Gewohnheitstier«: Hat es erst einmal seine Scheu überwunden, wird es keine Probleme mehr mit dem Kindergarten haben. Ähnlich ist es mit der Einschulung.

Natürlich weiß das Kind schon viele Monate im Voraus, dass es demnächst in die Schule gehen muss und es kein Entrinnen gibt. Deshalb versucht es meist gar nicht, sich zu wehren. Stattdessen entwickelt es verschiedene Ängste und Verhaltensweisen, die eigentlich Jüngere zeigen: Es kann kurz vor oder nach der Einschulung wieder anfangen nachts ins Bett zu nässen. Oder es beginnt am Daumen zu lutschen, obwohl es das längst aufgegeben hatte. Oft erleben die Eltern eines Calcium-Kindes, dass ihr angehendes Schulkind wieder nach seiner Milchflasche verlangt. Dabei hatte es ohnehin schon lang genug gedauert, bis es bereit war, seine Flasche abzugeben. Das Kind ist auch eigenwillig genug, um an solchen regressiven Ritualen wider besseres Wissen und allen Aufforderungen und Hänseleien zum Trotz festzuhalten. Rituale aus Kleinkindzeiten vermitteln ihm Sicherheit in einer Welt, die ihm ständig Neues abverlangt, viel mehr, als es bereit ist zu tun. Sobald es sich an die neue Situation gewöhnt und mehr Sicherheit gewonnen hat, entscheidet es sich meistens selbst dazu, seine alten Gewohnheiten endgültig aufzugeben.

TIPP

DEM CALCIUM-KIND DAS ZAHNEN ERLEICHTERN

Eine einmalige Dosis von 3 Globuli Calcium carbonicum C30 kann das Zahnen wesentlich erleichtern und das Kind auch für die nächsten Wochen gesund halten.

Wiederholen Sie die Gabe nach vier Wochen, um die Entwicklung dieses Kindertyps zu fördern und die Anfälligkeit für Infekte abzumildern.

»Ich mag keine bösen Geschichten.«

Weil Calcium-Kinder viele Ängste haben, möchten sie sich auch keine Märchen oder Geschichten anhören, die von Hexen und bösen Zauberern handeln oder in denen schreckliche Dinge passieren. Das macht ihnen so große Angst, dass sie sich die Ohren zuhalten und schreien. Auch eine Verfremdung menschlicher Gestalten – etwa Menschen mit Masken oder in Verkleidungen – können sie nicht ertragen. Sehen sie in der Vorweihnachtszeit einen Nikolaus auf der Straße, ziehen sie weinend am Mantel der Mutter und wollen schnell weitergehen. In der folgenden Nacht können sie sogar Albträume davon bekommen. Auch Menschen in Bärenkostümen oder andere lebendig gewordene Fantasiegestalten aus der Comic- oder Märchenwelt sind ihnen ein Graus – das gilt auch für entsprechende Filme oder Fernsehsendungen.

»Ich trinke gern Milch und esse gern Mehlspeisen.«

Manche Calcium-Kinder neigen zum Dickwerden oder zumindest zu einem schwierigen Essverhalten. Auch in diesem Bereich zeigen sich ihr Eigensinn und ihr unbeirrbares Festhalten an den Dingen, die ihnen vertraut sind. Das Kleinkind möchte vor allem all das essen und trinken, was ein Baby bekommt: Milch und Brei. Es hat eine Vorliebe für süße Speisen, Mehlspeisen und Milch. Das ältere Calcium-Kind mag gern Pfannkuchen, Milchreis, Pudding, Hefeklöße mit süßer Sauce oder Nudeln pur. Vor allem weich soll das Essen sein, damit es nicht kauen muss. Für viele Eltern ärgerlich ist seine Angewohnheit, mit großer Hartnäckigkeit alles aus den Speisen herauszufischen, was ihm nicht essbar erscheint, etwa die Fruchtstückchen aus dem Joghurt. Das Kind bevorzugt »Trennkost«: Nudeln ohne Sauce, Kartoffeln ohne Gemüse, Sauce ohne Fleisch oder Kartoffeln und Ähnliches. Es kann mitunter eine ausgesprochene Vorliebe für gekochte Eier entwickeln und trinkt außer Milch auch gern Kakao, warm und kalt. Bei Obst und Gemüse kann es streiken, es sei denn, sie sind püriert oder, wenn roh, dann zumindest in mundgerechte Stückchen zerteilt.

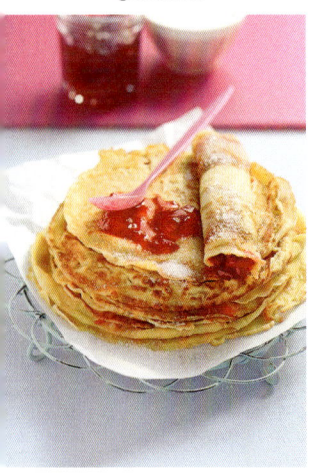

Pfannkuchen mit viel Marmelade machen jedes Calcium-Kind glücklich.

»Ich will schlafen, wie ich es gewohnt bin.«

Ist das Calcium-Kind seit früher Zeit gewöhnt, bei den Eltern im Zimmer oder im Bett zu schlafen, wird es diese Gewohnheit nur ungern aufgeben, und der Wechsel ins eigene Zimmer oder zum eigenen Schlafplatz erfordert viel Geduld. Nur in kleinen Schritten kann das Kind langsam umgewöhnt werden, zum Beispiel indem es zuerst auf einer Matratze oder in einem Kinderbettchen in der Nähe der Eltern schläft, dann die

Matratze allmählich immer weiter weg gelegt wird, die Zimmertüren offen bleiben und das Kind nicht gleich in ein anderes Stockwerk muss. Wird das Calcium-Kind dagegen von Anfang an in sein eigenes Bettchen gelegt, so macht dies normalerweise keine Probleme. Allerdings möchte es dann sein Bett nicht mehr wechseln. Eine Reise oder eine andere Schlafumgebung stellen das Kind leicht vor Anpassungsschwierigkeiten, da es aus seinem gewohnten Rhythmus gerissen wird. Wiederum gibt es ebenso kleine Kinder, die sich rasch an eine neue Umgebung gewöhnen und sogar recht gern reisen. Es ist auch nicht so, dass Anpassungsschwierigkeiten automatisch und umgehend verschwinden, sobald das Kind Calcium carbonicum erhält. Nur wenn das Calcium-Kind nach einem Umzug, einem Schulwechsel oder Ähnlichem ungebührlich lange unter Anpassungsschwierigkeiten leidet – die nicht durch Heimweh oder den Verlust einer ihm wichtigen Bezugsperson bedingt sind – kann Calcium carbonicum wirklich eine Hilfe sein.

Da die meisten Babys und Kleinkinder Probleme haben, wenn ihr gewohnter Rhythmus unterbrochen wird, ist Calcium carbonicum das Mittel, das in dieser Altersgruppe am häufigsten gegeben wird.

Eltern-Tipp

- Zeigt sich Ihr Kind stur, sollten Sie versuchen, einen Augenblick lockerzulassen. Dann kommt das Calcium-Kind von selbst, denn es hat eine eigene Entscheidung getroffen – und schon läuft alles wie am Schnürchen. Dies ist ein Konflikt zwischen Eltern und Kind, der auch etwas mit der Entwicklung des Kindes zur Selbstständigkeit zu tun hat. Ab einem bestimmten Punkt möchte es nicht mehr »müssen«, sondern »wollen«, also selbst entscheiden. Dass das im Alltag nicht immer so einfach geht, ist klar.
- Die Angst vor Neuem steht dem Calcium-Kind oft im Weg. Solange das Kind ängstlich und unsicher ist, widersteht es allen erzieherischen Maßnahmen – jedenfalls sieht das von außen betrachtet so aus. Tief in ihm drin bewegt sich aber viel, auch wenn es einen Panzer der Unerschütterlichkeit wie eine Schildkröte über sich stülpt. Sobald der innere Verarbeitungsprozess abgeschlossen ist – scheinbar ohne weiteren Druck von außen – kann das Kind dann wie selbstverständlich seine Gewohnheit, sein kleinkindliches Ritual, wieder ablegen. Das erfordert viel Verständnis und Geduld.
- Lesen Sie Ihrem Kind vergnügliche Gute-Nacht-Geschichten vor, damit es nicht mit ängstlichen Gedanken einschläft. Ältere Kinder sollten abends keine aufwühlenden Fernsehsendungen sehen.
- Wenn das Kind eine sehr träge Verdauung hat, können Sie mit Lactulosesaft nachhelfen. Effektiver ist es jedoch, eine Dosis Calcium C30 zu geben und bei Bedarf zu wiederholen.

Der Carcinosinum-Typ

Das Carcinosinum-Kind hat ein sehr schwaches Selbstwertgefühl, es nimmt sein eigenes Ich zu wenig wahr und lebt mit seinen Gedanken mehr in anderen als in sich selbst. Das Wollen und Fühlen des Mitmenschen ist für das Kind der Maßstab aller Dinge. Geht es dem anderen schlecht, nimmt das Kind dies sofort wahr – und schon geht es ihm auch schlecht. Es fragt sich, ob es irgendetwas tun könnte, damit es dem anderen besser geht.

Es überlegt, ob es vielleicht sogar selbst etwas dazu beigetragen hat, dass es seinem Gegenüber schlecht geht. Diese Mischung aus Mitgefühl, Pflichtbewusstsein, Gewissensangst, Gewissensbissen, Abhängigkeit von den Gefühlen anderer und sein unentwegter Drang nach Hilfsbereitschaft kennzeichnen das Carcinosinum-Kind.

Dabei entwickelt es oft Beschwerden wie Schlafstörungen, kindliche Traurigkeit, auch in Verbindung mit ADS (Aufmerksamkeitsdefizit-Syndrom), Tics, ebenso Asthma oder wiederholte Blasenentzündungen. Dieses Kind kann zum Bettnässen neigen.

> Ein Tic ist ein Krankheitssymptom, mit dem eine kurze und unwillkürliche, regelmäßig oder unregelmäßig wiederkehrende und teilweise komplexe motorische Muskelzuckung bezeichnet wird.

»Ich leide still.«

Auslöser für seine Symptome ist kein bestimmtes Ereignis, sondern eher eine dauerhaft schwierige, peinigende Situation, die sich in vielen kleinen Begebenheiten des Alltags zeigt und aus Gewohnheit leicht übersehen wird. Dieses Kind leidet zum Beispiel viel mehr als andere Kinder

ERKENNUNGSZEICHEN

- ist gewissenhaft, liebevoll, mitfühlend und empathisch
- möchte anderen nützlich sein
- will helfen, kann nicht »Nein« sagen
- hat ein zu strenges Gewissen
- ist überempfindlich und schnell beleidigt
- hat wenig Selbstvertrauen und Selbstbewusstsein, kein »Ich«
- lacht wenig, Grundstimmung ist traurig oder gedämpft
- ist schüchtern, überangepasst, sehr harmoniebedürftig

- erholt sich schwer nach Infektionskrankheiten
- liebt Schokolade in jeglicher Form (Kuchen, Eis)
- hatte Pfeiffersches Drüsenfieber (betrifft nicht Kleinkinder)
- hat hellbraunes Muttermal (Milchkaffeefleck) auf der Haut
- hat sehr dunkle, schwarze Leberflecke
- hat bläuliche Skleren (bläuliches Augenweiß), wenn brünett
- es finden sich oft mehrere Krebsfälle in der Familie

unter einer nur scheinbar heilen Familie, bei der aber die Gefühle verletzt wurden und keine gegenseitige Liebe mehr herrscht. Es spürt Ungereimtheiten unter der Oberfläche und fühlt sich schlecht, obwohl nach außen alles in Ordnung zu sein scheint. Gegen ältere Geschwister, von denen es geärgert wird oder die es ablehnen, kann es sich nicht zur Wehr setzen. Weil das Kind seine Probleme nicht kundtut und sich weiter angepasst und unauffällig verhält, wird sein Leid häufig übersehen, da es ihm scheinbar »nichts ausmacht« oder die Situation in der Familie durch andere Faktoren belastet ist.

Eine Dosis Carcinosinum kann dem Kind helfen, »frech« zu werden und sich zu wehren. Zwar wird es sich rasch wieder selbst verurteilen oder ein unendlich schlechtes Gewissen haben. Doch wenn Sie ihm signalisieren, dass sein neues Verhalten, das es gerade ausprobiert, etwas ganz Normales und durchaus Erlaubtes ist, fällt es nicht sofort in sein altes Muster zurück, wird selbstbewusster und kann auf einer sehr tiefen Ebene seiner Entwicklung von dem Arzneimittel profitieren.

»Ich mache, was ihr wollt.«

Dieses Kind liest seinen Eltern jeden Wunsch von den Augen ab. Ein Blick oder eine kleine Geste genügt, um es zum Schweigen zu bringen, wenn es redet, oder es zum Arbeiten anzuhalten, wenn es »Löcher in die Luft starrt«. Schelte und laute Worte als Mittel der Erziehung sind gar nicht nötig. Aber manche Mutter fragt sich im Stillen: »Was habe ich nur gemacht, dass mein Kind so übermäßig brav, verschlossen und unzugänglich ist und sich nie zur Wehr setzt? Wie kann ich ihm zu mehr Selbstvertrauen verhelfen?« Andere Mütter beneiden sie um das gut erzogene und tüchtige Kind, das nichts fordert und sich nicht in den Vordergrund stellt. Aber sie selbst ist unzufrieden mit ihm. Das spürt das Kind und bemüht sich noch mehr, der Mutter zu gefallen. Doch sie kann das nicht honorieren, weil sie sich ein aufgeschloseneres Kind wünscht. Beide sind in einem Teufelskreis von Sehnsucht und Ablehnung gefangen. Das Kind möchte anderen nützlich sein und selbst möglichst wenig Anlass zu Ärger geben. Es glaubt, wenn es dieses Verhalten perfektioniert, wird

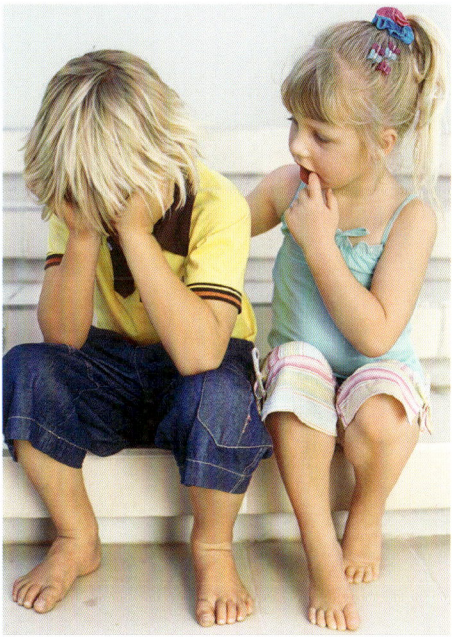

Das Carcinosinum-Kind ist immer bereit zu trösten, sogar dann, wenn es eigentlich selbst Trost nötig hätte.

TYPISCHE BESCHWERDEN

- Neigung zu Blasenentzündung
- in schwierigen Lebenssituationen (bei Mobbing – auch durch Geschwister) Asthma oder Schlafstörungen

- Schlaf- und nächtliche Einschlafschwierigkeiten
- Angst bei Dunkelheit
- Höhenangst

es mehr geliebt. Im Gegenteil: Sein Bemühen trifft in seinem Umfeld auf Ablehnung (es »nervt«), es wird ignoriert oder übervorteilt und ausgenutzt, weil es nicht Nein sagen kann. Dabei ist dem Kind die Liebe und das Wohlwollen der anderen das Wichtigste.

»Ich helfe dir – nicht mir.«

Das Kind identifiziert sich mit Schwächeren, etwa mit Tieren. Es kann nicht ertragen, wenn Tieren etwas zuleide getan wird oder man totgefahrene Tiere achtlos auf der Straße liegen lässt. Rettet es ein Tier, dann fühlt es sich selbst wieder lebendig. Sogar ein Mittel gegen Kopfläuse möchte das Kind nicht anwenden, weil ihm die Läuse leidtun. Ähnlich verhält es sich, wenn anderen Menschen Ungerechtigkeit widerfährt oder sie angegriffen werden. Es schaltet sich unversehens ein und zeigt seine kämpferische Seite – aber nur für die anderen. Da scheut es sich nicht, Aufsehen zu erregen, da kann es einfordern, was es für sich selbst nicht kann.

Das Carcinosinum-Kind ist sehr leicht zu beeindrucken und ebenso empfindsam. Bei Tadel und Ermahnungen fängt es schnell an zu weinen, was es eigentlich nicht will. Manche Eltern regt dieses Verhalten auf, sie missverstehen es und interpretieren es als »hysterisch«. Doch während ein wirklich hysterisches Kind in diesem Fall noch lauter weinen würde, schluckt das Carcinosinum-Kind lieber seine Tränen hinunter und bemüht sich, tapfer zu sein. Eine Provokation seiner Eltern, der Geschwister wie aller Menschen in seiner Umgebung, mit denen es zu tun hat, liegt ihm fern. Und ungerechtes Verhalten, das ihm selbst widerfährt, kann es nicht wahrnehmen, geschweige denn sich wehren.

»Ich passe mich an.«

Ein wichtiges Gefühl zur Verteidigung der eigenen Interessen – angemessene Aggression – fehlt diesem Kind. Ausnahme: wenn es um das Wohl anderer geht. Eine Trotzphase gibt es nicht oder sie äußert sich auf verdeckte Weise, zum Beispiel indem das Kind das Essen verweigert. Ärgerliche oder demütigende Handlungen anderer, die klar als solche zu erkennen sind, bemerkt es lange Zeit nicht. Erst wenn es heftigen Mobbing-Situationen ausgesetzt ist, die Außenstehenden schon lange aufgefallen sind, fragt es sich schließlich, was es eigentlich falsch macht. Die einzige Lösung scheint ihm zu sein, sich noch angepasster zu verhalten, wodurch es seine missliche Lage nur verschlimmert. Das hartnäckige Aushalten von unerträglichen Situationen kann beinahe als Masochismus bezeichnet werden.

»Ich bin strebsam und fleißig.«

Sein Selbstwertgefühl kann das Kind durch gute Leistungen in der Schule aufpolstern, denn es arbeitet genau, ist fleißig und meistens auch intelligent und begabt. Dadurch zieht es sich zwar den Neid anderer zu und wird als »Streber« belächelt oder gehänselt. Sobald es aber in seinen Fähigkeiten anerkannt und geschätzt wird, ist für dieses Kind der Weg frei, um sogar außergewöhnliche Leistungen zu erbringen.

»Dunkelheit und Höhe machen mir Angst.«

Nachts im Dunkeln allein in seinem Zimmer zu sein, macht dem Carcinosinum-Kind häufig Angst, und es sucht die Nähe seiner Eltern. Am liebsten liegt es bei ihnen im Bett, wobei es sich ganz nah ankuschelt, als ob es in sie hineinkrabbeln wollte. Wird ihm das nicht erlaubt, möchte es wenigstens die Zimmertür sehr weit offen haben. Licht allein reicht aber nicht aus, um dem Kind seine Ängste zu nehmen, es braucht einen Hör- oder Sichtkontakt zu den Eltern. Außerdem hat das Kind Höhenangst, und zwar schon als Baby. Es mag nicht in die Höhe gehalten werden oder mit seiner Mutter auf einer Brücke oder an einem Treppenabsatz stehen und hinunterschauen.

TIPP

FAHREN SIE MIT IHREM KIND MÖGLICHST OFT ANS MEER!

Ein Carcinosinum-Kind reagiert positiv auf Seeklima: Die Weite des Himmels, das Rauschen der Wellen, das Hin und Her der Brandung, das Salz in der Luft und das Spielen im warmen Sand – all das wirkt sich positiv auf das Kind aus und kann seine Körperfunktionen regenerieren. Es schläft besser, ist fröhlicher und unbeschwerter, und sogar körperliche Beschwerden können verschwinden. Von den Bergen profitiert das Kind dagegen weniger, denn seine Höhenangst macht ihm zu schaffen, und das Wandern macht ihm keinen Spaß.

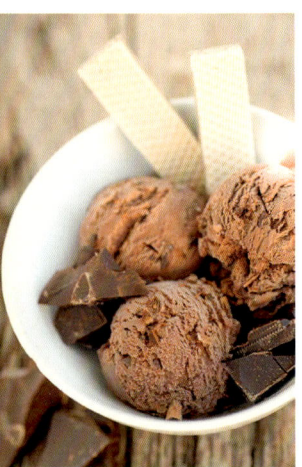

Schokoladeneis schmeckt vorzüglich und dient oft als »Nervennahrung«.

»Ich liebe Schokolade.«

Schokolade und alles, was diesen Geschmack enthält – wie Kakao, Schokokuchen, -eis, -kekse und natürlich auch Nougat(creme) – sind für das Kind Nervennahrung, Trost und Belohnung zugleich. Obwohl seine Lust auf Schokolade sehr groß ist, hat es genügend Skrupel, nicht alles auf einmal zu essen. Meist legt es sich einen kleinen Vorrat an, den es später vergisst. Schokoladentiere, etwa Osterhasen, rührt das Kind nicht an, weil sie ihm leidtun, wenn sie gegessen würden. Aus dem gleichen Grund kann es sich auch weigern, Fleisch zu verzehren. Obst isst das Kind nicht gern, es wird sich aber anstandshalber dazu zwingen. Eier dagegen mag es, ebenso Milch, fette und scharf gewürzte Speisen sowie Cola. Das Kind neigt nicht zum Dickwerden, aber das Essen hat eine ganz besondere Bedeutung: Es spendet ihm Trost und Wärme. Zudem kann das Kind auch soziale Einstellungen und Impulse auf das Essen übertragen, indem es Essen verweigert, heimlich Verbotenes isst oder nicht nur Gesundes zu sich nehmen will.

»Ich kann einfach nicht einschlafen.«

Die Wiege oder der Schaukelstuhl scheinen wie gemacht für das Carcinosinum-Kind. Das sanfte Hin und Her, am liebsten natürlich auf dem Arm der Eltern oder einer anderen lieben Person, wiegt das Kind in den Schlaf. Wiegen und Körperkontakt sind ideale Einschlafhilfen – das Problem ist nur, dass das Kind ohne diese Hilfen bald überhaupt nicht mehr einschlafen kann, auch nachts nicht, wenn es aufwacht. Deshalb schreit es. Als Baby oder Kleinkind ist es zu aufgedreht und erregt, als Schulkind hat es zu viele Gedanken im Kopf, um rasch einzuschlafen.

Carcinosinum kann Ihrem Kind helfen, besser einzuschlafen. Allerdings ist es möglich, dass es für eine gewisse Zeit heftige Albträume hat. Diese Träume werden sich von selbst wieder legen. Sie sind ein Zeichen dafür, dass ein innerpsychischer »Verdauungsprozess« in Gang gesetzt wurde, der die Ursache der Schlafstörung heilen kann.

Bei Schlafproblemen von Säuglingen im ersten Lebensjahr kann auch Belladonna, Chamomilla, Coffea oder Aconitum helfen (siehe Seite 129).

Eltern-Tipp

- Beobachten Sie: Sind Sie mit Ihrem Kind sehr schnell genervt und ungeduldig, obwohl es Ihnen nur wenig Anlass dazu gibt? Sind Sie häufig unzufrieden mit ihm, obwohl es versucht, Ihnen alles recht zu machen? Wird es von einem älteren Geschwisterkind gemobbt?
- Wenn Sie eine dieser Fragen mit Ja beantworten können, ist schon ein wichtiger erster Schritt getan, der zu mehr Aufmerksamkeit im Umgang mit diesem Kind führen wird.

Der Chamomilla-Typ

Ein schmerzempfindliches Kind kann durch jeden Schmerz in einen Zustand geraten, bei dem ihm Chamomilla hilft. Es ist durch die Schmerzen, die es nicht ertragen kann, völlig außer sich vor Verzweiflung und wird dadurch sehr unruhig, häufig sogar zornig. Bei weniger heftigen Schmerzen ist es mürrisch, reizbar, launisch und will nicht berührt werden. Bewegt sich der Arzt auf das Kind zu und berührt es, um es zu untersuchen, gerät das Chamomilla-Kind völlig außer sich. Auch ein älteres Kind in einem solchen Zustand lehnt erst einmal alle Hilfe ab, die es angeboten bekommt, um kurze Zeit später doch danach zu verlangen. Chamomilla-Kinder sind so unglücklich und verzweifelt über ihren Zustand, dass sie gar nicht mehr wissen, was sie wollen. Umgekehrt kann eine starke Erregung des Gemüts, insbesondere heftiger Zorn oder Ärger, bei einem Chamomilla-Kind körperliche Beschwerden wie Ohren-, Kopf- oder Bauchschmerzen verursachen. Das Kind wird von seinem maßlosen Zorn derart überschwemmt, dass ihm »alle Sicherungen durchbrennen«. Zorn und Wut können können sogar einen Krampf- oder Ohnmachtsanfall auslösen.

Das Chamomilla-Kind ist nicht gern draußen, wenn es erkältet ist. Es fühlt sich allgemein wohler im Haus. Feuchte Wickel bekommen ihm nicht gut, deshalb wehrt es sich dagegen. Im Bett geht es ihm schlechter, sobald es warm geworden ist. Bei Ohrenschmerzen, die es vom Wind bekommen kann, möchte es keine Wärme am Ohr haben.

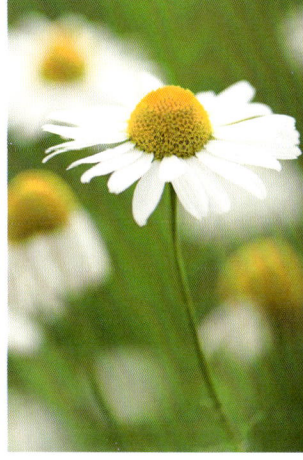

Für Chamomilla wird die komplette frische blühende Pflanze verarbeitet.

ERKENNUNGSZEICHEN

- ist zornig und reizbar auf alle Arten von Schmerzen
- wimmert bei Schmerzen im Schlaf
- hat bei Fieber häufig eine rote und eine blasse Wange
- streckt sich bei Schmerzen der Länge nach aus, macht sich steif dabei
- entspannt sich etwas, wenn er herumgetragen wird
- lässt sich nicht anfassen und vom Arzt nicht untersuchen
- verweigert feuchte Wickel

- weist Dinge zurück, die er kurz zuvor noch wollte
- will nicht angesprochen werden und antwortet auf Fragen schnippisch (betrifft ältere Kinder)
- zeigt sich nervös und übererregt
- ist sehr empfindlich
- ist launisch und mürrisch
- ist unberechenbar
- runzelt die Stirn
- hält im Wutanfall die Luft an, bis hin zu Ohnmachtsanfällen

Bei Fieber und fieber-
haften Zuständen
kann auch Aconitum,
Belladonna, Bryonia,
Gelsemium oder Rhus
toxicodendron helfen
(ab Seite 134), bei
Fieberkrämpfen nach
Impfungen Silicea
(siehe Seite 136).

»Ich bin ganz außer mir.«

Alle Erkrankungen oder fieberhaften Zustände, die mit Ohren-, Zahn-
oder Kopfschmerzen einhergehen, können bei einem entsprechend
gereizten und übellaunigen Kind mit Chamomilla gebessert werden.
Entsprechend ist Chamomilla eines der Hauptmittel für das Baby oder
Kleinkind, das Beschwerden bei der Zahnung hat. Dabei steht die zor-
nige Reizbarkeit im Vordergrund, die man immer vorfindet, wenn Chamomilla das richtige Mittel ist. Auch hier ist die nervöse Übererregung
durch den Schmerz der eigentliche Grund für das auffällige Verhalten
des Kindes. Ist es aber erst einmal in diesem Zustand, kann auch ein
herkömmliches Schmerzmittel nur kurz Abhilfe schaffen, da die nervöse
Übererregung nicht nachlässt. Chamomilla wirkt dabei in doppelter
Hinsicht wohltuend: gegen den Schmerz und als Balsam für die Nerven
des Kindes. So werden auch die Nerven der Eltern geschont.

»Ich halte das nicht aus!«

Ähnlich wie bei Belladonna (siehe Seite 45) oder Aconitum (siehe
Seite 42) kann das Kleinkind während seiner Entwicklung, vor allem
während der Trotzphase, in einen länger anhaltenden Chamomilla-
Zustand geraten. Das liegt an den spezifischen Anforderungen, die dieses
Alter an die Entwicklung eines Kindes stellt. Das Chamomilla-Kind ist
entsetzt und entnervt von den ganz alltäglichen unangenehmen Seiten
des Lebens, vor allem vom Schmerz, den es ja auch hin und wieder ertragen muss und der es schon beim ersten Zahndurchbruch die letzte
Kraft gekostet hat. Das Kind wehrt sich innerlich dagegen, es kann und
will vieles nicht aushalten (müssen). Es ist besonders reizbar, zickig
und unzufrieden mit allem, was die Eltern tun – kurz: Es ist schlichtweg
unerträglich für seine Umgebung. Die Botschaft seines Verhaltens ist:
»Ich halte das hier nicht aus und ihr macht alles falsch. Und wenn ich es
dennoch aushalten muss, dann lasse ich euch spüren, wie es mir geht!«
Ein Kind, das Chamomilla braucht, ist überaus launisch und wirkt unbe-

TYPISCHE BESCHWERDEN

- Kopf- und Bauchschmerzen
- Ohrenschmerzen, bei Kleinkindern mit unerträglichem Geschrei
- Ohnmachtsanfall nach Zorn
- Zahnung mit Unruhe, Reizbarkeit, Zorn und Wutanfällen
- wimmern und sich winden bei Schmer- zen im Halbschlaf

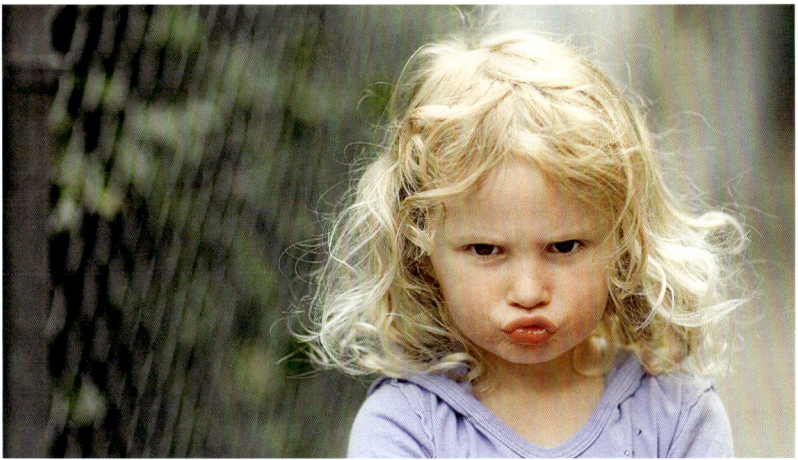

Man weiß nie, was das unberechenbare Chamomilla-Kind gerade im Schilde führt.

rechenbar. Scheinbar aus dem Nichts heraus, wegen einer unbedeuten-
den Kleinigkeit, kann es einen Wutanfall bekommen. Denn es ist sehr
reizbar, duldet keinen Widerspruch und nimmt alles übel. In diesem
Wutanfall sollte man nicht versuchen, sich dem Kind zu nähern oder es
zu berühren. Es wird rot im Gesicht, schreit und schlägt um sich. Ein
Spielzeug, das man ihm reicht, verschmäht es, will es dann doch haben,
nur um es im nächsten Augenblick wieder wegzuwerfen. Dieser Zustand
von Wut und Unzufriedenheit ist besonders typisch für das Chamomilla-
Kind, denn Schmerzen erscheinen ihm unerträglich, besonders Zahn-
und Ohrenschmerzen. Es handelt sich bei ihm um eine nervöse Übererregung und Überempfindlichkeit gegen Schmerz.

»Da muss man doch ausrasten!«

Zorn, mürrische Ungeduld und verzweifeltes Schreien sind die wichtigsten Gefühlsäußerungen des Chamomilla-Kindes, wenn es Schmerzen
hat. Es weiß nicht wohin mit sich, steht neben sich, ist außer sich. Im
ersten und zweiten Lebensjahr kann es helfen, das Kind auf dem Arm
herumzutragen oder es in einer Wiege oder auf dem Arm zu schaukeln.
Sobald die Bewegung aber aufhört, fängt das Kind wieder an zu schreien.
Weil das Baby seine Schmerzen noch nicht in Worte fassen kann, ist es
darauf angewiesen, dass die Eltern und seine Umgebung die Verzweiflung erkennen und ihm helfen. Das zwei bis drei Jahre alte Kind kann
schon eher ausdrücken, dass es Schmerzen hat, auch wenn es die Stelle
noch nicht genau angeben kann. Es sind häufig Ohrenschmerzen, die

TIPP

CHAMOMILLA BEI CHRONISCHEN SCHLAFSTÖRUNGEN

Leiden Kinder, auch schon Neugeborene, an chronischen Schlafstörungen, ist Chamomilla eines der ersten Mittel. Passen die Symptome zu dem hier beschriebenen Zustand, geben Sie Ihrem Kind 3 Globuli C30 als Einzeldosis.

das Kleinkind in einen solchen überreizten Zustand bringen. Aber auch der schiere Trotz gegen den Willen der Eltern kann viel Zorn, Mutwillen und Reizbarkeit hervorbringen. Das Kind kann so weit gehen, den Atem anzuhalten, bis es buchstäblich blau anläuft und in Ohnmacht – den sogenannten Affektkrampf – fällt, wenn es nicht bekommt, was es will.

Bei einem infekt-anfälligen Kind mit Ohrenschmerzen kann auch Tuberculinum helfen (siehe Seite 138). Ebenso können Belladonna, Pulsatilla, Apis oder Dulcamara helfen (siehe Seite 146).

»Ich möchte Kaltes essen und trinken.«

Das Chamomilla-Kind schiebt schon nach wenigen Bissen den Teller weg oder presst die Lippen fest zusammen – als Zeichen, dass es nicht mehr weiteressen will. Es mag lieber kalte Speisen und Getränke als Warmes. Warme Speisen oder Getränke (auch warme Muttermilch) können die Schmerzen beim Zahnen verstärken.

»Schmerzen halten mich vom Schlafen ab.«

Wenn das Kind im Chamomilla-Zustand nicht einschlafen kann oder nachts aufwacht, hat das meist seine Ursache in Schmerzen, die noch nicht einmal sehr stark sein müssen. Während der Zahnung hört man den Säugling im Schlaf oder Halbschlaf wimmern. Auch bei Ohrenschmerzen finden Eltern ihr Kind im Halbschlaf sich windend oder wimmernd im Bett. Dazwischen wird es immer wieder wach, schreit und weint, dann fällt es wieder zurück in den Halbschlaf.

Eltern-Tipp

- Wenn Sie Chamomilla gegen die Schmerzen gerade nicht zur Hand haben, geben Sie lieber einen Schmerzsaft, als dass Sie die Nerven Ihres Kindes und Ihre eigenen Nerven überstrapazieren.
- Wenn das Kind nicht angefasst werden will oder keine Wärme am schmerzenden Ohr erträgt, lassen Sie es in Ruhe.
- Beim Zahnen geben Sie am besten weiche, kühle Nahrung.
- Wechseln Sie sich nachts mit dem Aufstehen wegen des schreienden Kindes ab, wenigstens ein Elternteil sollte schlafen können.

Der Hyoscyamus-Typ

Die Geburt eines nachfolgenden Geschwisterkindes kann im Kleinkind-alter einen Hyoscyamus-Zustand auslösen. Ebenso kann eine Liebes-enttäuschung beim Jugendlichen zu einer Gefühlslage führen, bei der Hyoscyamus das richtige Mittel ist. In beiden Fällen kann diese homöo-pathische Arznei sehr gute Dienste leisten, vorausgesetzt jedoch, dass angespannte Gefühle, vor allem Eifersucht, dominieren. Ähnliches gilt für Verhaltensstörungen im Kindesalter, die mit einem übermäßigen und hastigen Reden, Albernheit und Wutanfällen einhergehen und in einer angespannten Geschwistersituation entstehen. Diese Kombination von Symptomen ist so typisch für den Hyoscyamus-Zustand, dass das Mittel auch bei ADHS (Aufmerksamkeitsdefizit-/Hyperaktivitätsstörung) mit den Begleiterscheinungen der starken Geschwisterrivalität in der Homöopathie erfolgreich eingesetzt wird.

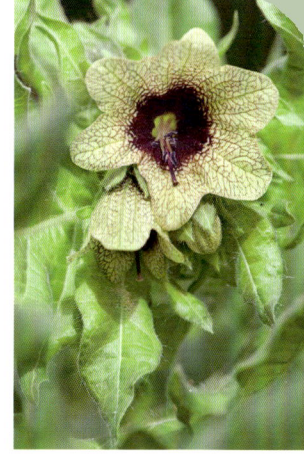

Langwieriger, trockener Husten, der vor allem nachts den Schlaf stört, ist typisch für das Hyoscyamus-Kind, wenn es sich erkältet hat. Damit das Mittel passt und helfen kann, gehört jedoch eine angespannte Situa-tion tagsüber dazu, ein ständiger Geschwisterkampf oder Neid oder eine andere Eifersucht erregende Situation, etwa in der Kindertagesstätte, in der Schule oder sogar bei Geburtstagsfeiern von Freunden. Fehlen diese Begleiterscheinungen, ähnelt das Arzneimittelbild dem Gesamtzustand des Kindes zu wenig und wird unwirksam sein. Dasselbe gilt bei nervö-sen Tics und Zuckungen: Nur wenn das Kind unter ähnlich angespann-ten Gefühlen leidet wie oben beschrieben, kann Hyoscyamus helfen. Unter der Voraussetzung, dass Eifersucht und Geschwisterrivalität beste-hen, sind sogar epileptische Anfälle damit beherrschbar. Der Zusam-menhang von seelischen und körperlichen Beschwerden kann jedoch gerade bei diesem Mittel gar nicht oft genug betont werden.

Das Schwarze Bilsenkraut (Hyoscyamus) ist ein Nacht-schattengewächs.

ERKENNUNGSZEICHEN

- neigt zu krankhafter Eifersucht, etwa auf Geschwister
- schlägt und verletzt andere beispiels-weise aus Eifersucht
- ist destruktiv und zerstört mutwillig
- buhlt offen, direkt und provokant um Aufmerksamkeit
- redet unaufhörlich und zu schnell
- ist leicht überdreht, Fröhlichkeit kann in Albernheit umschlagen
- möchte als kleineres Kind sich gern nackt bewegen
- neigt zu Tics, zu Zuckungen und zum Aufschrecken

Bei Geschwister-rivalität mit Eifersucht kann auch Lachesis (siehe Seite 72), Pulsatilla oder Ignatia helfen (siehe Seite 159).

»Ich bin wahnsinnig eifersüchtig!«

»Warum hat meine Mutter ein Baby bekommen müssen? Genügt es ihr nicht, mit mir zusammen zu sein?« So oder so ähnlich geht es im Kopf des Hyoscyamus-Kindes nach der Geburt seines nachfolgenden Geschwisterchens zu. Weil für das Kind feststeht, dass seine Mutter sich von ihm abgewandt und es nichts mehr zu verlieren hat, eröffnet es den Kampf. Es provoziert mit unterschiedlichsten Mitteln. Es macht wieder in die Hose, obwohl es schon trocken und sauber war. Das kann sogar so weit gehen, dass es ins Bett der Mutter nässt oder vor ihren Augen sein großes Geschäft auf den Boden macht, während sie das Baby stillt. Es wirft den vollen Wassereimer die Treppe hinunter oder zwickt und kratzt das Baby.

»Meine negativen Gefühle beherrschen mich.«

Besonders typisch ist die rasende Eifersucht des Kindes im Hyoscyamus-Zustand, die es schier verrückt werden lässt. Es schlägt und greift andere beim Toben unvermittelt an, das Spiel wird ernst und gefährlich – das Kind hat sich nicht mehr in der Gewalt und destruktive Impulse gewinnen die Oberhand. Dann kann es wieder unerträglich albern sein, die tollsten Possen reißen, übermäßig laut lachen oder ungezogene Grimassen schneiden. Es überschlägt sich beim Sprechen, seine Sprache wird so schnell, dass man es kaum noch verstehen kann. In alberner Art wiederholt es alles, was gesagt wird, oder äfft andere nach.

Auch Jugendliche können durch eine enttäuschte Liebe in einen Hyoscyamus-Zustand geraten. Sie lassen nicht locker, verfolgen ihr Liebesobjekt, können aus Eifersucht sogar gewalttätig werden und den neuen Partner des/der Ex attackieren. Zumindest in ihrer Fantasie würden sie den Rivalen am liebsten umbringen.

»Ihr sollt mitleiden.«

Wie kann die Mutter sich anders verhalten, als mit dem Kind zu schimpfen? Und schon beginnt der Teufelskreis. Das Kind provoziert weiter, die Mutter schimpft immer mehr. Innerhalb kurzer Zeit ist es um den Familienfrieden geschehen. Die Mutter ist enttäuscht und verzweifelt, das Kind ist es ebenso.

TYPISCHE BESCHWERDEN

- Neigung zu Tics (Augenblinzeln, Zucken mit dem Kopf oder den Schultern)
- plötzliches Aufschrecken aus dem Schlaf
- hartnäckiger Husten

INFO

WENN ES HEISST: »ICH WILL NICHTS TRINKEN!«

Manchmal entwickelt das Hyoscyamus-Kind plötzlich eine Abneigung gegen das Trinken oder gegen Getränke im Allgemeinen. Ein solches Verhalten ist meist psychisch bedingt und hat überhaupt nichts mit mangelndem Durst zu tun.

Wie aus einem Zwang heraus verdirbt das Kind im Hyoscyamus-Zustand jeglichen Ansatz zur Versöhnung. Warum soll es anderen gut gehen, wenn es ihm so schlecht geht? Es sinnt auf Rache, die ganze Welt soll mitleiden! Wenn die Mutter nach der Elternzeit wieder arbeiten geht, kann sich das enttäuschte Kind in etwas abgeschwächter Form ähnlich verhalten. Vielleicht trägt es sogar einen Sieg davon: Die Mutter bleibt wieder zu Hause.

Das Hyoscyamus-Kind kann sein provokantes Verhalten wie auf Knopfdruck an- oder abstellen – je nachdem, mit wem es gerade zusammen ist. Letztlich passiert ja alles nur, weil es seine Mutter so sehr liebt und um jeden Preis ihre volle Aufmerksamkeit zurückerobern will.

Findet diese für das Kind scheinbar unerträgliche Situation keine Entlastung oder kommt es durch andere Faktoren – etwa in Stieffamilien – zu einem »Dauerkrieg«, kann das Kind nervöse Tics entwickeln, zum Beispiel Augenblinzeln, Zucken mit dem Kopf oder den Schultern.

»Ich bin zu aufgeregt, um zu schlafen.«

Das Kind zuckt im Schlaf oder erschreckt sich so, dass es aufwacht. Oft kann es nach einer Aufregung nicht einschlafen. Besonders nach der Geburt eines Geschwisterchens kommt das Kind abends nicht mehr zur Ruhe. Außerdem neigt es zu einem sehr hartnäckigen Husten, der es nachts aus dem Schlaf reißt und auch die übrige Familie schlecht schlafen lässt.

Eltern-Tipp

- Schenken Sie Ihrem Kind auch nach der Geburt eines Geschwisterchens viel Aufmerksamkeit und zeigen Sie ihm Ihre Liebe.
- Wenn Sie erkennen, dass Ihr Kind in einen oben beschriebenen Zustand geraten ist, sollten Sie sich als Mutter im Wechsel mit dem Vater auch einmal nur mit diesem Kind beschäftigen. Das Baby könnte währenddessen vom Vater beziehungsweise der Mutter oder von den Großeltern betreut werden. Jedenfalls ist die Einbeziehung einer dritten Person – auch Freundinnen und Tanten könnten zur Verfügung stehen – von großem Vorteil, um fixierte Verhaltensmuster aufzuweichen.

Der Ignatia-Typ

Ignatia ist eines der bedeutendsten Mittel, das die Homöopathie bei seelischem Schmerz, vor allem nach dem Verlust eines geliebten Menschen oder bei Liebeskummer zur Verfügung hat. Es kommt häufig zum Einsatz, wenn Familien in eine Krise geraten, sei es durch Trennung der Eltern oder Tod eines nahestehenden Angehörigen. Hier kann es großen Kummer lindern. Aber auch Ignatia sollte auf die Gesamtheit der Symptome passen und nicht reflexartig bei Kummer gegeben werden.

»Ich bin so traurig.«

Typisch für einen Ignatia-Zustand ist, dass der Betroffene die Tragweite und auch das Ereignis selbst zunächst nicht erfassen kann. Er weigert sich innerlich, die Tatsache, die das Leben geschaffen hat, anzuerkennen. Viele Kinder, die eine Trennung der Eltern, den Tod eines Großelternteils oder vielleicht sogar ein für andere freudiges Ereignis wie die Geburt eines Geschwisterchens zu verkraften haben, werden die neue Situation zuerst nicht akzeptieren. Für einige Zeit ist das normal. Das Kind stellt das Ereignis infrage oder versucht sogar, es in seiner Fantasie wieder rückgängig zu machen. Dauert diese erste Phase aber zu lange, lebt das Kind in einer anderen Wirklichkeit. Es kommt jedes Mal zu Konflikten, wenn das Kind mit der Tatsache konfrontiert wird, dass seine Wirklichkeit nicht mehr besteht. Das Kind will nicht akzeptieren, dass Papa und Mama nicht mehr zusammenwohnen oder ein weiteres Kind haben oder die geliebte Großmutter gestorben ist. Es verharrt in seinem Trübsinn und Kummer, woraus es schwer zu befreien ist.

Wenn der von der Mutter getrennt lebende Vater das Ignatia-Kind zum gemeinsamen (Papa-)Wochenende abholt, weint es womöglich und will nicht mitgehen. Viel lieber ist es ihm, der Vater würde hierbleiben,

Staphisagria kann helfen, wenn das unter Trennungsschmerz leidende Kind enttäuscht und gekränkt ist vom Verhalten der Eltern und sich persönlich zurückgewiesen fühlt.

ERKENNUNGSZEICHEN

- unterliegt starken Stimmungsschwankungen
- reagiert bei Kleinigkeiten unangemessen und hysterisch
- ist feinfühlig, empfindsam und überempfindlich
- gähnt und seufzt häufig

- brütet still über seinem Kummer
- fühlt sich unverstanden
- kann und will nicht sagen, was ihn wirklich bewegt
- kann mit starker Eifersucht auf die Geburt eines Geschwisterkindes reagieren

TYPISCHE BESCHWERDEN

- diffuse Kopf- und Bauchschmerzen ohne körperliche Ursachen
- Kloß im Hals, Empfindung eines Fremdkörpers
- Schweregefühl auf der Brust
- Atemnot bis hin zu Hyperventilation

- Veränderungen im Essverhalten mit Unverträglichkeit von Dingen, die bisher vertragen wurden, wie etwa Obst und Süßigkeiten
- Schlafstörungen wie spätes Einschlafen oder Durchschlafschwierigkeiten

statt mit ihm wegzufahren, selbst wenn das Angebot noch so verlockend ist. Denn dann wäre seine Welt wieder in Ordnung. Vielleicht bittet es den Vater irgendwann sogar, er möge gar nicht mehr kommen, damit es den späteren unerfreulichen Abschied, der ihm jedes Mal aufs Neue großen Kummer bereitet, nicht immer wieder erleben muss. Solche Situationen sind typisch, wenn ein Kind nach der Trennung der Eltern in einen Ignatia-Zustand geraten ist.

»Lasst mich in Ruhe!«

Ein anderes Zeichen für diesen Zustand sind die häufigen und heftigen Stimmungsschwankungen. Gerade noch hat das Kind ausgelassen herumgetollt – im nächsten Augenblick ist es durch ein winziges Verbot oder einen zarten Widerspruch außer sich, läuft in sein Zimmer und knallt die Tür zu. »Ihr seid alle blöd!«, hört man es von innen schreien. Wagt man es, das Zimmer zu betreten, sieht man es auf dem Bett liegen, den Kopf im Kissen vergraben. Je näher man kommt, umso mehr steigert sich das Schluchzen oder das Kind verweist einen mit einem plötzlichen Schrei des Zimmers. Man ist erstaunt, wie schnell der Kummer in Wut umschlägt. Oder ist es gar kein Kummer? Man wird aus dem Kind nicht schlau. Vielleicht ist sein Gesicht gar nicht nass, sondern trocken, denn das Kind im Ignatia-Zustand kann zwar laut schluchzen, aber es weint nicht immer Tränen dabei. Damit will es die anderen Menschen nicht an der Nase herumführen, sondern ist wirklich in Not. Aber es kann seine Gefühle nicht in Worte fassen. Kleine Kinder können noch nicht über ihre Empfindungen sprechen, Teenager könnten es lernen, aber wollen es nicht oder fühlen sich wie blockiert. In diesem Zustand kann man ihnen nichts recht machen. Wenn man auf sie zugeht und sie auf ihr Verhalten anspricht, weisen sie einen zurück. Beachtet man sie jedoch wenig, fühlen sie sich nicht ernst genommen oder zurückgesetzt. Das Ignatia-Kind ist ungeheuer empfindlich und mit sich und der Welt entzweit.

In der Homöopathie werden die getrockneten, geschälten und pulverisierten Samen der Ignazbohne verwendet.

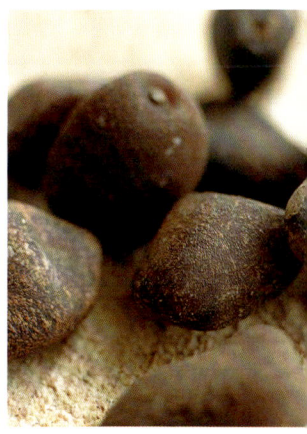

Das Ignatia-Kind muss häufig gähnen, denn sein nächtlicher Schlaf ist selten erholsam.

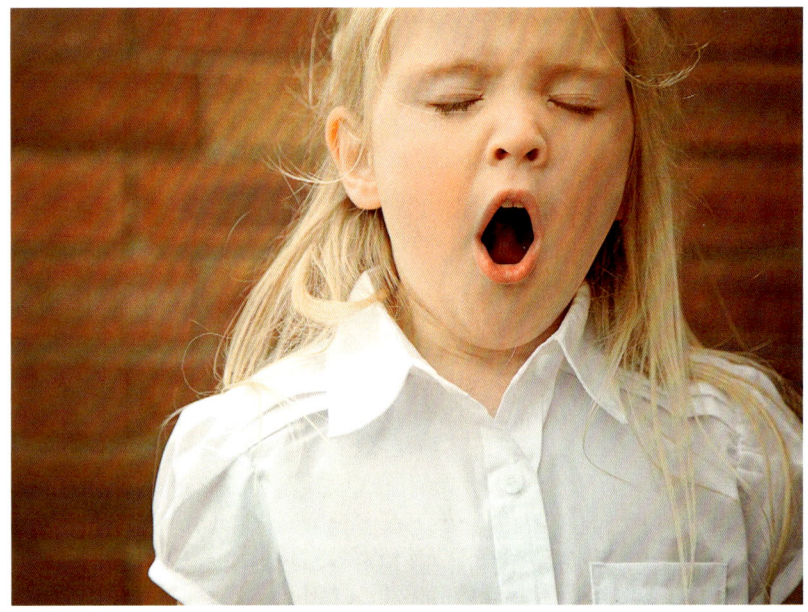

»Tröste mich nicht!«

Trost wirkt wie Gift auf ein Kind im Ignatia-Zustand: Er macht alles noch schlimmer, als es ohnehin schon ist. Das macht den Umgang ja gerade so schwierig: Man kann weder trösten noch schimpfen, weder Beachtung schenken noch in Ruhe lassen. Hier kann man tatsächlich (fast) nur noch das Mittel Ignatia geben. Kinder oder Jugendliche reagieren wie ein Seismograf auf Gefühlserregung.

»Ich bin unglücklich verliebt.«

Teenager verhalten sich häufig so, wenn sie unglücklich verliebt sind. Sie sprechen nicht darüber – das wäre ihnen zu peinlich –, sondern ziehen es vor, ihre Kränkung für sich zu behalten und still darüber zu brüten. Weil der Kummer aber kein Ventil nach außen findet, entlädt er sich in unangemessenen Überreaktionen oder in körperlichen Symptomen wie diffusen Kopf- oder Bauchschmerzen. Die zurückgehaltenen Gefühle können aber auch einen »Kloß im Hals« verursachen oder »den Atem verschlagen«. Der Teenager spürt vielleicht ein merkwürdiges Gefühl im Hals, keinen Schmerz, eher eine Enge, einen Widerstand oder eine Art Fremdkörper, ohne dass eine Untersuchung etwas ergeben würde. Manche Kinder klagen über ein Druck- oder Schweregefühl auf der Brust, wobei sie auf das Brustbein zeigen. Es kann sogar zu Anfällen von Atemnot kommen, in die das Kind sich hineinsteigert (sogenannte Hyperventilation). Dabei atmet es verstärkt ein und schnappt nach Luft, vergisst aber auszuatmen. Beim ersten Mal wirkt das sehr bedrohlich. Doch wenn sich solche Anfälle wiederholen und der Patient kein Asthma hat, kann man sich in einer derartigen Situation selbst helfen: Man lässt den Teenager in eine Tüte ein- und ausatmen.

»Ich mag kein Obst mehr.«

Im Ignatia-Zustand verändert sich oft auch der Appetit eines Kindes. Früher hat es Obst gegessen, jetzt lehnt es Obst in jeder Form ab. Süßigkeiten hat es früher immer gut vertragen, jetzt bekommt es Bauchschmerzen oder Durchfall davon. Es ist manchmal nicht einfach, die Unverträglichkeit zu erkennen, weil sie oft erst einsetzt, wenn zu viele Süßigkeiten verzehrt wurden. Manche Eltern ziehen daraus den Schluss, das sei normal, weil es ja auch ungesund ist, und vergessen darüber, dass der Zustand neu aufgetreten ist. Wichtig ist aber die Beobachtung, dass diese Unverträglichkeit vorher eben nicht bestand. Solche Veränderungen im Essverhalten können sogar die allerersten Zeichen dafür sein, dass das Kind aufgrund äußerer Umstände – meist ist es Kummer, Schreck oder Kränkung – in einen Ignatia-Zustand geraten ist.

»Mein Schlaf ist gestört.«

Die aufgewühlte Gefühlswelt des Ignatia-Kindes lässt meist keinen guten, erholsamen Schlaf aufkommen. Alle Arten von Schlafstörungen können auftreten: spätes Einschlafen, unruhiger Schlaf, Halbschlaf, Aufschrecken aus dem Schlaf und Erwachen durch das geringste Geräusch oder durch beängstigende Träume. Kraftspendendes Durchschlafen, damit das Kind die Anforderungen des nächsten Tages bestehen kann, hat im Ignatia-Zustand Seltenheitswert. Tagsüber, vor allem nach dem Mittagessen und nachmittags, muss das Kind sehr häufig gähnen.

Eltern-Tipp

- Auch wenn Ihr Kind keinen Trost sucht, ihn sogar ausdrücklich ablehnt: Bleiben Sie geduldig und einfühlsam, signalisieren Sie Ihr Verständnis und Ihre Bereitschaft zu trösten. Und warten Sie, bis es Ihren Trost eventuell einfordert.
- Wenn Ihr Kind sich bereits über einen längeren Zeitraum in einem Zustand des Kummers befindet und Sie nicht wissen, wie Sie ihm helfen können, sprechen Sie mit Ihrem Kinderarzt darüber und ziehen Sie eine psychotherapeutische Hilfe in Erwägung.

Ebenso wie beim Hyoscyamus-, Lycopodium- und Natrium-muriaticum-Typ kann psychotherapeutische Begleitung hilfreich sein.

Der Lachesis-Typ

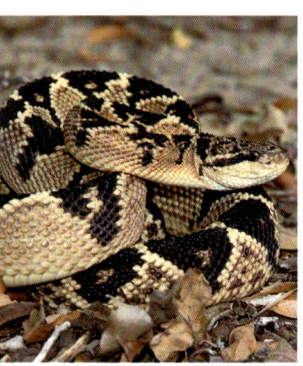

Lachesis wird aus dem Sekret der Buschmeisterschlange hergestellt.

Das Lachesis-Kind vibriert geradezu vor Energie, was seine Sprachgewandtheit noch befeuert. Es ist ausgesprochen lebhaft, witzig und geistreich, aber nicht unbedingt hyperaktiv. Direkte Sonne verträgt es nicht gut, zu warme Kleidung löst Hitzegefühle aus, Kleidung am Hals wie ein Schal oder ein Rollkragen ist ihm unangenehm und verursacht ein Gefühl der Enge und Platzangst. Überhaupt erträgt es jegliche Einengung schlecht, ob es nun festgehalten wird, sich in einem engen Raum befindet oder in einengenden Verhältnissen leben muss. Warmes, drückendes, schwüles Wetter findet es entsprechend unerträglich.

»Ich durchschaue euch und sage nicht alles.«

Seine Reaktionen und seinen Geist hat das Lachesis-Kind recht gut unter Kontrolle. Man kann sogar behaupten, dass es ein etwas zu kopfbetontes Kind ist. Seine geistreichen Bemerkungen lassen es jedenfalls frühreif erscheinen. Es beobachtet andere Menschen sehr genau und kann an deren Gesichtsausdruck ablesen, was in ihnen vorgeht. Aus dieser Begabung erwächst ihm die Fähigkeit, andere früh zu durchschauen, was nicht gerade zum Vertrauen in seine Mitmenschen beiträgt. Rasch erwächst in ihm der Verdacht, dass nicht jeder Mensch alles auch so meint, wie er es sagt – und das Kind wird misstrauisch.

Auch sich selbst traut das Kind nicht wirklich, weil es um der Liebe zu den Eltern willen und aus der Abneigung gegen seine Geschwister heraus mit der Wahrheit in Konflikt gerät. Es hält sich oft zurück und unterschlägt wichtige Informationen, um selbst in einem besseren Licht zu erscheinen. Informationen, sich selbst und andere betreffend, selektiert es ganz klar im

ERKENNUNGSZEICHEN

- ist sprunghaft im Gespräch, redet schnell und viel
- widerspricht gern
- will alles besser können und machen
- ist eifersüchtig auf jüngere Geschwister, die durch unaufhörliches Reden an den Rand gedrängt werden
- schmiedet Intrigen, verspottet andere
- ist witzig und geistreich

- ist sprachgewandt
- hat Begabung zu Karikatur und Satire
- ist lebhaft und voller Energie, hat ansteckend gute Laune
- ist begeisterungsfähig, verliert aber schnell wieder das Interesse
- ist misstrauisch
- erträgt jegliche Einengung schlecht
- mag nichts Enges am Hals

TYPISCHE BESCHWERDEN

- chronische Schlafstörungen, zum Beispiel spätes Einschlafen oder langes nächtliches Wachliegen

- linksseitige Beschwerden wie Mandelentzündung (links) oder ein Mandelabszess (links)

Voraus zu seinen Gunsten. Das bringt ihm bei Menschen, die das durchschauen – was bei seinen Eltern häufig nicht der Fall ist – den Ruf ein, hinterhältig, ja sogar perfide zu sein. Doch selbst rechtfertigt das Kind sein Vorgehen damit, dass es ja nicht lügt, wenn es etwas verschweigt.

»Reden ist meine Stärke und Waffe.«

Die überschäumende Energie des Lachesis-Kindes zeigt sich vor allem beim Sprechen: Es redet wie ein Wasserfall, vor allem abends kann es nicht aufhören zu plappern. Das Lachesis-Kind redet selbst im Fieber pausenlos. Da dreht es sogar erst richtig auf, während andere Kinder sich eher ruhig verhalten. Aber auch ohne Fieber redet das Kind oft hastig, sodass es immer wieder aufgefordert werden muss zu wiederholen, was es gesagt hat, weil man es nicht verstanden hat.

Ein anderes Merkmal ist die Sprunghaftigkeit, mit der es die Themen wechselt. Nicht aufgrund mangelnder Konzentration, sondern eher aufgrund der Lebhaftigkeit und Schnelligkeit des Geistes springt das Kind rasch von einem Thema, einer Idee oder einem Spiel zum nächsten. Die rasche Auffassungsgabe, die sprachliche Gewandtheit und eine gute Beobachtungsgabe lassen es oft witzige Bemerkungen machen. Schon das Schulkind kann eine Vorliebe für Ironie und Satire entwickeln. Andere zu karikieren ist eine frühe Stärke des Kindes und kann zu einer seiner Waffen werden. Da es die Schwächen seiner Mitmenschen schnell erfasst, kann es bewusst sehr verletzende, ironische Bemerkungen machen. Der Lachesis-Jugendliche hält seine Umgebung durch Beleidigung auf Abstand und zeigt, dass man sich mit ihm nicht anlegen sollte. Halten sich die anderen nicht daran, dann müssen sie dafür büßen: Sie bekommen Ausdrücke an den Kopf geworfen, an denen sie lange kauen werden. Umgekehrt kann er selbst nicht die geringste Retourkutsche vertragen. Darauf reagiert er erneut mit wüsten Beschimpfungen. Seine geistige Unabhängigkeit und Eigenständigkeit reizen das Lachesis-Kind dazu, ständig zu widersprechen, wobei es tatsächlich überzeugt davon ist, dass es alles besser weiß und alles besser kann. Und warum sollte es auch seinen Mund halten, wo es doch ohnehin so gern redet?

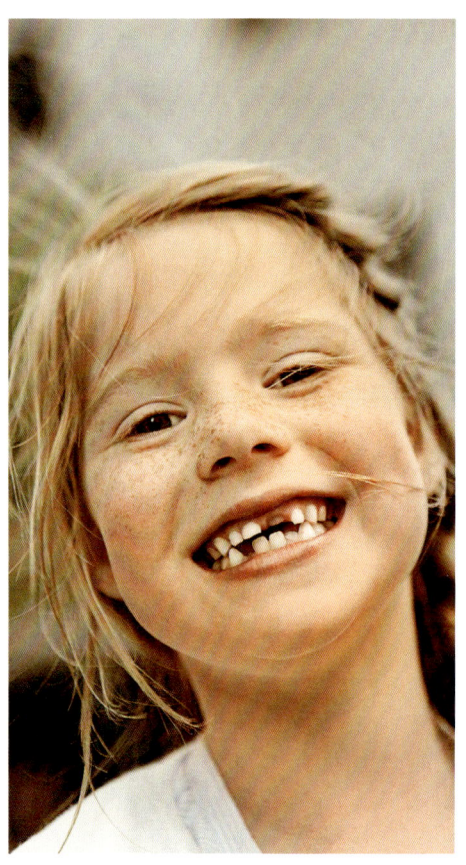

Mit seinem offenen Lachen zeigt das Lachesis-Mädchen seine Begeisterung.

»Ihr begeistert mich.«

Das Lachesis-Kind ist sehr begeisterungsfähig, was ihm die Sympathie und Unterstützung derer sichert, von denen es selbst begeistert ist – bei Kleinkindern natürlich die Eltern, bei Schulkindern auch ein Lehrer oder ein älterer Freund, bei Teenagern ein Freund und Förderer mit vaterähnlichen Eigenschaften. Aber nicht nur Menschen begeistern den Lachesis-Teenager, auch Länder, Ziele und Ideen. Eine Zeit lang hält die Begeisterung an, dann wird sie meistens durch eine andere ersetzt. Der Lachesis-Typ braucht ständig neue Ziele und Betätigungsfelder, für die er sich begeistern kann, denn dann fühlt er sich außerordentlich wohl, Routine langweilt ihn. Lässt die Begeisterung nach, sinken auch die Leistungen. Andererseits kann seine Begeisterung für einen Lehrer oder eine neue Schule zu einer deutlichen Leistungssteigerung führen. Das Lachesis-Kind hat ausgesprochene Lieblingslehrer (von denen es auch protegiert wird), Lieblingsfächer, -freunde und -orte. So mancher findet dieses Verhalten vielleicht gefallsüchtig, aber keiner kommt gegen die Begeisterung des Lachesis-Kindes an. In dieser Beziehung kann es niemand mit ihm aufnehmen. Seine Lebhaftigkeit und Fröhlichkeit wirken auf andere Menschen einfach ansteckend.

»Ich bin sehr eifersüchtig.«

Das Lachesis-Kind liebt seine Eltern inbrünstig, es sind die besten Eltern der Welt. Wehe nur, wenn ein Geschwisterkind zur Welt kommt und ihm seinen Platz bei den Eltern streitig macht. Das eifersüchtige Lachesis-Kind drückt seine negativen Gefühle vielfältig aus, aber es achtet darauf, dass die Eltern es nicht merken – was ihm bei seinen (größeren) Geschwistern wiederum den Ruf einbringt, hinterhältig zu sein. Es ist nicht gewalttätig, sondern versucht eher durch permanente Nähe zu den geliebten Eltern und permanentes Quasseln mit ihnen das Geschwisterchen abzudrängen. Dazu kommt, dass es den eifersüchtig beäugten kleinen Bruder oder die verhasste kleine Schwester praktisch ignoriert oder mit anderen Geschwistern zusammen eine Art Bündnis gegen ihn oder sie schließt. Cliquenbildung zum Ausschluss anderer und das Verbreiten von Vorurteilen und Fehl- oder Falschinformationen dienen oft dem Ziel, Eifersucht erregende Mitmenschen ins Abseits zu bugsieren. Solange sie dort verharren, werden sie in Ruhe gelassen. Kommen sie jedoch wieder zum Vorschein, kriegen sie erneut eins drauf. Fast eine Art Mobbing – perfide, hinterlistig, »hintenherum«, nicht offen, nicht direkt oder gewalttätig.

Bei starker Eifersucht kann Hyoscyamus helfen, bei Eifersucht mit Stimmungsschwankungen Ignatia, bei gleichzeitigen Verlustängsten Pulsatilla (siehe Seite 159).

»Macht mir keinen Kummer!«

Durch die Trennung der Eltern kann das Lachesis-Kind in eine ernsthafte Depression verfallen, weil seine heile Welt, mit der es sich identifiziert hat, zerbricht. Es wird Partei ergreifen und sich auf die Seite des Elternteils schlagen, der schon vorher sein Verbündeter war, den anderen Elternteil wird es ablehnen. Kommt es zu einem Loyalitätskonflikt – das Kind möchte vielleicht gern zum Vater, muss aber bei der Mutter bleiben – kann das Kind auch ernsthaft erkranken.

»Ich esse nicht, wenn ich unglücklich bin.«

Appetit und Essverhalten sind beim Lachesis-Kind meistens unkompliziert – es sei denn, Eifersucht oder Kummer kommen ins Spiel. In diesem Fall kann das Kind das Essen verweigern, vor allem dann, wenn es von einer Person angeboten wird, bei der es nicht sein will. Lachesis-Kinder können auch eine Medikamenten-Einnahme hartnäckig verweigern, wenn sie dem Arzt oder der Person, die ihnen das Medikament verabreicht, misstrauen.

»Ich schlafe schlecht, wenn ich leide.«

Eine chronische Schlafstörung mit nächtlichem Wachliegen ist bei einem Lachesis-Kind, das unter Kummer oder Eifersucht leidet, nicht selten. Es klagt, dass es nicht einschlafen kann, verschweigt aber die Gedanken und Gefühle, die es wach halten, weil es sich seiner Eifersucht schämt, die sich mit seinem positiven Selbstbild nicht verträgt.

Eltern-Tipp

- Das Lachesis-Kind braucht sehr viel Freiheit und Anerkennung.
- Trauen Sie Ihrem Kind ruhig viel zu. Was es möchte, wird es erreichen. Machen Sie ihm den Weg frei, engen Sie es nicht ein mit kleinlichen Sorgen und Ängsten.
- Geben Sie Ihrem Kind äußeren Halt, einen strukturieren Tagesablauf: regelmäßige Mahlzeiten, Zubettgeh-Zeiten, Aufsteh-Zeiten.

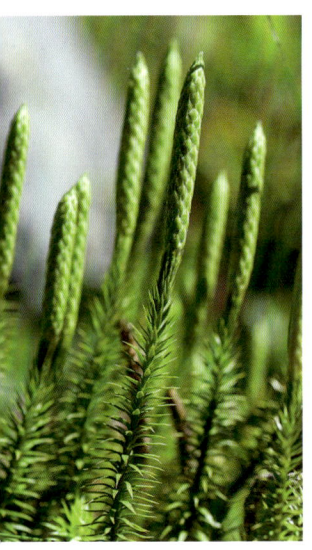

Bärlapp (Lycopodium) wächst in heimischen Wäldern, auf Wiesen und im Gebirge.

Der Lycopodium-Typ

Lycopodium-Kinder versuchen, ihr schwaches Selbstwertgefühl durch herrschsüchtiges und tyrannisches Verhalten aufzuwerten. Kritik und Tadel empfinden sie als erniedrigend und reagieren deshalb überempfindlich darauf. Sehr häufig zeigen sie Aufmerksamkeitsdefizite (ADS) oder eine Lese-Rechtschreibstörung (LRS).

Lycopodium-Kinder haben einen labilen Wärmehaushalt. Einerseits frieren sie leicht und mögen keine kalte Luft, andererseits können sie warme Umschläge nicht vertragen und leiden in zu warmer Kleidung und in überheizten Räumen. Ein enger Hosenbund stört sie, und sie ziehen deshalb die Hose gern nach unten. Ist der Winter schon fast vorbei, erkrankt das Lycopodium-Kind noch einmal, nicht selten an eitriger Ohren- oder Mandelentzündung, an Scharlach oder Lungenentzündung. Liegen die geschilderten Wesenszüge vor, kann Lycopodium – wie auch bei Heuschnupfen und Allergien – helfen. Dabei treten die Beschwerden oft rechtsseitig auf. Als Säuglinge neigen sie zu Blähungen und Bauchschmerzen, zu Letzteren auch noch als Kleinkinder. Im Schulalter entwickeln sie nicht selten sogenannte Schulbauchschmerzen.

»Andere demütigen mich.«

Ablehnung und Demütigung durch Gleichaltrige fügen dem ohnehin schon schwachen Selbstwertgefühl des Lycopodium-Kindes Schaden zu. Aufgrund seiner Ohnmachtsgefühle vermeintlich Stärkeren gegenüber verhält es sich in kritischen Situationen ruhig und unterdrückt seinen Zorn. Das kann viele Beschwerden auslösen. Auffällig ist eine mürrische und übellaunige Stimmung nach der Heimkehr aus der Schule, aber auch körperliche Beschwerden wie Bauchschmerzen oder Herzklopfen

ERKENNUNGSZEICHEN

- verträgt keine Kritik und auch keinen Widerspruch
- empfindet das Verhalten anderer schnell als erniedrigend
- versteckt sein schwaches Selbstwertgefühl hinter herrischem Verhalten
- herrscht lieber, als dass er von anderen beherrscht wird
- befiehlt und kommandiert gern
- hat viele Ängste
- kaschiert soziale Ängste mit Hochmut
- runzelt die Stirn, wenn ihm etwas nicht passt oder missfällt
- ist ein Morgenmuffel
- hat nachmittags um 16 Uhr seinen Tiefpunkt, wird müde

TYPISCHE BESCHWERDEN

- eitrige Ohren- oder Mandelentzündung
- Lungenentzündung
- Scharlach
- Blähungen und Bauchschmerzen bei Säuglingen
- Bauchschmerzen bei Kleinkindern
- sogenannte Schulbauchschmerzen bei Schulkindern, manchmal mit Blähungen einhergehend
- Konzentrationsstörung und Lernstörung bei an sich ehrgeizigen und leistungsstarken Kindern

können ausgelöst werden. Vor wichtigen Ereignissen wie Einschulung, Klassenarbeiten oder später vor Referaten, kleinen Vorträgen oder Vorführungen vor anderen Menschen kann das Kind oder der Jugendliche allerlei Probleme entwickeln, die entweder zu einer Verweigerung führen oder seine Leistungen beeinträchtigen.

»Angriff ist die beste Verteidigung.«

Das Lycopodium-Kind hat mit vielen Ängsten zu kämpfen, gibt sich diesen aber nicht hin, sondern versucht Situationen und auch Personen, die ihm Angst machen, entweder konsequent zu meiden oder sie zu beherrschen. Das Kind wächst dann tatsächlich über sich selbst hinaus, das ist eine seiner Stärken. Auch andere Fähigkeiten zeichnen es aus: Es bringt die Dinge auf den Punkt, ist schlagfertig und hat sowohl eine praktische als auch eine intellektuelle Begabung.

Doch innerlich bleibt es ängstlich und unsicher, auch wenn es selbst den »Chef« zu spielen versucht (und im späteren Leben vielleicht auch einmal sein wird). Ständig bröckelt die Fassade. Man stelle sich einen Menschen vor, der andere herumkommandiert – aus lauter Angst davor, selbst herumkommandiert zu werden. Das Lycopodium-Kind jammert gern, weil andere es sehr ärgern und ihm auf die Nerven gehen, aber selbst verhält es sich genauso, manchmal sogar noch schlimmer. Wenn es darauf aufmerksam gemacht oder auch nur darum gebeten wird, doch mal über sich selbst nachzudenken, fühlt es sich sofort angegriffen – und geht zum Gegenangriff über: Es hackt noch mehr auf anderen herum, wird dreist und unverschämt, schimpft und zetert. Es ist wie ein Teufelskreis, aus dem das Kind nicht herauskommt. Schließlich kommt es so weit, dass die Eltern resignieren und es unterlassen, ihm zu widersprechen, weil sie wissen, dass dadurch alles nur noch schlimmer wird. Das Ergebnis: Der kleine Tyrann herrscht zu Hause uneingeschränkt. Aber was ist mit der Schule, mit den Lehrern und den Mitschülern?

»Die Schule ist ein Problem.«

Bei Schulkopfschmerz hilft hochsensiblen Kindern Natrium muriaticum, leicht erschöpften Kindern Acidum phosphoricum, etwas trägeren Kindern Calcium carbonicum (siehe Seite 150).

Das Lycopodium-Kind kann auf zwei Arten auf seine Umgebung reagieren: Entweder beugt es sich den Stärkeren, den Autoritäten und passt sich notgedrungen an. Vor und nach der Schule lässt es dafür zu Hause seinem Unwillen freien Lauf und benimmt sich »wie die Axt im Walde«. Das Anpassen und Nachgeben in der Schule fordern das Kind so sehr – häufig entwickelt es dabei »Schulbauchschmerzen« –, dass es seiner Frustration zu Hause freien Lauf lässt. Oder das Kind bewältigt den Anpassungsprozess in der Schule nicht. Es geht in Opposition, kann den Lehrer nicht leiden, weil dieser es ständig korrigiert und kritisiert. Deshalb lernt es nicht mehr und macht keine Hausaufgaben. Am liebsten würde es gar nicht mehr in die Schule gehen. Diese Kinder haben ernsthafte Schulprobleme – aufgrund ihres verweigernden, den Lehrern gegenüber abfälligen Verhaltens, nicht aufgrund mangelnder Intelligenz. Wenn die Mutter jetzt auch noch kritisiert, reißt dem Lycopodium-Kind der Geduldsfaden: Es beschimpft, beleidigt, schmäht seine Mutter und den Lehrer, manchmal alle Erwachsenen. Es isoliert sich durch eine arrogante Art, die sein Schutzschild ist, auch vor den Gleichaltrigen. Nur jüngere, schwächere Kinder kommen als Spielkameraden noch in Betracht.

»Ich habe viele Ängste und wenig Selbstsicherheit.«

Hinter den problematischen Verhaltensweisen des Kindes verbergen sich viele Ängste: die Angst, ausgelacht zu werden oder bei der Klassenarbeit zu versagen, die Angst vor der Reaktion und der Überlegenheit anderer

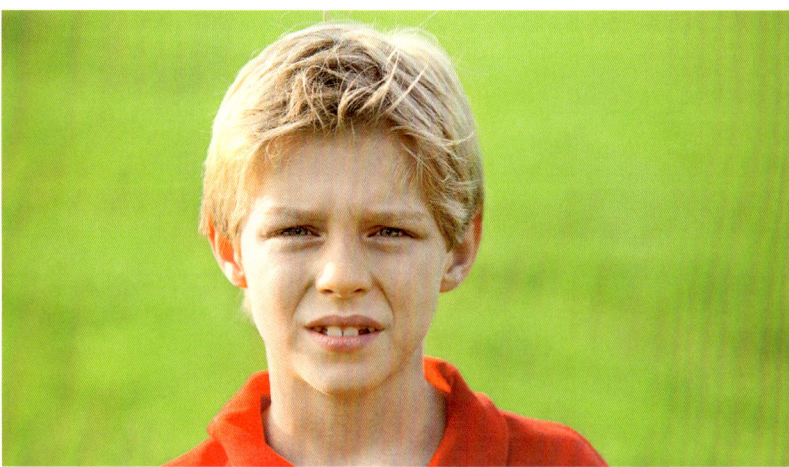

Unsicherheit, Ängste und Skepsis nehmen dem Lycopodium-Kind die Unbeschwertheit, die seinem Alter angemessen wäre.

INFO

EIN SÄUGLING MIT ANPASSUNGSPROBLEMEN

Bei Lycopodium-Säuglingen ist zu beobachten, dass sie häufig nachts erwachen und schreien, weil sie hungrig sind. Ihre Verdauung braucht besonders lange, um sich auf einen deutlichen Tag-Nacht-Rhythmus einzustellen. Dabei ist es wichtig, dass die Milchflasche die richtige Wärme hat. Ist sie nämlich zu kühl, wird sie abgelehnt. Das kann bei unkundigen Eltern zu dem verhängnisvollen Missverständnis führen, dass das Baby gar nicht hungrig ist, sondern aus anderen Gründen schreit, die allerdings nicht herauszufinden sind. Und so schreit es eben weiter, weil es einfach nur eine Milch haben möchte, aber eben eine, die warm ist.

Menschen. Durch seine sozialen Ängste büßt das Lycopodium-Kind viel von seiner kindlichen Unbeschwertheit ein und wirkt manchmal frühreif, wie ein kleiner, besorgter Erwachsener. Zudem hat es auch noch kindliche Ängste: vor dem Alleinsein, vor Gespenstern, vor fremden Menschen, die es nicht einschätzen kann. Argwöhnisch, mit gerunzelter Stirn oder zusammengezogenen Augenbrauen, bleibt das Kind in gehörigem Abstand stehen, bevor es sich in eine neue Situation begibt. Das unter geringem Selbstwertgefühl leidende Lycopodium-Kind geht nicht gern allein raus zum Spielen, weil es dort auf genau die Gleichaltrigen stoßen könnte, um die es so gern einen großen Bogen macht. Als Teenager gibt der Lycopodium-Typ vor, dass dieser oder jener Gleichaltrige ihn nicht interessiere, weil er ihm zu dämlich oder zu blöde sei. Dadurch wirkt er arrogant, obwohl er eigentlich nur ängstlich ist. Meist handelt es sich bei den abgelehnten Personen um jene, die irgendetwas repräsentieren – der soziale Status ist ihm wichtig –, oder die etwas können oder haben, was er selbst nicht kann oder hat. Diesen Stärkeren gegenüber verhält der Lycopodium-Typ sich gehorsam und duldsam. Er muckt nicht auf, auch dann nicht, wenn sie ihn ärgern. Zu Hause erzählt er nichts davon, weil er sich schämt, Demütigungen preiszugeben, ärgert aber dafür seine Geschwister oder Eltern durch unflätiges, anmaßendes und freches Verhalten. Niemals darf jemand herausfinden, wieso er so frustriert ist, man könnte ja über ihn lachen.

Aus Angst vor anderen oder vor einem schlechten Abschneiden in der Schule kann das Kind hypochondrische Ängste entwickeln: Seine Blähungen – ihm sitzt häufig mal »ein Furz quer« – erscheinen ihm wie die Symptome einer schlimmen Baucherkrankung, es will von der Schule abgeholt werden. Kaum ist es zu Hause, lässt es einen befreienden Pups fahren, und schon geht es ihm wieder besser. Dass es die vorhandenen, aber harmlosen Druckgefühle im Bauch ein wenig hochgespielt hat, wird es niemals zugeben – vielleicht ist es ihm auch gar nicht bewusst.

»Ich liebe Süßes.«

Das Kind kann im Supermarkt den größten Aufstand machen, wenn seine Mutter versucht, am Regal mit Süßigkeiten vorbeizusteuern, denn es liebt Süßigkeiten über alles. Dabei setzt es schon früh sein Gespür für soziale Situationen so ein, dass es der Mutter peinlich ist, seinem Willen nicht nachzugeben. Es rennt zum Regal, holt sich etwas heraus und behält es am besten gleich bei sich. Versucht seine Mutter, ihm die Ware wieder abzunehmen, gellt es durchs Geschäft: »Aua, du tust mir weh!«, bis sich jeder umdreht und die Mutter vorwurfsvoll anschaut, die vor Scham am liebsten im Boden versinken möchte, weil sie sich nicht durchsetzen kann oder – schlimmer noch – weil die Leute glauben, sie misshandle ihr Kind. Lässt sie das Kind in ihrer Not wieder los, läuft es grinsend und siegessicher zur Kasse, wo die Mutter die erbeutete Ware bezahlen muss. Das ist eine typische Art des kleinen Tyrannen, Tatsachen zu schaffen und die Öffentlichkeit für seine Zwecke einzuspannen. Da das Kind zu Blähungen neigt, können ihm Speisen wie Erbsen, Bohnen, Kohl und Zwiebeln Bauchschmerzen verursachen.

»Vom Frühaufsteher zum Morgenmuffel.«

Im Sommer kann der Lycopodium-Säugling oder das Kleinkind die Angewohnheit entwickeln, schon sehr früh, nämlich bei Sonnenaufgang, zu erwachen – für die Eltern manchmal strapaziös. Das Schulkind dagegen dreht sich zur Wand und schlägt um sich, wenn man morgens versucht, es aus dem Bett zu holen – für die Eltern ebenso strapaziös.

Eltern-Tipp

- Alle Eltern möchten gern, dass ihr Kind seine Fähigkeiten optimal entwickeln kann. Die Eltern des Lycopodium-Kindes sind manchmal in der schwierigen Situation, mitansehen zu müssen, wie ihr Sohn (meist sind es in der Tat Jungen) sich selbst im Weg steht. Er könnte, aber er will (scheinbar) nicht. Hier hilft nur ein paradoxes Vorgehen: Der Erwachsene muss sich zurücknehmen, nicht mehr so viel (Bestes) »wollen« und der Junge sollte ab der vierten Klasse trotz aller Probleme seine Hausaufgaben selbstständig machen! Hat er schon zu viel Lernstoff des Schuljahres verpasst oder verweigert sich, hilft oft nur ein Neustart: nämlich die Wiederholung der Klasse.

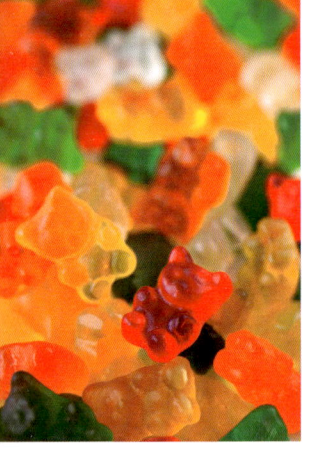

Das Lycopodium-Kind lässt keine Chance ungenutzt, um an Süßigkeiten zu kommen.

Der Medorrhinum-Typ

Ein Säugling kann vor allem dann von Medorrhinum profitieren, wenn er immer wieder oder chronisch unter Windelausschlag leidet, also anfällig für Hautpilzerkrankungen im Windelbereich ist. Überhaupt beginnt die Anfälligkeit für Infekte bei Medorrhinum-Kindern oft schon in den ersten Lebensmonaten. Sie neigen zu verstopfter Nase oder zu Bindehautentzündungen, morgens sind die Augen verklebt. Die Erkältungsanfälligkeit hält im Kleinkind- und Kindergartenalter an und kann sogar zu Asthma führen. Ab dem dritten oder vierten Lebensjahr beginnt das Medorrhinum-Kind damit, seine Nägel abzukauen, wobei es selbst vor den Fußnägeln nicht Halt macht.

Medorrhinum-Kinder profitieren vom Aufenthalt am Meer. Es geht ihnen dort besser, und der Effekt hält meist sogar einige Monate lang an.

»Ich falle von einem Extrem ins andere.«

Extreme Verhaltensweisen tauchen beim Medorrhinum-Kind in vielerlei Hinsicht auf. So liebt es Tiere, gleichzeitig kann es sie quälen. Hund oder Katze können seine besten Freunde sein, andererseits werden sie erstaunlich grausam bestraft. Obwohl das Kind sehr empfindlich gegen Grobheiten ist, sieht der Teenager Horrorfilme, ohne mit der Wimper zu zucken. Das Medorrhinum-Kind macht schon früh einen sehr vernünftigen, fast erwachsenen Eindruck und kann ein vorbildliches, wohlerzogenes Verhalten an den Tag legen. Als Teenager kann es ins andere Extrem fallen und die Eltern mit Lügen, Täuschungen und kleineren kriminellen Delikten bis hin zu Drogenexperimenten konfrontieren. In dieser Zeit ist der Medorrhinum-Typ unzugänglich und fühlt sich häufig zu Freunden hingezogen, die ganz und gar nicht dem Geschmack seiner Eltern entsprechen. Oft wirken Gefahr und Verbot für ihn anziehend.

ERKENNUNGSZEICHEN

- macht alles zu hastig
- lebt in Extremen, findet nicht den rechten Mittelweg
- ist freundlich und meist extrovertiert, manchmal auch das Gegenteil
- mag nicht barfuß laufen, die Fußsohlen sind zu empfindlich
- hat stark abgekaute Nägel, betrifft auch die Fußnägel

- macht die Nacht zum Tag
- kann sich die Zeit nicht einteilen
- vergisst Worte beim Sprechen, sucht nach Worten
- bringt Arbeiten nicht zu Ende, verschiebt alles auf den nächsten Tag
- hat Angst vor Dunkelheit
- ist überdurchschnittlich häufig in Unfälle verwickelt

»Gebt gut auf mich acht!«

Sobald das Medorrhinum-Kind in der Lage ist, sich hochzuziehen, nach etwas zu greifen oder erst recht zu laufen beginnt, müssen die Eltern höllisch aufpassen. Denn das Kind ist so voller Energie und Verwegenheit, dass es schier alles macht und erreicht – vor allem das, was es nicht soll. Deshalb ist es noch unfallgefährdeter, als es ein Kind in diesem Alter ohnehin schon ist. Ungeachtet aller Warnrufe und Ermahnungen erforscht es seine Umgebung, sodass der Erwachsene pausenlos gezwungen ist einzugreifen. Ist man nicht schnell genug – ist es schon passiert.

Bereits im Kindergartenalter und später als Schulkind ist das Medorrhinum-Kind immer in Eile. Es erledigt vor allem jene Dinge hastig, die es nur widerwillig tut, wirft dabei allerhand um oder verletzt sich. Nichts kann ihm schnell genug gehen, bis es endlich das machen kann, was es gern tut. Hausaufgaben werden unkonzentriert hingeschmiert, der Esstisch wird in großer Hast abgeräumt, ein auf den Boden gefallener Teller wird fahrig aufgefegt und dabei ein Teil der Scherben übersehen. Das Aufräumen des eigenen Zimmers geschieht in Windeseile, jedoch ohne System und Ordnung, alles fliegt durcheinander in Kisten oder Schubladen. Vieles wird begonnen, aber nicht zu Ende geführt.

Das Kind ist nicht nur hastig bei alltäglichen Tätigkeiten, es denkt auch schnell – allerdings vergisst es dabei die Hälfte. Muss es während der Schulstunde in der Klasse ruhig sitzen, vergeht ihm die Zeit zu langsam. Bereits bei Kleinigkeiten verliert es die Geduld und kann nicht abwarten. Vor Klassenarbeiten und Referaten hat das Kind Angst.

Medorrhinum gehört zu den Mitteln, die auch bei ADHS indiziert sein können.

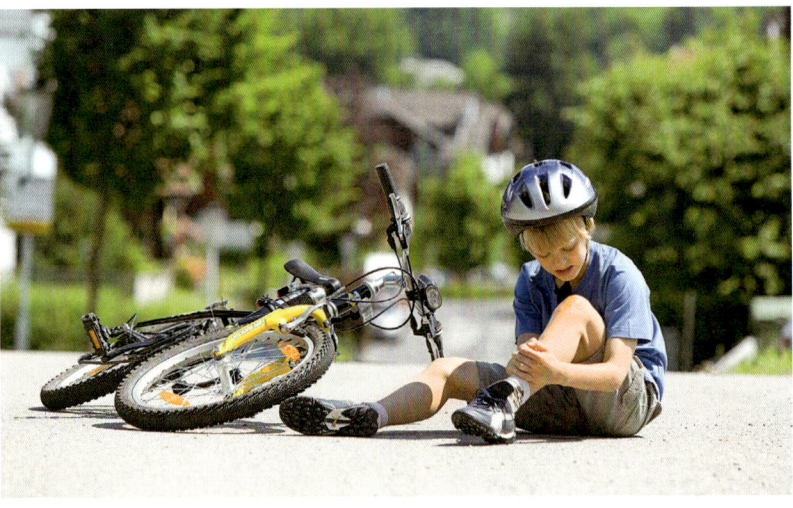

Weil nichts schnell genug gehen kann, ist ein Sturz vom Fahrrad keine Seltenheit.

TYPISCHE BESCHWERDEN

- Hautpilzerkrankungen im Windelbereich, Windelausschlag
- dauerhaft verstopfte Nase

- chronische Erkältung
- wiederkehrende oder chronische
  Bindehautentzündung

»Es fällt mir einfach nicht ein.«

Das Kind im Medorrhinum-Zustand hat kein gutes Gedächtnis. Häufig klagen die Eltern über Lernschwierigkeiten ihres Kindes, das sich weder Vokabeln noch Rechtschreibregeln merken kann. Manchmal liegt eine Legasthenie (Rechtschreibschwäche) vor. Manche Kinder, denen Medorrhinum hilft, haben Probleme, beim Sprechen die richtigen Wörter zu finden. Sie beginnen einen Satz, stocken dann, weil ihnen ein bestimmtes Wort nicht einfällt, und beenden letztlich den Satz ohne Zusammenhang mit dem Satzanfang. Wenn sie aufgeregt sind und etwas erzählen möchten, halten sie inne, schlagen sich gegen die Stirn und suchen nach dem passenden Ausdruck. Oder sie wiederholen immer erst die Frage, bevor sie antworten, um Zeit zu gewinnen.

»Ich habe ein Zeitproblem.«

Das ältere Medorrhinum-Kind hat ein mangelndes Zeitgefühl, es kann sich die Zeit nicht einteilen, etwa wenn es nachmittags einen Termin wahrnehmen und zudem Hausaufgaben erledigen soll. Eines der beiden Dinge bleibt auf der Strecke. Dieses Kind braucht viel vorgegebene Tagesstruktur, aufgeteilt in überschaubare Zeiteinheiten, um Aufgaben nacheinander erledigen zu können. Sobald diese Struktur nicht vorhanden ist, wird die Zeit vergessen oder vertrödelt. Nach einer Ermahnung kommt Hektik auf, um doch noch alles schnell zu erledigen.

»Ich habe Angst im Dunkeln.«

Das Kind hat zahlreiche Ängste, vor allem abends beim Einschlafen braucht es ein Licht. Aus Angst vor Dunkelheit kann es sich sogar weigern, ins Bett zu gehen. Der Medorrhinum-Teenager geht auch nicht gern ins Bett: Er hat sich zum Nachtmenschen entwickelt, der an freien Tagen am liebsten von 6 Uhr morgens bis 14 Uhr nachmittags schläft. Er verspürt ähnlich wie der Lachesis-Jugendliche (siehe Seite 70) den Höhepunkt seiner Energie am späten Abend und in der Nacht.
Das Kleinkind hat Angst vor Gespenstern, Monstern und ähnlichen bedrohlichen Dingen, die im Dunkeln zu lauern scheinen. Es möchte

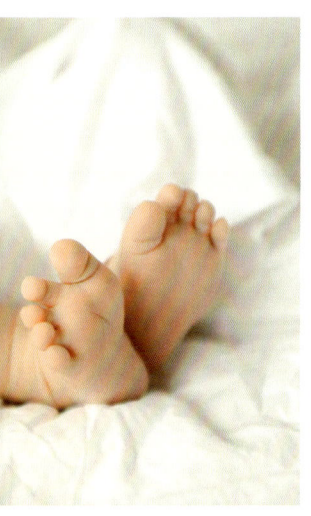

Es wird solange gestrampelt, bis die Füßchen von der warmen Decke befreit sind.

vor dem Einschlafen unters Bett schauen und in Schränken nachsehen. Im Dunkeln sieht es in den Formen der Möbel monsterhafte Gestalten. Befragt nach seinen Empfindungen und Gefühlen, sucht das Kind oder der Teenager lange nach einer passenden Beschreibung und bringt schließlich nur ein einziges Wort heraus: Sein innerer Zustand sei »wild«.

»Ich mag es nicht so warm!«

Das Kind ist warmblütig und fühlt sich unwohl und schreit, wenn es zu warm angezogen ist. Der ältere Säugling wehrt sich gegen einen Schlafsack. Die Füßchen sind ihm zu warm, er strampelt so lange, bis seine Wollsocken wegfliegen. Später strampelt das Kind die Bettdecke weg oder streckt die Füße daraus hervor. Es zieht gern seine Schuhe aus, lässt die Strümpfe aber wegen seiner empfindlichen Fußsohlen an. Barfuß kann das Kind nicht gut laufen. Es trägt lieber Sandalen, natürlich ohne Strümpfe.

»Ihr kriegt mich nicht so leicht ins Bett.«

Im ersten Lebensjahr sieht man das Kind, sobald es sich drehen kann, in der ungewöhnlichen Knie-Ellbogen-Lage im Bett: Die Beinchen sind unter dem Bauch so angezogen, als würde es mit nach vorn gebeugtem Oberkörper im Bett hocken. Eigentlich liegt es gern auf dem Bauch und beruhigt sich so auch am besten. Weil es ihm in dieser Position oft zu warm wird, lässt es durch die Knie-Ellenbogen-Lage Luft an den Bauch. Bis ins Kleinkindalter hinein schlafen die Kinder noch in dieser Stellung. Es ist für die Eltern sehr nervenaufreibend, dass ihr Kind die Nacht zum Tage macht und nicht ins Bett zu kriegen ist. Fast noch unangenehmer ist die zum Glück seltene Gewohnheit von Babys und Kleinkindern, mitten in der Nacht spielen zu wollen. Das Kind wacht auf, liegt hellwach im Bettchen und spielt mit seinen Fingern, mit Spielzeug oder brabbelt vor sich hin. Es scheint eben einfach nicht müde zu sein.

Eltern-Tipp

- Das Kind im Medorrhinum-Zustand braucht viel Struktur: geregelte Essens- und Schlafenszeiten, feste Aufräumzeiten.
- Kann Ihr Kind noch nicht schlafen, sollte es in seinem Zimmer bleiben. Dort darf es leise eine CD hören oder das Licht anschalten, damit es lesen kann. Es darf nicht ständig aufstehen und herumlaufen.
- Dasselbe gilt für die Erledigung der Hausaufgaben: Kleine Pausen sind erlaubt, dann geht es weiter. Dabei sitzt das Kind allein in seinem Zimmer am Schreibtisch, um sich konzentrieren zu können. Denn im Wohnzimmer oder in der Küche ist es zu stark abgelenkt!

Der Natrium-muriaticum-Typ

Das Sprichwort »Stille Wasser sind tief« könnte für ein Natrium-muriaticum-Kind erfunden worden sein. Denn dieses Mittel passt am ehesten für vorsichtige, zurückhaltende Kinder oder Jugendliche mit tiefen Gefühlen. Sie sind ernst, beinahe etwas zu brav, verlässlich und lieb – dabei sehr empfindsam und verletzlich. Fühlt sich das Kind verletzt, behält es das für sich und wirkt nach außen angepasst. Weil Streit immer mit einer Kränkung enden könnte, vermeidet es Konfliktsituationen, zumal es erfahrungsgemäß dabei leicht den Kürzeren zieht. Da es schon in einem frühen Stadium Auseinandersetzungen aus dem Weg geht und auch nur wenig von seinen Gefühlen preisgibt, kann es keine Erfahrungen damit sammeln, wie es wäre, sich mutig, offen und neugierig ins Leben zu stürzen – es könnte dadurch zu angreifbar werden.

»Kummer macht mich krank.«

Das Natrium-muriaticum-Kind kann aufgrund der inneren Last, die es mit sich herumschleppt, schon früh über Rückenschmerzen klagen. Vor allem Kummer durch den Verlust von Freundschaft und Liebe, aber auch Demütigung und Grobheiten durch Mitschüler oder ältere Geschwister können das Kind oder den Jugendlichen krank machen. Schüchterne Kinder können bei belastenden Ereignissen in der Familie auch noch im Grundschulalter ins Bett nässen, andere entwickeln Allergien. Das mögliche Ereignis für solche Auslöser kann schon viele Jahre zurückliegen. Wenn die Beschwerden – etwa Heuschnupfen – seit dieser Zeit bestehen, ist Natrium muriaticum eventuell das Mittel der Wahl. Das gilt auch bei einer stark belastenden Neurodermitis.

ERKENNUNGSZEICHEN

- ist zurückhaltend und vorsichtig
- ist scheu und taut nur langsam auf
- bleibt ein treuer Freund, wenn einmal als Freund gewonnen
- hat ein gut ausgebildetes Gewissen
- ist verlässlich
- ist wohlerzogen und kultiviert
- reagiert übersensibel auf seelische Verletzungen
- frisst Kummer in sich hinein, leidet still, grübelt vor sich hin
- kann nicht weinen, wenn es der Situation angemessen wäre
- fällt selten zur Last, spielt gern allein
- ist zu ernst, lacht aber über Witze oder das Malheur anderer
- mag keinen Trost, braucht immer wieder Auszeiten

»Ich bin sehr ernst und zurückhaltend.«

Das Natrium-muriaticum-Kind schaut ernst und lacht wenig. Es sehnt sich nach Fröhlichkeit, kann sie aber nur in bestimmten Situationen ausleben. Es lacht gern über Witze, manchmal auch über das Missgeschick anderer. Ansonsten entspricht das Lachen dieses Kindes seinem angepassten Charakter. Es lacht »ein bisschen«, weil es eben freundlich sein möchte. Das Natrium-muriaticum-Kind ist zurückhaltend und schüchtern. Es hat Angst vor unbekannten Menschen und Situationen und davor, etwas vortragen zu müssen. Es kann sich vor Krankheiten fürchten und auch vor Einbrechern. Oberflächlich betrachtet erscheint dieses Kind nicht auffallend ängstlich. Seine eigentliche, tief sitzende Angst, nämlich die vor der Verletzung seiner Gefühle, behält es für sich.

»Ich unterdrücke meine Gefühle.«

Wut und Zorn empfindet das Natrium-muriaticum-Kind viel zu spät: Durch eine Kränkung fühlt es sich momentan wie gelähmt. Statt sich zu wehren, grübelt es darüber nach, was es hätte anders oder besser machen oder sagen sollen. Wo Zorn angebracht wäre, tritt ein passiver Zustand ein. Das Kind kann erst weinen, wenn es ihm wieder besser geht – allerdings auch in Situationen, wo das gar nicht passend erscheint. Geht es ihm nicht gut, dann funktioniert auch das Weinen nicht mehr, die Tränen sind wie versiegt. Passiert ein wirklich kummervolles Ereignis wie der Verlust des geliebten Haustieres oder bei Jugendlichen der erste Liebeskummer oder werden sie aus ihrer Clique ausgestoßen, gibt es im Inneren keinen Mechanismus, um das belastende Ereignis zu verarbeiten. Der Kummer bleibt, vielleicht für immer.

Natrium-muriaticum ist für empfindsame Menschen, die an ihrem Kummer zu schwer tragen, »Balsam für die Seele«. Ob betrogene Freundschaft, enttäuschte Liebe, Kummer durch Verlust oder Trennung der Eltern oder durch die eigene Erkrankung, Mobbing in der Schule – all das scheint das Natrium-muriaticum-Kind anzuziehen, wobei es innerlich immer mehr erstarrt. Bekommt es das passende Mittel, dauert es dennoch lange – oft sogar mehrere Monate –, bis sich sein Zustand bessert. Die erstarrten Strukturen müssen erst

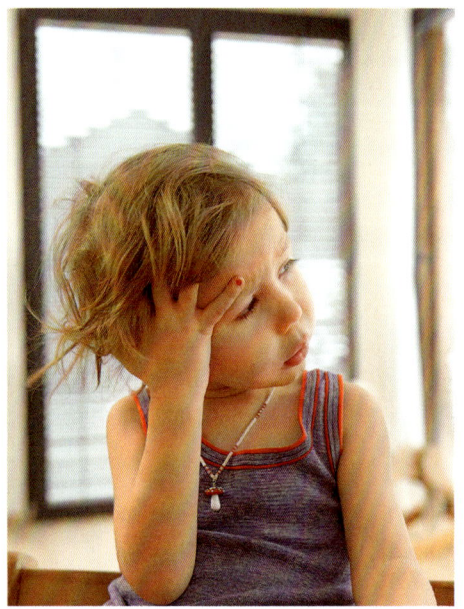

Schon kleine Kinder können unter Kopfschmerzen leiden, etwa nach längerer Zeit in der Sonne.

TYPISCHE BESCHWERDEN

- Rückenschmerzen
- chronische Ekzeme wie Neurodermitis mit Juckreiz
- Allergien, Heuschnupfen, Asthma
- Kopfschmerzen durch Sonne oder Überanstrengung der Augen
- Schlafprobleme wie schlechtes Einschlafen, nächtliches Wachliegen

langsam von der eigenen Lebenskraft aufgelöst und gelockert werden. Das Kind kann aber, wenn man ihm genügend Zeit gibt, mit Natrium muriaticum aus seiner inneren Isolation und Verzweiflung herausfinden.

»Wenn ich meine Augen anstrenge, bekomme ich Kopfschmerzen.«

Für ein Kind im Natrium-muriaticum-Zustand sind Kopfschmerzen typisch, die nach einer Anstrengung der Augen oder nach einer geistigen Anstrengung auftreten. Auch ein Aufenthalt in der Sonne kann dem Kind Kopfschmerzen bereiten, ebenso kann es Schwindel oder Hautausschläge davon bekommen. Seeklima bessert chronische Ekzeme wie Neurodermitis. In den ersten Tagen ist zunächst mit einer Verschlechterung zu rechnen, bevor es besser wird.

»Das Grübeln hindert mich am Schlafen.«

Durch Grübelei über unangenehme Ereignisse kann das Kind abends nicht einschlafen oder liegt nachts wach. Dabei spielt es in Gedanken eine zurückliegende Situation noch einmal durch und überlegt sich, wie es sich hätte noch besser schützen oder sich wehren und »austeilen« können. Wenn es so allein im Bett liegt, kann das Kind sogar wütend werden – aber nur in seinen Fantasie-Dialogen.

Das Kind ist meist durstig und leert sein Glas in einem Zug aus. Es hat Lust auf Salziges. Brot mag es nicht, vor allem kein Vollkornbrot.

Eltern-Tipp

- Dieses Kind wird häufiger verkannt als andere Kinder. Manche Eltern wissen den wertvollen Schatz in ihrem Natrium-muriaticum-Kind nicht zu heben. Die Tiefe der Gefühle hinter der stillen und angepassten Fassade ihres Kindes ist ihnen nicht bewusst. Für Lehrer und oft auch für die Eltern ist es angenehm, dass dieses Kind so gut »funktioniert« und weniger Ansprüche stellt als andere Kinder.
- Ob Krankheiten wie Kopfschmerzen, Asthma, Heuschnupfen oder Neurodermitis einen psychischen Hintergrund haben, kommt erst bei einer ausführlichen homöopathischen Anamnese ans Tageslicht.

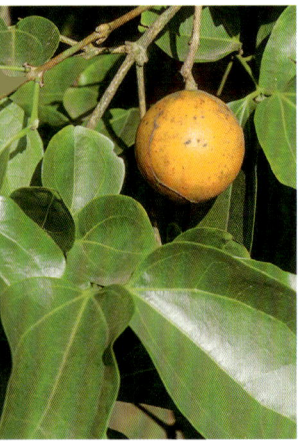

Der Brechnussbaum, aus dessen Samen Nux vomica gewonnen wird, steht im tropischen Indien und auf Sri Lanka.

Der Nux-vomica-Typ

Nux vomica passt als Arzneimittel für ein Kind, das schon früh zu verärgerter Reizbarkeit und zu Verdauungsproblemen neigt. Das liegt daran, dass das Kind auf alle möglichen Außenreize sehr sensibel reagiert, seien es nun Geräusche, die andere Menschen verursachen, eine zu reichhaltige Mahlzeit, die es zu sich genommen hat, oder eine Anweisung, durch die es sich gekränkt fühlt. Alle Gemütsregungen, vor allem aber Ärger und Zorn, können bei ihm körperliche Beschwerden auslösen, besonders Krämpfe im Magen und Darm, in den Bronchien und der Harnblase. Auch Eifersucht kann ein großes Thema bei diesem Typus sein. Kinder, die bereits trocken waren, nässen nicht selten nach der Geburt eines Geschwisterchens wieder ein. Ein Nux-vomica-Kind im Trotzalter hält zuweilen unbewusst den Stuhl ein und es kommt in der Folge zur Verstopfung. Hält es Urin ein, kann sich dieser in kleinen Portionen unwillkürlich entleeren, ja geradezu »überlaufen«.

»Ich will der Erste sein.«

Das Nux-vomica-Kind ist schnell im Denken und dabei auch gewissenhaft und ehrgeizig. Jegliche Langsamkeit seiner Klassenkameraden, die weniger schnell begreifen, ist ihm unerträglich und strapaziert seine Geduld bis aufs Äußerste. Das Schulkind ruft die richtige Antwort auf eine Frage des Lehrers spontan einfach in die Klasse, ohne Rücksicht darauf, ob es gerade gefragt ist oder nicht. Die anderen sind schließlich selbst schuld, wenn sie so träge sind, denkt sich das Kind, und wird dabei von seiner Neigung zu konkurrieren beflügelt. Mit jüngeren oder langsameren Kindern ist es ungeduldig. Aber auch die Aussagen und Erklärungen des Lehrers gefallen ihm oft nicht, es widerspricht gern und glaubt, vieles besser zu wissen. Das ist der Grund dafür, dass das

ERKENNUNGSZEICHEN

- ist ehrgeizig
- ist ungeduldig, mit sich selbst und mit anderen
- verhält sich kritisch, ist kein »Herdentier«, das mitläuft
- spricht stark auf Lob und Tadel an
- geht leicht über seine Grenzen hinweg

- kann nicht abwarten
- hat ein reizbares Nervensystem, ist rasch »fertig«
- reagiert empfindlich auf Geräusche
- neigt als Teenager zu Aufputschmitteln wie Kaffee, Cola oder Energydrinks sowie zu Nikotin

TYPISCHE BESCHWERDEN

- Angst um die eigene Gesundheit
- bei kleinen Wehwehchen bereits Verlangen nach starken Mitteln
- chronisch verstopfte Nase (Missbrauch von Nasenspray)
- Magen- und Darmkrämpfe

- Verdauungsprobleme, besonders häufig Verstopfung
- Schwierigkeiten mit der Harnblase
- Katerstimmung nach hohem Kaffee- oder Cola-Konsum sowie nach Nikotin- und Alkoholgenuss

Nux-vomica-Kind zuweilen Schwierigkeiten in der Schule hat: Es sind keine konkreten Leistungsprobleme, sondern Anpassungsschwierigkeiten, die aus einer zu hohen Anspannung und einer gehörigen Anforderung an sich und an seine Umgebung resultieren, mit der sein übergroßes Wollen einhergeht. Denn immer schneller und besser sein zu wollen als die anderen, ist eines der Prinzipien des Kindes im Nux-vomica-Zustand. Wenn das nicht klappt und es nicht die Position in der Klasse einnimmt, die es sich wünscht und die es beharrlich und hartnäckig anstrebt, kann es gekränkt reagieren und sich schließlich sogar vom Leistungsprinzip völlig zurückziehen. Es ist dann nicht aus Trägheit und Nachlässigkeit faul, sondern aus Opposition und Kränkung heraus. Das ist daran zu erkennen, dass es unzufrieden ist mit der in seinen Augen ungerechten Benotung. Es wird sich ständig über die Ungerechtigkeit der Lehrer beklagen und argwöhnt, dass ihm persönlich nur lauter böse Streiche gespielt werden.

Bei Verstopfung spielt für die Auswahl der Arznei der Typ eine große Rolle. Bei psychisch bedingter Verstopfung kann Ignatia oder Opium helfen (siehe Seite 154).

»Ich bin explosiv.«

Das Kind und auch der Jugendliche können vor Zorn regelrecht explodieren, aber noch häufiger trifft man bei ihnen einen Zustand dauerhafter Reizbarkeit an. Schulkinder sind vor allem morgens kurz angebunden und können auf elterliche Fragen des Alltags wie »Hast du dein Pausenbrot, Mathebuch, Deutschheft, die Sportsachen eingepackt?« ausgesprochen schroff reagieren. Seltsamerweise scheinen es gerade Kleinigkeiten zu sein, die für sie Anlass sind, derart aufzubrausen.

Weil das Nux-vomica-Kind sich furchtbar schnell aufregt, wird es gern Opfer von Streichen seiner Schul- und Spielkameraden, die sich über seine heftigen Reaktionen und sein Ausflippen amüsieren und die es deshalb immer wieder absichtlich ärgern. Und damit schließt sich der Teufelskreis, aus dem sich das Kind allein und ohne Hilfe von außen nicht mehr so leicht befreien kann.

»Ich verlange mir viel ab.«

Der Nux-vomica-Jugendliche kann kein Blut und keine Wunden sehen, weshalb er bei der Blutabnahme sogar in Ohnmacht fallen kann. Er neigt zum ängstlichen Beobachten seiner Körperfunktionen, Übelkeit, Magenkneifen, Rumoren und Grimmen im Darm machen ihm Angst. Er beschwert sich und fühlt sich nicht ernst genommen, wenn man ihm erklärt, dass seine Beschwerden wahrscheinlich gleich wieder vorbeigehen oder auch eine psychische Ursache haben könnten. Den homöopathischen Globuli gegenüber sind Jugendliche, die nicht von Kindesbeinen an mit Homöopathie aufgewachsen sind, misstrauisch: »Was, nur so wenig, das bisschen soll helfen?« Nach zehn Minuten fordern sie ungeduldig ein »richtiges« Medikament. Gleichwohl merken sie, dass ihnen Nux vomica guttut. Haben sie die Wirkung der Arznei erst einmal am eigenen Leib kennengelernt, verlangen sie immer wieder danach: »Gib mir die Kügelchen!«, rufen sie schon an der Tür, ohne sich weiter damit aufzuhalten, was ihnen eigentlich fehlt. Schnell weggehen soll es, damit sie wieder in gewohnter Weise funktionieren.

Denn der Jugendliche im Nux-vomica-Zustand möchte gern etwas leisten oder erreichen. Dabei nimmt er keine Rücksicht auf sein übersensibles Nervensystem, das seinen Zielen Grenzen setzt. Deshalb kommt es beim Thema Schlaf und Ruhe zu einem ähnlichen Teufelskreis wie aufgrund seiner Neigung zu heftigem Ärger, die ihm häufig den Spott der Gleichaltrigen beschert. Der Schuss geht also nach hinten los. Der Jugendliche versucht, sich durch Kaffee, Energy-Drinks oder Cola aufzuputschen, wodurch er sich der Gefahr der Überstimulation aussetzt, für die er wiederum besonders anfällig ist. Entweder kommt es direkt durch die Überdrehtheit zu einem Versagen jeglicher Leistung. Oder er kann ohne Beruhigungsmittel oder Alkohol nicht wieder herunterkommen und fällt auf diese Weise gleich zweierlei Abhängigkeiten anheim: Aufputschmitteln und Beruhigungsmitteln. Er verträgt Alkohol zwar schlecht, kann aber trotzdem ein starkes Verlangen danach entwickeln.

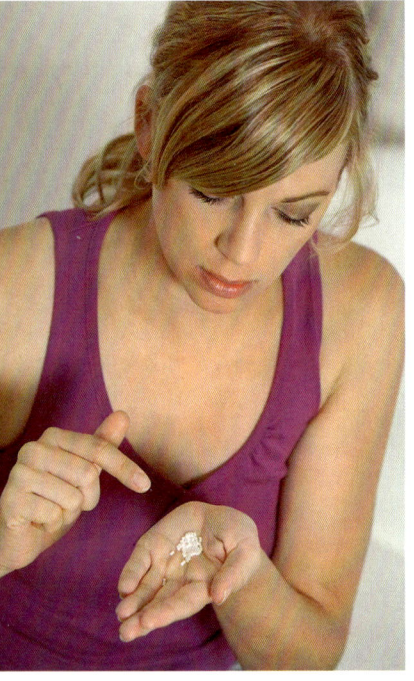

Mal ein Aufputschmittel, mal ein Beruhigungsmittel – um dem eigenen Leistungsdruck standzuhalten.

»Mir vergeht der Appetit.«

Vor allem bei Zorn und Ärger macht das Nux-vomica-Kind unwillkürlich »zu« und es geht nichts mehr hinein oder hinaus. Bei Aufregung hat es keinen Appetit und verweigert die Mahlzeit.

INFO

EINNÄSSEN NACH DER GEBURT EINES GESCHWISTERKINDES

Es gibt unterschiedliche homöopathische Mittel, die beim Einnässen nach der Geburt eines Geschwisterkindes helfen:

- Nux vomica hilft Kindern, die in dieser für sie schwierigen Situation zusätzlich eine hartnäckige Verstopfung entwickeln oder auch tagsüber unwillkürlich einnässen, wobei sie zum »Überlaufen«

neigen, also häufig kleine Mengen Urin in der Unterhose haben.

- Hyoscyamus eignet sich für Kinder, die in dieser Situation absichtlich einnässen und durch große Mengen Urin ganz nass werden (siehe Seite 63).
- Pulsatilla unterstützt jene Kinder, die nachts ins Bett nässen (siehe Seite 95).

»Ich träume von der Schule.«

Schulkinder träumen von der Schule, den Anstrengungen, die damit verbunden sind, und den Sorgen und Problemen, die sie dort haben. Sie träumen von den Gemeinheiten, womit andere sie verletzen, und von Bosheiten, die ihnen durch andere widerfahren.

»Ich kann nicht einschlafen«, hört man den Nux-vomica-Jugendlichen lauthals klagen, macht man ihm jedoch den Vorschlag, Kaffee, Cola oder Energy-Drinks wegzulassen, kommt die paradoxe Antwort: »Dann wache ich ja gar nicht mehr auf.« Und tatsächlich mag der Jugendliche im Nux-vomica-Zustand morgens nicht aufstehen, weil er noch viel zu müde ist. Er kommt abends ja auch nicht ins Bett. Langsam verschiebt sich sein Schlaf-Wach-Rhythmus und seine Wachphase reicht immer mehr in die Nacht, seine Schläfrigkeit in den Tag hinein.

Eltern-Tipp

- Nux-vomica-Kinder und -Jugendliche möchten ernst genommen werden und ein Mitspracherecht haben. Sie feilschen gern um ihre Interessen. Machen Sie Kompromisse, die Sie aushandeln.
- Insbesondere der Vater ist gefragt, mit gutem Beispiel voranzugehen – oft leichter gesagt als getan! Unternehmungen mit dem Vater tun dem Nux-vomica-Jungen und -Jugendlichen besonders gut.
- Machen Sie klare Vorgaben, zum Beispiel: im Haus nicht rauchen, keine hochprozentigen Alkoholika auf Partys, Cola und Energy-Drinks nicht auf Vorrat kaufen.
- Sehr wichtig: Fordern Sie von Ihrem Kind im Nux-vomica-Zustand, dass es die einmal getroffenen Absprachen konsequent einhält. Zu gegebener Zeit können diese wieder neu ausgehandelt werden.

Der Phosphor-Typ

Schon als Säugling schaut das Phosphor-Kind auffallend wach und aufmerksam in die Welt, nimmt gern Blickkontakt auf – auch mit Fremden – und spielt effektvoll mit seinen Augen; es schaut hin und schaut wieder weg, wobei es charmant lächelt. Es erheischt schnell die Aufmerksamkeit anderer Menschen, ohne dabei jedoch aufdringlich zu sein. Mit seiner Begeisterung steckt es einfach an.

Bekommt das Kind einen Infekt, so neigt es am ehesten zu trockenem, hartnäckigem Husten. Daraus kann sich eine Bronchitis oder Lungenentzündung entwickeln. Beim Schnupfen neigt das Kind zu Nasenbluten oder es kommt blutiger Schleim aus der Nase, sogar bei Heuschnupfen. Das Kind im Kindergarten- und frühen Grundschulalter neigt auch zu Wachstumsschmerzen, die meist in den Beinen – bevorzugt in den Knochen der Unterschenkel – auftreten. Vor allem abends im Bett oder nachts klagt das Kind über diese Schmerzen, die es nicht einschlafen lassen. Das geht so einige Nächte hintereinander, danach ist wieder für einige Wochen Ruhe (siehe auch Wachstumsschmerzen Seite 158).

Dem Kind mit Wachstumsschmerzen, das im Bett unruhig ist, Bettwärme nicht gut vertragen kann und nachts am Kopf oder am Körper schwitzt, kann Mercurius helfen (siehe Seite 158).

»Ich gehe gern auf andere zu.«

Das Kind im Phosphor-Zustand ist extrovertiert und offen, aber nicht aufdringlich oder unvorsichtig. Vor allem Phosphor-Babys haben einen strahlenden, leuchtenden Blick und ein sehr ausgeprägtes Interesse am Kontakt zu anderen Menschen. Sie lassen sich gern von anderen Personen auf den Arm nehmen, denn ihre Phase des Fremdelns ist meist nur kurz oder kaum spürbar. Im Kindergarten hat das Phosphor-Kind viele Freunde, es versteht sich darauf, andere für sein Spiel zu begeistern. Kaum ist es irgendwo angekommen, nimmt es schon auf eine charmante und aufmerksame Art Kontakt auf, denn es geht gern auf andere zu und erzählt etwas von sich. Phosphor-Kinder nehmen den ersten Kontakt mit

ERKENNUNGSZEICHEN

- verausgabt sich gern
- gibt zu viel von sich
- ist aufgeweckt, kontaktfreudig, mitfühlend
- ist begeisterungsfähig und fähig, andere zu begeistern

- ist leicht zu beeindrucken
- wirkt jünger, als es seinem Alter entspricht
- mag nicht gern allein sein
- mag gern gekrault werden, ist aber sehr kitzelig

TYPISCHE BESCHWERDEN

- Neigung zu Bronchitis, Lungenentzündung und hartnäckigem Husten
- schmerzhafter Schiefhals morgens
  beim Aufwachen
- starke Menstruation in der Pubertät,
  Zwischenblutungen

- Kopfschmerzen bei Wetterwechsel oder
  vor einem Gewitter
- Herzklopfen beim Liegen auf der
  linken Seite
- Wachstumsschmerzen in den Beinen,
  abends und nachts

den Augen auf und fangen den Blick ihres Gegenübers ein – schauen weg und wieder hin und »flirten« mit den Augen. Sie bewegen sich wie selbstverständlich im Raum, immer darauf bedacht, mit den anderen Personen in Kontakt zu bleiben. Man kann schon in einem sehr frühen Alter die soziale Kontaktfreudigkeit und Bezogenheit auf andere beobachten.

In der Pubertät kann sich die Kontaktfreudigkeit noch weiter steigern oder überhaupt erst deutlich zu Tage treten. Freundschaften schließt der Phosphor-Jugendliche leicht, und seine Lebensfreude ist geradezu ansteckend. Ständig klingelt das Telefon, weil er als Ratgeber und Zuhörer gefragt ist. Solche Jugendlichen fühlen sich gut, wenn sie anderen Menschen helfen können. Ihr Interesse an anderen ist deutlich spürbar und erkennbar echt, und es beruht auf Gegenseitigkeit. Diese aufgeschlossene, kontaktfreudige Phase tritt bei manchen jungen Menschen auch erst jenseits des 20. Lebensjahres ein, nämlich dann, wenn sie sich vom Elternhaus gelöst haben und ihre eigenen Wege gehen können.

»Ich bin sehr einfühlsam.«

Das zarte Gemüt des Phosphor-Kindes ist sehr mitfühlend und besitzt feine Antennen für die Stimmungen anderer. Schon früh kann es sich in andere hineinversetzen. Babys weinen gleich mit, wenn ein Kind in ihrer Umgebung weint. Ein kleines Kind will seine Mutter trösten, wenn sie krank ist oder wenn es spürt, dass sie Kummer hat. Doch das Mitgefühl geht manchmal zu weit, das Kind bleibt nicht bei sich, sondern lebt zu sehr in seinem Gegenüber. Das Phosphor-Kind wird überschwemmt mit Eindrücken, gegen die es sich nicht mehr ausreichend abgrenzen kann. Vor lauter Aufregung und Erwartung kann es überdrehen und sogar krank werden.

Die Sensibilität des Phosphor-Kindes und seine Empfänglichkeit für äußere Eindrücke können zu diversen Ängsten führen. Im Alter zwischen zwei und fünf Jahren entwickelt es oft typische Kleinkind-Ängste,

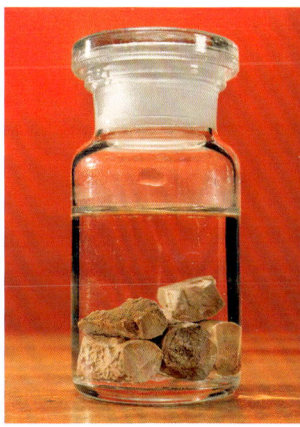

Der gelbe Phosphor heißt im Volksmund »Lichtträger«, weil er sich an der Luft selbst entzündet.

etwa Angst im Dunkeln, vor dem Alleinsein oder davor, dass etwas Schlimmes passiert. Zwar haben viele Kinder solche Ängste, doch dieses Kind möchte mehr als andere im ständigen Kontakt mit seiner Mutter sein. Sie soll an seinem Bett sitzen bleiben, bis es eingeschlafen ist. Nach ein paar Stunden Schlaf kommt es mitten in der Nacht ins Bett der Eltern. Es macht kein großes Aufhebens, es schreit und quengelt nicht, sondern legt sich wie selbstverständlich dazu. Meist fühlen sich seine Eltern dadurch nicht einmal gestört. Diese Phase geht wieder vorbei, wenn die Ängste weniger werden. Doch selbst wenn es nachts schon lange nicht mehr zu den Eltern ins Bett kommt, wird das Phosphor-Kind bei einem Gewitter noch den Schutz der Erwachsenen oder auch eines älteren Geschwisters suchen – denn es hat regelrecht Angst vor Gewitter und will unbedingt Gesellschaft in dieser bedrohlichen Situation haben.

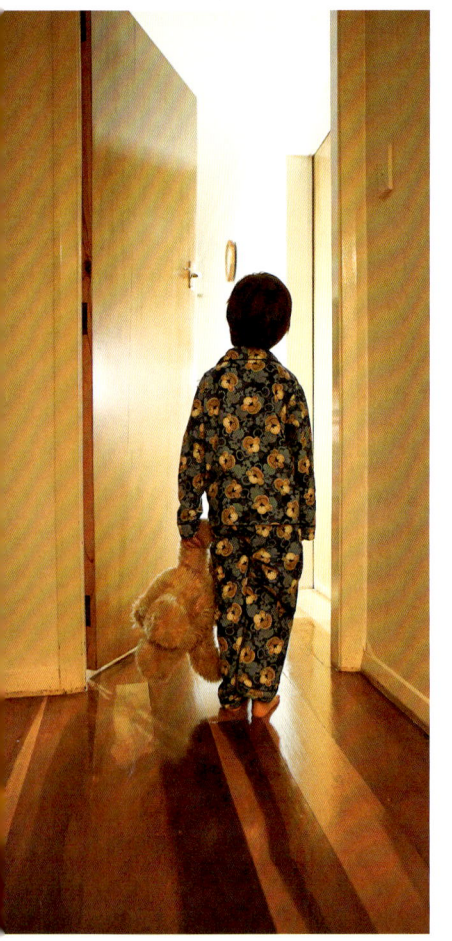

Schritt für Schritt kann das Kind lernen, allein in sein Zimmer zu gehen.

»Ich geh nicht allein in mein Zimmer!«

Eine echte Geduldsprobe für Eltern kann die Angst des Phosphor-Kindes tagsüber sein. So will das vier- bis fünfjährige Kind womöglich nicht mehr allein in sein Zimmer gehen, weil es ihm da »unheimlich« ist. Ist die Angst sehr ausgeprägt, lauern in seiner Fantasie überall dort, wo es nicht sehr hell ist und keine ihm bekannten Menschen sind, Monster und Gespenster. Selbst das kleine Stück durch den dunkleren Flur oder die Treppe hinauf will es nicht mehr allein gehen. Das Kind kann weder allein auf die Toilette gehen noch ein Spielzeug aus seinem Zimmer holen. »Mama, du musst mit!«, lautet der permanente Hilferuf. Hier nimmt die Angst einen zu großen Raum im Alltag ein und beginnt die Entwicklung des Kindes, seine dem Alter entsprechende Selbstständigkeit, zu beeinträchtigen. Dazu kommt, dass es anfängt, selbst die geduldigsten Eltern zu nerven. Neben der Gabe von Phosphor C200 als Einzeldosis können die Eltern mit dem Kind in kleinen Schritten einüben, wie es Angst überwinden kann (siehe Kasten Seite 93).

»Ich habe auch Angst um euch.«

Hört das Phosphor-Kind von einem schlimmen Ereignis, das anderen widerfahren ist, kann es leicht erschrecken – und seine rege Fantasie tut ein Übriges: Das Kind projiziert die dadurch erweckte Angst auf seine eigene Umgebung und befürchtet nicht selten, dass seinen Eltern oder einem

TIPP

WIE SIE SCHRITT FÜR SCHRITT DIE ANGST VERTREIBEN

Ihr Kind möchte nicht allein die Treppe hoch in sein Zimmer gehen? Dann ermuntern Sie es zunächst, ein kleines Stück, ein paar Stufen der gefürchteten Treppe allein hochzugehen, während Sie unten stehen bleiben. Jeden Tag steigt es eine Stufe höher – und schließlich geht es auch allein in sein Zimmer. Erst ein kleines Stückchen, dann immer etwas weiter und bleibt immer etwas länger. Schließlich kann Ihr Kind ganz ruhig und angstfrei allein in seinem Zimmer spielen.

anderen geliebten Menschen etwas zustößt. Es nimmt die Geschehnisse und das Leiden anderer zu sehr in sich auf, als ob es keine innere Grenze hätte oder nicht unterscheiden könnte, was sich außen abspielt und was in ihm selbst. Was anderen passiert, hat einen so starken Widerhall in ihm, dass es den Anschein erweckt, als passiere es ihm selbst. Später weiß das Phosphor-Kind nicht mehr, woher seine Ängste kommen und worauf genau sie sich richten. Deshalb trägt es unbestimmte Ängste häufig lange mit sich herum.

»Ich verliebe mich schnell.«

Phosphor-Jugendliche können sich schnell verlieben und sind, wenn sie Beziehungen eingehen, empfänglich für Liebeskummer. Dieser gerät allerdings durch eine neue Leidenschaft auch schnell wieder in Vergessenheit. In einer solchen Phase mag das Kind flatterhaft erscheinen, doch auch hier fehlt die Abgrenzung, aber nicht die Tiefe des Gefühls. Es ist nicht oberflächlich – was ihm gelegentlich unterstellt wird –, sondern es kann einfach schnell vergessen, im Gegensatz etwa zu Jugendlichen, die sich im Ignatia-Zustand (siehe Seite 66) befinden.

»Ich esse und trinke gern Kaltes.«

Manchmal kann man den Phosphor-Typ an seinem Essverhalten, seinen diesbezüglichen Vorlieben und Abneigungen erkennen. Das Kind mag kalte Speisen lieber als warme und es liebt Eis. Es verträgt alles Kalte sehr gut. Salziges, vor allem in Kombination mit Saurem wie zum Beispiel Essiggurken mag es ebenso gern wie gut gewürzte Speisen. Es hat meistens einen starken Durst, für den es kalte Getränke bevorzugt. Wenn nötig, hängt es sich schon mal an den Wasserhahn und trinkt direkt davon. Es hat das Gefühl, dass warme Getränke seinen Durst nicht richtig löschen, zudem können sie bei ihm Brechreiz auslösen.

»Ich schlafe lieber rechts.«

Ist das Kind – oder der Jugendliche – im Phosphor-Zustand erschöpft, kann es sich bereits durch ein kurzes Nickerchen erstaunlich gut regenerieren. Das Nervensystem muss einfach mal komplett runtergefahren und abgeschaltet werden, bevor es wieder voll belastet wird.

Das Baby wacht nachts hungrig auf. Sein Gefühl, satt zu sein, hält nicht bis zum nächsten Morgen an und es reagiert empfindlich auf jedes Hungergefühl. Deshalb muss es verhältnismäßig lange nachts gestillt werden oder braucht noch eine nächtliche Milchmahlzeit. Erschwerend kommt hinzu, dass es viele kleine Mahlzeiten besser verträgt als wenige große. Ebenso wie das Silicea-Kind (siehe Seite 100) kann das Phosphor-Baby nach einer größeren Menge Milch oder Brei, die es abends zu sich genommen hat, nicht problemlos einschlafen.

Das Phosphor-Kind liebt es, abends im Bett lange und mit Inbrunst gekrault zu werden. Es bevorzugt die rechte Schlafseite, mit entsprechenden Folgen: Es entwickelt sich ein Schiefhals, der besonders morgens nach dem Aufwachen sehr schmerzhaft ist.

Eltern-Tipp

Das sensible Phosphor-Kind gewinnt Stabilität, wenn seine nächtlichen Ängste ernst genommen werden, indem es beispielsweise bei den Eltern schlafen darf.

- Die nächtlichen Ängste sind oft nicht so einfach zu überwinden. Es ist aber auch nicht schädlich, das Kind eine Zeit lang bei den Eltern schlafen zu lassen, bis es im Rahmen eines nächsten Entwicklungsschritts diese Gewohnheit wieder aufgeben kann. Es kann tagsüber eher lernen, sich selbst zu genügen, als nachts, deshalb sollten Sie am Tag mit der Entwöhnung beginnen.
- Das Phosphor-Kind ist nicht gern allein. Das heißt jedoch nicht, dass man tagsüber seinem Wunsch nach Gesellschaft immer nachkommen muss. Für eine gute Entwicklung seiner Konzentrationsfähigkeit sollte das Kind dazu angehalten werden, von Anfang an seine Hausaufgaben in einem eigenen Zimmer zu erledigen. Es spricht nichts dagegen, in der ersten Zeit die Tür zum Kinderzimmer angelehnt zu lassen.
- Kindern, die sich schnell von ihrer momentanen Beschäftigung ablenken lassen wenn andere Menschen im Raum sind, jedoch allein in einem Zimmer gut und konzentriert arbeiten, hilft Phosphor, um sich besser abgrenzen zu können – vorausgesetzt natürlich, sie entsprechen im Wesentlichen dem hier beschriebenen Typus.
- Bei Wachstumsschmerzen möchte das Kind, dass jemand seine Beine reibt und massiert, obwohl das nicht dagegen hilft. Da ist es bereits die Zuwendung der Mutter oder des Vaters, die ihm guttut (siehe auch Wachstumsschmerzen Seite 158).

Der Pulsatilla-Typ

Pulsatilla gehört zusammen mit Calcium carbonicum, Phosphor, Silicea und Tuberculinum bovinum zu den sehr häufig verordneten homöopathischen Kinderarzneien. Dem Pulsatilla-Kind ist es oft zu warm. Es mag vor allem keine geschlossenen warmen und stickigen Räume, sondern braucht frische Luft. Seine körperlichen Beschwerden wie Kopfschmerzen, Schnupfen und Husten bessern sich draußen. Auch wenn es widersprüchlich erscheinen mag, reagiert das Kind ebenfalls empfindlich auf Kälte. Wenn es etwa kalte Füße oder einen kalten Kopf hat, kann es sich schnell erkälten. Am liebsten spielt und bewegt es sich im Freien, mit festen Schuhen und bei kühlem Wetter mit einer Mütze auf dem Kopf. Auch heiße Sommertage und direkte Sonneneinstrahlung im Sommer kann das Pulsatilla-Kind nicht gut vertragen, deshalb sucht es den Schatten und spielt gern mit Wasser oder unter Bäumen im Wald. Das oft hellhäutige Kind neigt zu Sonnenbrand oder einer Sonnenallergie. Deshalb gilt die bewährte Regel, kleinen Kindern an sonnigen Tagen, insbesondere beim Spielen im Schwimmbad, am See oder am Meer, immer einen Hut aufzusetzen, für das Pulsatilla-Kind umso mehr.

Bei jeder Art von Aufregung auf der Gefühlsebene, zum Beispiel Eifersucht auf Geschwister oder einen Elternteil, reagiert dieses Kind mit einer Erkrankung oder einer vorübergehenden Verhaltensstörung, egal ob Kummer oder Vorfreude, Schreck oder Eifersucht auf ein Geschwisterkind. Das kann Fieber sein oder Asthma, es können Bauch- oder

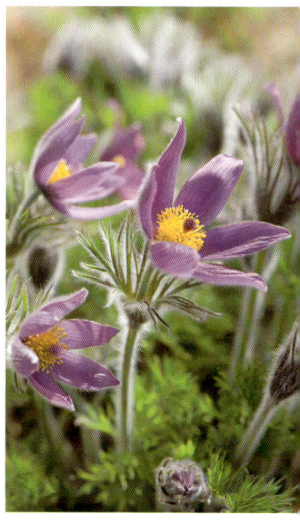

Die Wiesenschelle (Pulsatilla) bevorzugt kühle Standorte in Ziergärten oder als Wildpflanze auf Bergwiesen.

ERKENNUNGSZEICHEN

- ist ängstlich bei Trennung, auch schon abends beim Bettritual
- verträgt keine Aufregung
- weint und jammert schnell, wird deshalb nicht mehr ernst genommen
- drückt seelische Beschwerden durch körperliches Unwohlsein aus
- ist empfindlich auf Sonne und Wärme, im Bett und im Zimmer
- kann dennoch durch kalte oder nasskalte Füße krank werden
- bewegt sich gern an der frischen Luft

- ist eifersüchtig auf Geschwister oder auf einen Elternteil
- kann Liebe nicht mit Geschwistern teilen oder muss es mühsam erlernen
- ist liebevoll, liebebedürftig und anhänglich
- mag gern getröstet werden, reagiert gut auf Zuspruch
- gibt sich Mühe, möchte den geliebten Erwachsenen gefallen
- ist regelrecht verliebt in seine Eltern, als Kleinkind besonders in die Mutter

Kopfschmerzen sein, oder es ist Bettnässen. Bei direkter Sonneneinstrahlung, in warmen, stickigen Räumen oder einer zu starken Abkühlung der Füße oder des Kopfes bekommt es am ehesten Schnupfen, Husten, Kopfschmerzen oder auch eine Blasenentzündung. Nachhaltiger wirken sich eine dauerhafte Anspannung oder Streit im Elternhaus und auch eine Trennung der Eltern auf die Gesundheit dieses Kindes aus. Hier kann dem Kind oft mit dem Heilmittel Pulsatilla entscheidend geholfen werden.

»Ich hänge sehr an meiner Mutter.«

Das Pulsatilla-Kind weint sehr leicht und bei jeder Gelegenheit, sowohl bei kleinen Vorkommnissen als auch scheinbar ohne Grund. Es weint, wenn es eine Frage beantworten soll oder wenn es etwas erzählt. Auch Schmerz, Angst und Aufregung lassen seine Tränen fließen. Manchmal hat man den Eindruck, das Kind weint, um getröstet zu werden, denn es liebt den Trost und die Zuwendung seiner Mutter. Es hält sich auch am liebsten in ihrer Nähe auf und hängt an ihrem Rockzipfel. Mit Vorliebe sitzt es auf dem Schoß der Mutter oder rückt seinen Stuhl ganz nah an ihren heran. Egal, wer noch im Raum ist – das Pulsatilla-Kind scheint sich nur für seine Mutter zu interessieren und schaut sie unentwegt an. Manchmal hat das Kind vor Männern, ihren tiefen Stimmen, ihren Gesichtern (vielleicht auch noch mit Bart) Angst und flüchtet – natürlich – zur Mutter. So normal all das bei kleinen Kindern sein mag, beim Kind im Pulsatilla-Zustand ist es besonders ausgeprägt und hält vor allem über das Kleinkind- und Kindergartenalter hinaus an. Schwierig wird es für das Kind, wenn seine enge Beziehung zur Mutter durch einen neuen Eindringling – etwa ein Geschwisterchen – gestört wird. Dann wird es typischerweise noch weinerlicher und anhänglicher als zuvor. Und anstatt jetzt erste Schritte in die Selbstständigkeit zu ma-

TYPISCHE BESCHWERDEN

- Heuschnupfen, der sich im Zimmer noch verschlimmert
- Blasenentzündung
- Bettnässen nach der Geburt eines Geschwisterkindes
- unklare Bauchschmerzen, meist morgens vor der Schule

- Asthma
- kindliche Migräne, Kopfschmerzen, verschlimmern sich im warmen Zimmer
- nächtliche Angstattacken, Nachtschreck (Pavor nocturnus)
- starke Menstruationsschmerzen in der Pubertät, die später nachlassen

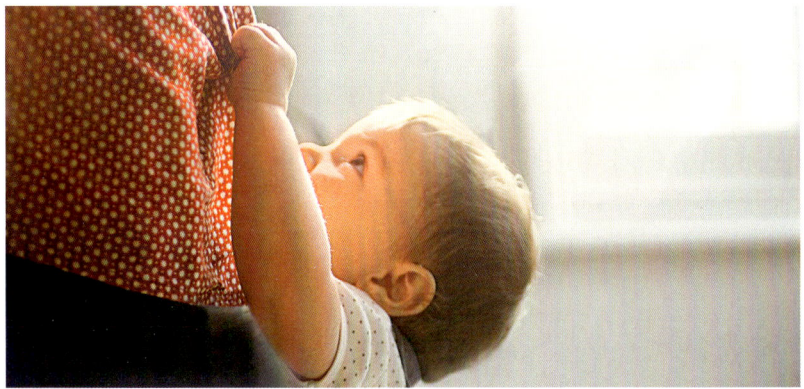

Spürbar nah bei seiner Mama fühlt sich das Pulsatilla-Kleinkind am wohlsten.

chen, wird das Kind erst recht abhängig von seiner Mutter. Es kann nichts mehr allein, verlernt bereits erworbene Fähigkeiten und fängt eventuell wieder an, nachts ins Bett zu nässen, obwohl es schon trocken war. Wie konnte seine kleine heile Welt nur so aus den Fugen geraten!

»Ich will eure ganze Liebe!«

Weil es von seinen beiden wichtigsten Bezugspersonen – in der Regel Mutter und Vater – geliebt werden will, opfert es dieser Liebe sein Recht auf Ärger und seinen Widerspruchsgeist. Im Stillen entwickelt es aber Gefühle wie Neid und Eifersucht. Die sind in der Regel unbegründet, denn das Kind wird geliebt, genau wie seine Geschwister auch. Es hat aber das Gefühl, nicht genug zu bekommen, und möchte die Liebe nicht teilen.
Dabei bemüht sich das Pulsatilla-Kind, ein »gutes« Kind zu sein: Anstatt frech, provozierend oder störrisch zu werden, wird es ängstlich, schüchtern, klagend und weinerlich. Es entwickelt nicht selten auch hysterische Züge: So jammert es und behauptet, sich wehgetan zu haben, um etwas Trost zu erhaschen, obwohl nichts geschehen ist.
Das Pulsatilla-Mädchen liebt alles Mädchenhafte wie Kleider, Röcke, Rüschen, Kettchen, Armbänder, Ringe und Haarschmuck. Es ist eitel, besitzergreifend und teilt nur ungern.

Es empfiehlt sich, Pulsatilla in die homöopathische Hausapotheke (ab Seite 180) aufzunehmen, damit es stets griffbereit ist.

»Meine Gefühle machen mich krank.«

Die Stimmung des Pulsatilla-Kindes wechselt ständig, mal lacht es, dann weint es, mal tut es hier weh, im nächsten Moment dort. Selbst wechselhafter Appetit ist typisch für dieses Kind. Es leidet geradezu körperlich unter seinen Gefühlen wie Angst und Aufregung. Häufig klagt es über

Bauchschmerzen, auch wenn der Arzt bei den Untersuchungen der Bauchorgane keine Ursache dafür findet. Die Bauchschmerzen kann auch das ältere Kind nicht näher beschreiben. Nach dem Ort seiner Schmerzen befragt, deutet es in unbestimmter Weise auf eine Region um den Nabel herum. Dabei hat es keinen Durchfall, leidet nicht unter Übelkeit, muss sich nicht krümmen, kann trotz seiner Schmerzen aufrecht laufen und muss in der Regel seine Tätigkeiten wegen der Schmerzen nicht unterbrechen. Die Bauchschmerzen treten bevorzugt morgens oder abends auf, tagsüber scheint das Kind von ihnen abgelenkt zu sein und nachts wird es in der Regel nicht wach davon. Es ist anzunehmen, dass das Kind wirklich Bauchschmerzen hat oder zumindest ein körperliches Unwohlsein ausdrücken möchte. Dennoch sind diese Beschwerden häufig, nach Abklärung durch den Arzt, als seelisches Unwohlsein zu deuten. Die Gefühle spielen dem Kind und auch dem Jugendlichen so manchen Streich. So kann zum Beispiel die Aufregung über seinen Geburtstag Fieber auslösen. In der Pubertät machen dem Pulsatilla-Mädchen nicht nur die körperlichen Umstellungen zu schaffen. Da stellen sich auch Ängste, Wutgefühle und die erste Verliebtheit ein, was sich in vielen körperlichen Missempfindungen oder unklaren Zuständen äußert. Dabei sind die Beschwerden sehr wechselhaft: mal so, dann anders, oder auch wieder weg. Viele Gefühle drücken sich beim Pulsatilla-Typ eben körperlich aus, vielleicht weil es auf diese Weise leichter fällt, darüber zu sprechen, oder weil den körperlichen Empfindungen vermeintlich mehr Aufmerksamkeit geschenkt wird. Und in der Tat bekommt er dadurch meistens auch mehr Zuwendung von anderen.

Im Kindesalter ist der Pulsatilla-Typ häufig eine echte Heulsuse. Das trifft auf Mädchen und auf Jungen zu.

»Beim Essen wird es kompliziert.«

Für Pulsatilla-Kinder und -Jugendliche ist das Essen und Trinken eher kompliziert, sei es weil sie besondere Abneigungen gegen ganz gewöhnliche Nahrungsmittel haben, sei es weil sie vieles nicht gut vertragen – das ist oft nicht eindeutig auseinanderzuhalten. Jedenfalls gibt es mehr Dinge, die sie nicht mögen, als Dinge, die sie mögen. Kaltes ist ihnen lieber als Warmes: Oft haben sie eine Abneigung gegen warmes Essen und warme Getränke. Zudem verweigern sie häufig alle fetten und gehaltvollen Speisen und Zutaten wie Butter, fette Saucen, Fleisch, Gebratenes aus der Pfanne, selbst das Öl am Salat. Obst, Gebäck und Brot mögen sie auch nicht gern und so bleibt nur noch eine kleine Auswahl übrig: Nudeln, Reis, Kartoffeln (aber bitte ohne Sauce!), einige Gemüsesorten, Joghurt und Süßigkeiten. Es gibt nur wenige Nahrungsmittel, die das Pulsatilla-Kind wirklich gern mag. Aber auch das kann sich ändern.

Plötzlich mag es Butter oder Gebratenes – man fragt sich vergeblich, woher dieser Sinneswandel kommt. Es gibt aber auch Pulsatilla-Kinder, die – vor allem als Kleinkinder – gern fettige Speisen essen, diese aber später verweigern. Der Durst von Pulsatilla-Kindern ist eher gering.

»Mir ist schnell im Bett zu warm.«

Pulsatilla-Kinder schlafen gern bei Mama und Papa im Bett. Entweder wollen sie erst gar nicht in ihr eigenes Bett gehen oder sie kommen mitten in der Nacht ins Bett der Eltern. Sie möchten selbstverständlich in den Schlaf gesungen werden oder etwas vorgelesen bekommen, bis sie einschlafen. Und sie suchen dabei Nähe, meist aber nur die Hand der Mutter oder des Vaters, denn bei zu viel Körperkontakt wird es ihnen schnell zu warm. Auch wenn ein Pulsatilla-Kind schon immer in seinem Bett geschlafen hat, wird es spätestens dann ins Bett der Eltern kommen, wenn ein Geschwisterkind geboren wurde.

Da es dem Kind im Bett schnell zu warm ist, sucht es nach kühlen Stellen oder streckt die Füße raus. Etwa ein bis zwei Stunden nach dem Einschlafen kann das Kleinkind einen Schreianfall bekommen, bei dem es sich merkwürdig verhält und sich im Gegensatz zum Tag nicht trösten lässt. Während einer solchen Attacke (Nachtschreck, Pavor nocturnus) ist es schwer zu wecken. Auslöser sind unzureichend verarbeitete Ängste, Folgen eines erlebten Schrecks oder andere Gefühle, die dieses leicht beeindruckbare Kind im Unbewussten gespeichert hat und die zu den Schreiattacken aus dem Tiefschlaf heraus führen.

Bei nächtlichen Angstanfällen kann Stramonium helfen (siehe Seite 106), ebenso Sulfur (siehe Seite 110) und Tuberculinum (siehe Seite 115).

Eltern-Tipp

- Das Kind braucht frische Luft und ruhige, langsame Bewegung. Bei Schnupfen und Husten (ohne Fieber) gehen Sie am besten mit Mütze und warmen Schuhen mit ihm raus. Wenn es nicht zu kalt ist, kann das Fenster im Schlafzimmer gekippt sein.
- Bei den zahlreichen Wehwehchen können Sie, vorausgesetzt die Bauchschmerzen wurden einmal beim Arzt abgeklärt, die Ruhe bewahren und das Kind eher ablenken als darauf eingehen.
- Dem eifersüchtig-hysterischen Pulsatilla-Kind können die Eltern auch ruhig mal ein strenges Gesicht zeigen. Es hilft nicht, wenn sie mitweinen oder sich von jedem Gefühl des Kindes davontragen lassen.
- Kleiner Hinweis: Das Pulsatilla-Kind ist oft überbehütet. Es scheint deshalb wenig selbst zu können. Trauen Sie Ihrem Kind ruhig mehr zu und funken Sie aus Besorgnis nicht dauernd dazwischen, wenn es etwas ausprobieren möchte!

Der Silicea-Typ

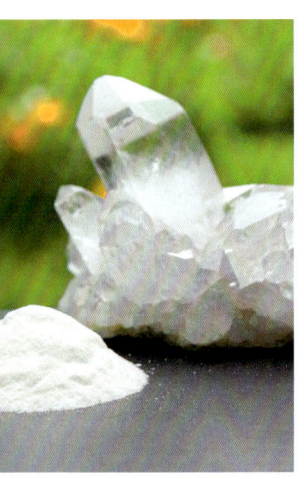

Das Silicea-Kind ist oft sehr schüchtern, hat wenig Durchhaltevermögen, ist schnell erschöpft, fröstelt leicht und ist ausgesprochen empfindlich gegen Kälte. Die Füße sind meist kalt – manche Kinder können abends im Bett ohne Wärmflasche oder Socken nicht einschlafen, und das nicht nur im Winter. Oft sind die Füße des Silicea-Kindes zusätzlich noch feucht. Bereits durch kalte Füße oder den Aufenthalt im Freien ohne Kopfbedeckung im Herbst oder Winter kann das Kind krank werden. Ist bei Silicea-Mädchen die Menstruation eingetreten, frieren sie oft schon vor und auch während der Menstruation mehr als sonst.

»Ich bin sehr anfällig für Infekte.«

Vor allem in der Kinderkrippe und im Kindergarten sind Kinder Infekten ausgesetzt, das Silicea-Kind gehört zu den besonders anfälligen Kindern. Es neigt zu ständigen Ohren- oder Halsentzündungen und zu Dauerschnupfen. Seine Infekte verlaufen oft so, dass selbst ein zurückhaltend verschreibender Arzt immer wieder zu einem Antibiotikum greift, weil es dem Kind sehr schnell richtig schlecht geht. Es bekommt zwar nur wenig Fieber, aber seine Kräfte schwinden rasch. Ohren- oder Mandelentzündungen werden eitrig. Doch durch das Antibiotikum bessert sich seine Anfälligkeit meist nicht. Silicea hingegen kann einem solchen Kind helfen, wenn das Mittel auch auf die anderen Beschwerden (siehe Kasten Seite 101) passt. Denn das Heilmittel kann dauerhaft aus dem Teufelskreis der Infekte herausführen. Es kann die Selbstheilungskräfte des Kindes stärken und ihm neben mehr Widerstandskraft auch eine bessere seelische Stabilität, größeres Selbstvertrauen, mehr Zutrauen zu seinen Fähigkeiten und Zufriedenheit geben.

Die Ursubstanz für Silicea sind Quarzkristalle.

ERKENNUNGSZEICHEN

- hat seine Stärken mehr im geistigen Bereich
- hat seine Schwächen mehr im körperlichen Bereich
- hat wenig eigene Lebenswärme
- friert schnell
- hat wenig Durchhaltevermögen, ist schnell erschöpft

- ist oft sehr schüchtern
- hat als Kleinkind oft einen großen Kopf, dünnen Leib und dicken Bauch
- ist ordentlich, gewissenhaft, strebsam und gut organisiert
- ist meist freundlich und gut gelaunt
- spielt sehr geordnet
- kann gut allein spielen

TYPISCHE BESCHWERDEN

- sehr anfällig für Infekte, verkühlt sich leicht, beispielsweise durch kalte Füße
- Komplikationen bei Infekten: Eiterbildung, Abszessbildung
- schlechte Impfverträglichkeit
- Knochen- und Zahnungsprobleme
- bei Babys Blutschwämmchen
- bei Babys Verengung des Tränenkanals, laufendes Auge
- beim Kleinkind mehrmals wiederkehrendes Gerstenkorn am Lid

- wiederkehrende Furunkel, die harte Knoten hinterlassen
- Knochen sind zu weich (Morbus Scheuermann)
- Narbenkeloid (dickes, weißliches, verhärtetes Narbengewebe)
- Schweißneigung am Kopf, an den Händen und Füßen
- Fremdkörper unter der Haut wird eingeschlossen, nicht ausgetrieben
- Ganglion an der Hand

»Als Kleinkind bin ich schnell erkältet.«

Rund um das zweite Lebensjahr kann das Silicea-Kind ein recht typisches Aussehen entwickeln: Der Kopf ist groß, der Körper eher mager und der Bauch steht vor, weil er gebläht ist. Es kommt oft vor, dass das Kind am Kopf stark schwitzt, vor allem nachdem es eingeschlafen ist. Die Haare und sogar das Kopfkissen können dann nass vom Schweiß sein. Typischerweise riecht der Kopfschweiß säuerlich und der Kragen des Schlafanzugs riecht nach Essig.

Ein verzögertes Knochenwachstum lässt sich beim Silicea-Kind an der sich nur sehr langsam schließenden Fontanelle erkennen. Diese ist jenseits des ersten Geburtstags noch groß und hat sich häufig sogar mit 18 Monaten noch nicht ganz geschlossen.

Das Kind im Silicea-Zustand ist mit vielen Entwicklungsetappen ein Spätstarter, ebenso wie das Calcium-Kind (siehe Seite 48). So kommt es vor, dass ein Silicea-Kind erst spät, auch jenseits des 18. Lebensmonats, laufen lernt. Vor allem aber die Zahnung setzt verspätet ein: Das erste Zähnchen zeigt sich erst nach dem zehnten oder zwölften Monat. Die gesamte Zahnungsperiode vom achten Monat bis etwa zum zweiten Geburtstag verläuft schwierig und ist von vielen Beschwerden begleitet. Die Zähne kommen nur langsam und mühsam und das Kind ist oft über einen längeren Zeitraum krank und unleidlich.

In einer so wichtigen Entwicklungsperiode wie am Ende des ersten und im gesamten zweiten Lebensjahr hat das Kind ständig mit Infekten zu kämpfen. Ihm steht nicht die volle Kraft für seine normale Entwicklung zur Verfügung. Es schläft nachts schlecht und ist tagsüber aus dem

Rhythmus, es hat wenig Appetit und ist mäkelig mit dem Essen. Es ist vielleicht schon von Anfang an ein zarter Säugling gewesen – aber selbst bei anfangs kräftigen Kindern ist im zweiten Lebensjahr die Gewichtszunahme eher schleppend. Die Kinder wirken sehr zart und haben wenig Durchhaltevermögen. Dazu kommt noch der unglückliche Umstand, dass das Silicea-Kind die Impfungen nicht gut verträgt, die gerade in diesen Zeitraum fallen. Es kann danach noch schlechter schlafen, ist noch anfälliger für Infekte und eigentlich dauerhaft verstimmt.

»Ich mag es wohlgeordnet.«

Der erste Eindruck lässt das Silicea-Kind schüchtern erscheinen, dabei wirkt es keineswegs ängstlich, sondern eher bedacht. Kaum ist es aufgetaut, sieht man ein freundliches Kind, das ganz auf sein Spiel konzentriert ist, ohne dabei viel zu sprechen. Ruhig und besonnen baut es sich seine Spielwelt auf, die sowohl prächtig – da jedes vorhandene Spielzeug mit einbezogen wird – als auch sehr geordnet wirkt. Sein Spiel reflektiert sein inneres Bild der Welt: ein idealtypisches, heiles, etwas starres Bild der Dinge, in dem für Chaos und Zerstörung kein Platz ist.

Jede größere Veränderung, wie etwa der Übergang in den Kindergarten oder in die Schule, bringt für das Silicea-Kind erst einmal Unordnung in sein Leben, und es zieht sich schüchtern in sein Schneckenhaus zurück. Aber nicht lange, schon bald streckt es zaghaft seine Fühler wieder aus, um die neuen, positiven Anregungen in sich aufzunehmen. Zudem zeichnet sich das Silicea-Kind dadurch aus, dass es strebsam und ordentlich ist, sorgfältig malt und ausschneidet und immer schön aufräumt. Nicht zuletzt diese Eigenschaften verhelfen dem meist auch intelligenten Kind, dass es bei Lehrern gut ankommt und keine Probleme in der Schule hat. Das gilt, solange es gesund ist. Denn seine Anfälligkeit für Infekte kann auch seine Leistungsfähigkeit beeinträchtigen.

INFO

SILICEA GEGEN EINE VERENGUNG DES TRÄNENKANALS

Hat ein Säugling ständig ein tränendes Auge, liegt das nicht an einer Bindehautentzündung, sondern meist an einem noch nicht ganz durchgängigen Tränenkanal. Das Auge ist dabei nicht gerötet, tränt aber ständig, ohne sonstige Beschwerden zu verursachen. Dieses Symptom spricht häufig gut auf Silicea an. Als weiteres Mittel kommt Calcium carbonicum (siehe Seite 132) infrage.

TIPP

MIT SILICEA KOMMT DAS KIND WIEDER INS GLEICHGEWICHT

In der schwierigen Kleinkindphase kann eine Gabe Silicea C30 (bei Erfolg nach vier Wochen wiederholen) das Gleichgewicht wiederherstellen: Die Infekte nehmen ab, der Appetit kehrt zurück, das Kind schläft wieder besser und kann sich erneut seinen Entwicklungsaufgaben zuwenden. Es holt nicht nur rasch auf, sondern ist bald seinen Altersgenossen sogar etwas voraus, weil es unter günstigen Umständen rasch lernt und die ihm angebotene geistige und substantielle Nahrung gut aufnehmen kann. Es ist nicht ein typischer Spätentwickler, sondern wird nur durch seine Empfindlichkeit und Anfälligkeit zeitweise zurückgeworfen.

Das Silicea-Kind ist leicht zu führen und davon zu überzeugen, dass etwas vernünftig ist. Es verinnerlicht die Leitsätze seiner Eltern und verankert sie fest in seinem Herzen. Ist jemand anderer Meinung, dann wird es nicht laut widersprechen, sondern kann sich anpassen. Insgeheim hält es aber an seinen Überzeugungen fest, zu denen es einmal gelangt ist. Das an sich eher unauffällige Kind kann allerdings dadurch auffallen, dass es auf laute Geräusche sehr schreckhaft reagiert. Weint es, so mag es zuweilen nicht getröstet werden.

»Ich leide an Verstopfung.«

Das Kind im Silicea-Zustand kann bereits als Säugling und Kleinkind sehr verstopft sein. Es handelt sich um eine Schwäche, den Stuhl herauszupressen. Der Stuhl ist eigentlich schon zu sehen, schlüpft aber wieder zurück. Manchmal ist er auch zu fest. Im typischen Fall jedoch ist der Stuhl normal und kommt trotzdem nicht, weil das Kind nicht stark genug pressen kann. Aufgrund der ungenügenden Entleerung hat das Kind das Gefühl, es sei nicht fertig, und unternimmt immer wieder einen neuen Anlauf. Das kann sogar dazu führen, dass sich ein Teil des inneren Darms nach außen kehrt. Bei Kindern im Trotzalter, zwischen dem 18. Monat und dem vierten Geburtstag, kann es schwierig sein, eine durch primär körperliche Faktoren bedingte Verstopfung von einer »Trotz«-Verstopfung zu unterscheiden. Die Mehrzahl der Kleinkinder im Trotzalter hat keinen primär körperlichen Grund für eine Verstopfung, sondern eine psychisch bedingte (funktionelle) Entleerungsstörung. Das kann beim Silicea-Kind zusätzlich eine Rolle spielen.

Bei einer Verstopfung des Kindes im Trotzalter ist aufgrund verschiedener Faktoren bei der Darmentleerung das Zusammenspiel der Muskulatur

Bei Verstopfung spielt für die Auswahl der Arznei der Typ eine große Rolle, mehrere Mittel können helfen. Bei psychisch bedingter Verstopfung sind das Ignatia, Opium oder Nux vomica (siehe Seite 154).

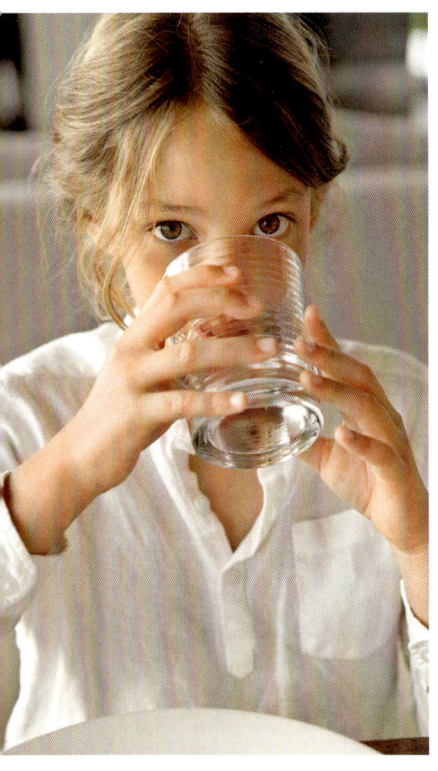

Zum Durstlöschen greift auch das größere Silicea-Kind noch gern zu einem Glas Wasser.

gestört. Der Darm gibt das Signal, dass er voll ist, und das Kind spürt den Stuhldrang. Statt nun den Stuhl herauszulassen – dafür müsste es seinen Schließmuskel am After loslassen und entspannen – kneift es mit aller Kraft die Pobacken zusammen, schließt somit den Schließmuskel und verhindert, dass der Stuhl austreten kann.

Die beste und eleganteste Lösung einer solchen Darmfunktionsstörung ist auf Dauer die homöopathische Behandlung. Dafür bieten sich verschiedene Mittel an (ab Seite 153), Silicea ist nur eines davon.

»Meine Ernährung ist schwierig.«

Der Silicea-Säugling kann von Anfang an Probleme mit der Ernährung haben. Das beginnt schon damit, dass er die Milch der Mutter ablehnt, weil sie ihm nicht schmeckt oder weil er sie nicht verträgt. Aber auch mit der Flaschennahrung gedeiht der Silicea-Säugling oft nicht wie gewünscht. Es scheint, als könne das Kind die Nahrung nicht richtig aufnehmen. Manche Kinder entwickeln allerdings seltsame und befremdliche Gelüste: Sie essen beispielsweise Blumenerde, Sand oder Papier. Bisweilen steckt dahinter ein verdeckter Mangelzustand, etwa Eisenmangel. Dieser tritt besonders dann auf, wenn das Kind eine Abneigung gegen Fleisch hegt, was bei einem Silicea-Kind der Fall sein kann. Während andere Babys wie das Lycopodium- (siehe Seite 74) oder das Phosphor-Baby (siehe Seite 90) nachts aufwachen und schreien, weil sie Hunger haben, erwacht das Silicea-Kind, weil es Durst hat. Diesen löscht Wasser oder ungesüßter Tee besser als eine Milchmahlzeit, die es ohnehin nicht gut verträgt und nach der es schlecht wieder einschlafen kann.

»Ich schlafe schlecht mit vollem Magen.«

Während viele Kinder nach einer sättigenden Mahlzeit gut und lange schlafen, gilt das für das Silicea-Kind nicht. Es hat zu viel mit der Verdauung zu tun, als dass es ruhig schlafen könnte. Mit einem vollen Magen schläft es entweder gar nicht oder sehr unruhig. Gerade bei Silicea-Babys, die die Muttermilch nicht gut vertragen, kann es durch das Stillen abends oder nachts zu Unruhe und Schlafstörungen kommen. Diese Kinder sollten ausnahmsweise etwas früher abgestillt und die Nahrung sollte auf Fläschchen umgestellt werden. Das gilt vor allem für Silicea-Kinder, die schlecht gedeihen (siehe Eltern-Tipp).

Der Kinderarzt stellt bei den allgemeinen Vorsorgeuntersuchungen fest, ob Ihr Kind seinem Alter entsprechend an Gewicht zunimmt. Diese Früherkennungsmaßnahmen wurden vom Gemeinsamen Bundesausschuss der Ärzte und Krankenkassen entwickelt.

Eltern-Tipp

- Wenn Ihr Säugling in den ersten Lebenswochen oder -monaten nicht richtig zunimmt – was dem Kinderarzt bei den Vorsorgeuntersuchungen auffällt – bekommt er entweder zu wenig Muttermilch oder er verträgt sie nicht. Dann muss mit der Flasche zugefüttert werden. Damit ist sichergestellt, dass das Baby sofort besser gedeiht, und die Nächte werden ruhiger. Hierbei handelt es sich um eine sinnvolle und notwendige Ausnahme, da generell in den ersten Lebensmonaten möglichst ausschließlich gestillt werden soll. Doch in so einem Fall sollte man nicht zu streng an der Empfehlung festhalten.
- Das Silicea-Kind braucht viel äußere Wärme, es friert eher im Freien oder beim Schwimmen im kühlen Wasser, weil es sich mangels ausreichend schneller Reaktion seiner kleinen Hautgefäße gegen die äußere Kälte nicht schützen kann. Das Kind profitiert schon ab dem fünften Geburtstag von einem Saunabesuch, wobei es nicht ins kalte Tauchbecken steigen muss, kühles Besprenkeln oder Begießen einzelner Körperteile nach dem Aufheizen reicht meist aus, um seine Abwehrkraft zu stärken. Die Ruhephasen hält es gern ein, wenn Sie ihm leise eine Geschichte vorlesen oder erzählen.
- Die Eltern von Silicea-Kindern sind oft mit dem Thema Verstopfung konfrontiert. Zunächst sollten Sie abklären lassen, ob es sich um eine seltene ernsthafte Störung der Darmfunktion handelt. Eine Ultraschalluntersuchung des Bauchs beim Kinder- oder Hausarzt kann da Aufschluss geben. Bei sehr hartem Stuhl und andauernder Verstopfung hilft ein milchzuckerhaltiger Saft wie zum Beispiel Lactulose, der leicht abführend wirkt. Doch er wirkt nicht auf Dauer und Verstopfung ist beim Kleinkind in erster Linie auch nicht körperlich bedingt. Ab und zu tut ein warmes Bad gute Dienste.
- Achtung: Keinesfalls sollten Sie körperliche Manipulationen wie beispielsweise einen Einlauf vornehmen, weil das zu einer Traumatisierung des Kindes führen kann, die sich als bleibende Verstopfung bis ins Erwachsenenalter auswirkt. Bleiben Sie ruhig und geduldig und beachten Sie das Phänomen möglichst wenig. Das sind die besten Ratschläge, die man Eltern geben kann, wenngleich sie schwer zu befolgen sind, da man mitansehen muss, wie das Kind sich quält.

Bei einem Säugling oder Kleinkind, das Silicea braucht, kann die Verstopfung durch eine Gabe Silicea C30 oft für viele Wochen verschwinden.

Der Stramonium-Typ

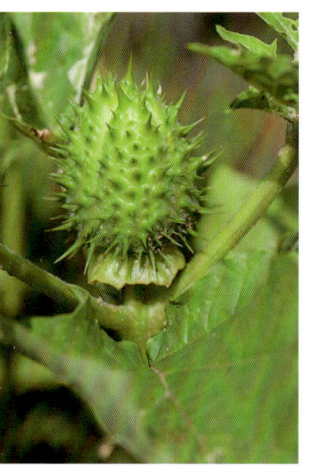

Die Blüten des giftigen Stechapfels (Stramonium) öffnen sich nur nachts.

Am Tag, bei Licht und in Gesellschaft fühlt sich das ängstliche Stramonium-Kind am ehesten wohl. Wenn es zu eng wird, in kleinen, engen, vollen Räumen, oder wenn das kleine Kind umringt ist von Erwachsenen, tritt es die Flucht an. Manche Kinder haben Angst vor Wasser, allerdings nicht in der Badewanne oder beim Duschen, sondern beim Planschen oder Schwimmen im Schwimmbad oder im Meer.

Ein Kleinkind, das Stramonium als Heilmittel braucht, hat meist mehrere Symptome, die es einen kurzen Augenblick wie »durchgedreht« erscheinen lassen: sei es, dass das Kind nachts aus dem Schlaf heraus schreit und nicht ansprechbar ist; sei es, dass es beim Toben mit anderen Kindern die Kontrolle verliert und zubeißt; sei es, dass es in einem vollen Kaufhaus oder Kino ohne Vorwarnung wegläuft. Das Kind hat später selbst keine Erklärung für sein Verhalten und kann sich mitunter nicht einmal mehr daran erinnern. Alles deutet darauf hin, dass es einen Aussetzer hatte. Typisch ist, dass diese kurzen Aussetzer plötzlich auftreten und wie in einem Affekt einem vehementen Impuls folgen, der außerhalb des normalen Bewusstseins zu liegen scheint. Dazwischen muss das Kind keine sonstigen Verhaltensauffälligkeiten haben.

»Ich verliere plötzlich die Kontrolle.«

Wut oder Angst bemächtigen sich des Stramonium-Kindes auf archaische Art und Weise. Die Eltern und Lehrer beobachten, dass das Kind immer wieder bei Spaßkämpfen plötzlich und heftig beißt, kratzt, tritt oder schlägt und die anderen Kinder dabei verletzt. Dafür bekommt es natürlich die Quittung: Im Kindergarten oder in der Schule hagelt es Be-

ERKENNUNGSZEICHEN

- neigt zu sehr heftigen Wutanfällen
- schlägt, kratzt, beißt, zerstört, zerreißt zum Beispiel Stoff und Papier
- hat große Angst, vor allem nachts und im Dunkeln
- kann sich in seiner Angst Dinge ausmalen, die er dann »sieht« und »hört«
- sieht im Fieber eingebildete Insekten und andere Tiere
- schreit im Fieber
- bekommt Panik, wenn es zu eng wird (in der Umarmung, in der Menschenmenge, beim Festhalten im Spiel)
- ist oft in großer Unruhe, muss laufen oder sogar rennen
- redet ununterbrochen, unverständlich, undeutlich und hastig
- stottert plötzlich

TYPISCHE BESCHWERDEN

- Nachtschreck, nächtliche Angstattacken, bei denen das Kind wie im Delirium schreit und sich kaum beruhigen lässt
- Delirium im Fieber: sieht nicht vorhandene Dinge
- ADHS (Aufmerksamkeitsdefizit-/Hyperaktivitätsstörung)

- Verhaltensstörungen bei Kindern mit Neigung zu starken Wutanfällen oder zu Angstattacken
- große Unruhe mit starken bis exzessiven Wutanfällen
- plötzlich auftretendes Stottern mit und ohne Veranlassung

schwerden, seine Freunde wenden sich ab und wollen nicht mehr mit ihm spielen. Befragt man es später zu seinem Verhalten, weiß es nichts dazu zu sagen und zuckt mit den Schultern. Das Kind im Stramonium-Zustand bereut nichts und sieht deshalb auch selten einen Grund sich zu entschuldigen. Es erinnert sich auch nicht an den Vorfall, oder nur daran, was die anderen gemacht und ihm angetan haben. Seine eigenen, unverhältnismäßigen Ausraster sind ihm nicht bewusst.

»Manchmal lasse ich meinen Impulsen freien Lauf.«

Wenn es älter wird, kann es passieren, dass sich das Kind mit seinen Impulsen identifiziert und sie gar nicht mehr bekämpfen will, sondern immer offener auslebt. Es macht aus seinen Schwächen eine Art Sport, will anders sein, sich nicht mehr an die geltenden sozialen Regeln halten. Dabei wirkt das Kind äußerlich angepasst, nur innerlich kultiviert es eine ganz andere (»dunklere«) Seite. Es sucht Gefahr, stiftet andere dazu an, verbotene Dinge zu tun. Wird es bestraft, scheint ihm das nichts auszumachen, es reagiert gleichgültig. Wenn es Dinge bezahlen muss, die es mutwillig zerstört hat, tut es das klaglos, allerdings tritt auch kein Lerneffekt ein. Es scheint, als gehe es unbeeindruckt von allen Verboten und Regeln einen sehr persönlichen Weg: ein trauriger einsamer Wolf, der immer wieder andere unvermittelt angreift oder auf Beutezüge geht. Der Stramonium-Jugendliche zeigt kaum noch Gefühle.

»Wut und Angst können mich beherrschen.«

Das Stramonium-Kind wird von sehr intensiven Gefühlen erfasst, die wie ein Wirbelsturm hereinbrechen und seinen Kopf ausschalten. Berüchtigt sind die intensiven Wut- und Tobsuchtsanfälle, bei denen es schreien, sich auf den Boden werfen, beißen, treten, andere beschimpfen oder Dinge mutwillig zerstören kann. Aber auch ein gezielter Angriff auf

Bei Wutanfällen in der Trotzphase kann – je nachdem, wie sie sich äußern – auch Belladonna, Ignatia, Chamomilla oder Tuberculinum helfen (siehe Seite 162).

andere ist möglich, bei dem es beispielsweise Eltern, Geschwistern oder Freunden das Gesicht zerkratzt. In diesem Zustand wirkt das Kind wie in Ekstase und ist nur bedingt ansprechbar.

Ähnlich intensiv wie die Wut kann auch die Angst ausgeprägt sein, vor allem die Angst vor der Dunkelheit. Das Kind sieht im Dunkeln unheimliche schwarze Gestalten und andere eingebildete bedrohliche Dinge. Sogar ältere Kinder oder Jugendliche können große Angst bekommen, wenn sie nachts allein sind. Kleine Kinder halten es allein im dunklen Zimmer nicht aus. Sie springen aus dem Bett, flüchten zu den Eltern oder bleiben wie angewurzelt in einer Ecke stehen, starren in die Dunkelheit und schreien. Typisch ist das angsterfüllte Starren in die Luft, als ob das Kind dort etwas nicht Existentes sehen würde, etwa im Fieber, nach dem Erwachen oder einfach während einer Angstattacke, in die sich das Kind aus unerfindlichen Gründen hineingesteigert hat. Außerdem kann das Kind Angst vor Hunden haben, ohne dass es jemals von einem Hund belästigt oder gar gebissen wurde.

»Ich möchte nichts trinken.«

Das Stramonium-Kind hat eine Abneigung zu trinken, selbst im Fieber. Es mag vor allem keine kalten Getränke und kein einfaches Wasser. Am ehesten mag es Zitronenwasser oder Zitronentee als Heißgetränk.

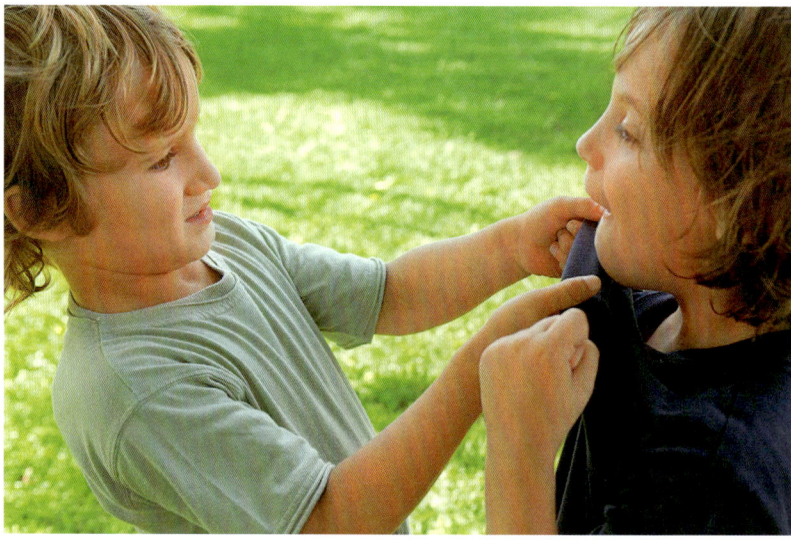

Schnell schlägt beim Stramonium-Kind das Spiel in Ernst um. In seiner unendlichen Wut kennt es kaum irgendwelche Grenzen.

TIPP

STRAMONIUM KANN BEI STOTTERN HELFEN

Mit und ohne Veranlassung fängt das Stramonium-Kind plötzlich an zu stottern. Die Sprache kann hastig, undeutlich und sogar unverständlich sein, was das Kind selbst nicht zu beeinträchtigen oder zu verunsichern scheint. Besonders im Anfangsstadium des Stotterns oder beim Stottern nach einem großen Schreck kann Stramonium einen solchen Sprachfehler erfolgreich korrigieren.

»Ich will mit Licht einschlafen.«

Im Dunkeln kann das Stramonium-Kind nicht einschlafen, weil es zu viel Angst hat. Es braucht deshalb ein möglichst helles Licht. Ein bis zwei Stunden nach dem Einschlafen kann das Kleinkind schreiend erwachen und verwirrt und verängstigt in die Luft starren – wobei es seine tröstende Mutter nicht erkennt (Nachtschreck). Manche Kinder wehren Berührungen ab, andere klammern sich ängstlich an ein Elternteil. Etwas später, meist mitten in der Nacht, können auch Albträume die Ursache dafür sein, dass das Kind aufschreckt oder zumindest aufwacht. In diesen Fällen ist es jedoch ansprechbar und sucht – im Gegensatz zum Nachtschreck – den Trost seiner Eltern.

Eltern-Tipp

- Da das Kind schon schnell wütend und außer sich ist, müssen seine Eltern sich umso mehr in der Gewalt haben, um nicht zu schreien. Je lauter und aufgeregter sie selbst werden, desto schlimmer wird die gesamte Situation. Eine sogenannte Auszeit im Zimmer hilft dem Kind sich zu beruhigen, wenn es überdreht ist.
- Bei einem Kindergarten- oder Schulkind kann die Auszeit folgendermaßen aussehen: Sie besprechen mit ihm in einer ruhigen, stressfreien Situation, dass es künftig bei einem Wutanfall für etwa fünf Minuten in sein Zimmer geht und erst dann wieder herauskommt, wenn der Anfall vorüber ist. Sollte das Kind nicht freiwillig gehen, wird es sanft geschoben, notfalls auch getragen.
- Wichtig: Die Tür des Zimmers bleibt offen, damit das Kind sich nicht noch mehr in seine Wutattacke hineinsteigert. Will es das Zimmer noch im Zustand der Wut verlassen, wird es sanft zurückgeschoben. Nach einigen Vorfällen wird es lernen, mit dieser Auszeit umzugehen. Es wird sie nutzen, um sich zu beruhigen.

Der Sulfur-Typ

Viele Sulfur-Kinder haben eine trockene Haut, die zu Juckreiz und zu Ekzemen neigt, was im Kindergartenalter manchmal von selbst wieder verschwindet. Schnell ist es ihnen zu warm, sodass sie außer den Socken und Schuhen auch noch den Pulli ausziehen. Bei Schnupfen erkennt man das Sulfur-Kind an seinen roten Nasenlöchern, rötlichen Wangen mit den Resten von verschmiertem Schleim, roten Lippen und geröteten Lidrändern. Der Windelbereich bei Babys im Sulfur-Zustand ist oft übersät von roten Flecken oder Pickelchen. Später beklagt sich der kleine Junge über Brennen beim Wasserlassen, wobei der Ausgang der Harnröhre gerötet ist. Impfungen können bei Sulfur-Babys und -Kleinkindern viele Beschwerden auslösen. Zu den akuten Reaktionen gehören Fieber und Hautausschläge, zu den chronischen Folgen eine Infektanfälligkeit mit Dauerschnupfen. Daraus kann sich eine Kaskade von Krankheiten entwickeln, die typisch für ein Kind im Sulfur-Zustand ist: Der chronische Schnupfen lässt die Polypen anschwellen, wodurch sich ein Katarrh der Ohrtrompete entwickelt. Dieser führt zu einer Schleimansammlung hinter dem Trommelfell, die wiederum eine Mittelohrschwerhörigkeit nach sich zieht. Werden die Polypen und vor allem die Mandeln entfernt, kann es in den Folgejahren zu Heuschnupfen kommen, weil das Immunsystem gestört ist. Das Kind kommt auf diese Weise vom Regen in die Traufe – am besten ist, man lässt es in Ruhe und wartet ab, anstatt das Risiko einzugehen, einen schnellen Erfolg mit einer dauerhaften Störung des Immunsystems zu erkaufen. Abwarten kann man natürlich nur in Fällen, bei denen die Sprachentwicklung durch die vorübergehende Einschränkung der Hörfähigkeit nicht beeinträchtigt ist.

ERKENNUNGSZEICHEN

- macht sich nichts aus seinem Äußeren
- hat es oft zu warm, entblößt die Füße
- kann alles gebrauchen, ein »Sachensucher«
- hortet vieles und trennt sich ungern von Dingen
- hat eine Abneigung gegen Baden in der Wanne, vor allem gegen das Haarewaschen
- kann nicht lange stehen
- ist fröhlich und unkompliziert
- interessiert sich und ist technisch begabt, bastelt gern
- ist durchsetzungsstark, weiß, was er will und kann
- will alles selbst machen, will mitreden
- ist aufgeschlossen und neugierig
- ist nie um eine gute Ausrede verlegen

»Mir ist zu warm!«

Oft ist es dem Sulfur-Kind zu warm und es zieht schnell den Pulli aus. Es braucht nicht so viele Hüllen und Schichten um sich herum wie andere Kinder, am liebsten geht es in kurzen Ärmeln und barfuß. Dabei hat es warme Hände und Füße. Und sollten sie doch einmal kalt sein, dann stört sich das Kind nicht daran. Es hat so viel innere Wärme, dass es anderen gut etwas davon abgeben könnte: »Mein Öfchen« sagt die Mutter zu ihrem Sulfur-Kind, das selbst im Winter noch mit entblößten Füßen schläft. Unter der Bettdecke ist es dem Kind oft zu warm und es deckt sich auf. Ist der Sulfur-Säugling zu warm angezogen, wird er unruhig und schreit. Sein roter Kopf verrät bereits die Überhitzung, unter der es viel stärker leidet als andere Babys.

Schon das Sulfur-Baby mag kein zu warmes Badewasser, was es lautstark auch mitteilt. Anfangs meint die Mutter, ihr Kind habe Angst vor Wasser, bis sie herausfindet, dass ihm nur die Temperatur zu hoch ist. Später schreit das Kind beim Baden eigentlich nur noch, wenn der Kopf gewaschen werden soll – was öfter sein muss, als ihm lieb ist, weil das Kind schnell einen muffigen Geruch am Kopf entwickelt – ganz abgesehen davon, dass nach dem Spielen nicht nur die Kleidung, sondern auch noch der Kopf voller Sandkörner ist. Denn das Sulfur-Kind hat nichts gegen Dreck, Sand und Erde und bringt von draußen oft noch eine ganze Sammlung an Blättern, Blüten, Scherben, Steinchen oder Stöckchen in seinen Taschen mit nach Hause.

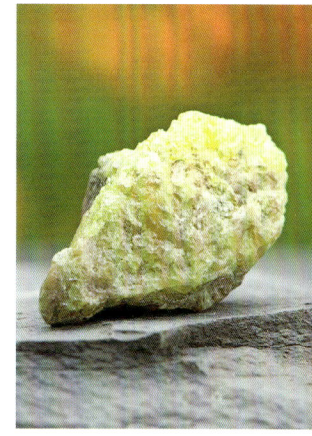

Die Schwefelblüte (Sulfur) kommt weltweit in der Nähe heißer Quellen und Vulkankrater vor.

»Ich bin fröhlich und unkompliziert.«

Die meisten Kinder, denen Sulfur hilft, sind selbstsicher und extrovertiert, sprechen wie selbstverständlich mit Fremden und behandeln den Erwachsenen eher wie einen Kumpel und nicht wie eine Autoritätsperson. Außerdem sind sie neugierig auf alles, was mit Technik zu tun hat, und finden den Knopf zum An- und Ausschalten schnell. Das Sulfur-Kleinkind hat noch keine Beziehung zu Besitz und verschenkt gern ein Spielzeug, um mit dem Beschenkten Kontakt aufzunehmen. Das Schulkind hat dagegen schon ein ausgeprägtes Gefühl für materielle Werte und rechnet am liebsten, wenn es um Geld geht. Es stellt Preisvergleiche an, bevor es kleine Käufe tätigt und sein Erspartes ausgibt.

Emotional sind Sulfur-Kinder und auch -Jugendliche erstaunlich stabil und lassen sich durch nichts so leicht aus der Ruhe bringen. Sie haben wenig Ängste und Befürchtungen, sind im Gegenteil meist fröhlich und unkompliziert und manchmal auch albern. Kleine Streiche, Mogeleien, Geschicklichkeitsspiele, Tricks und Rätsel, mit denen es die Intelligenz der anderen herausfordert, machen dem Sulfur-Kind sehr großen Spaß.

Für den Sulfur-Jugendlichen ist das Stehen eine unbequeme Körperhaltung. Er neigt vor allem zu Beginn der Pubertät in dieser Position zu Ohnmachtsanfällen.

Bei Kartenspielen, Schach und Mühle spielt es auch gern mal um kleine Geldsummen – und freut sich unverhohlen über seinen Gewinn. Seine Art, Freude und Stolz zu zeigen, hat manchmal etwas Naives an sich.

»Ich weiß, was ich kann.«

Das Kind und auch der Jugendliche ist sich seiner Stärken wohl bewusst, und sein Sinn für Technik, sein Gespür für materielle Werte und seine praktische Begabung, gepaart mit einer guten Portion Intelligenz, lassen den Sulfur-Typ schnell in eine überlegene Rolle schlüpfen. Diese Kinder nehmen häufig die Planung und Ausführung eines Spiels in die Hand, den anderen Beteiligten weisen sie ihre Mitspielerrolle zu. Sie zeigen früh ihre Führungsqualitäten. Da sie sich ihrer Fähigkeiten bewusst sind, schauen sie auf jene herab, die weniger Durchblick haben. Es handelt sich dabei um eine selbstbewusste, realitätstreue Eigenliebe und nicht um Einbildung oder Hochstapelei. Der Jugendliche neigt schon früh zum Philosophieren, entwickelt eigene Theorien und schmiedet Pläne. Sein Intellekt nimmt eine Vormachtstellung gegenüber seinen Gefühlen ein, was ihn manchmal etwas zu kopfbetont erscheinen lässt.

»Ich finde schon einen guten Grund.«

Die Eltern mögen es anstrengend finden, dass sich ihr Sulfur-Kind ungern waschen lässt und auch noch als Jugendlicher um Dusche oder Badewanne gern einen großen Bogen macht. Sich waschen und sauber sein findet es unangenehm, viel wohler fühlt es sich buchstäblich in seiner ungewaschenen Haut. Weil der Sulfur-Jugendliche aber gern eine intelligente Begründung für sein Verhalten gibt, wird er schnell eine schlüssige Theorie aus dem Hut zaubern, warum das Waschen ungesund ist oder warum man mit Wasser sparsam umgehen soll. Das Äußere ist dem Sulfur-Kind ziemlich egal, die Sachen müssen nur robust und praktisch sein, denn es macht sich gern schmutzig, ohne auf die Kleidung Rücksicht zu nehmen. Schon deshalb ist ihm saubere oder feine Kleidung nicht angenehm, man müsste sie ja sauber halten.

TYPISCHE BESCHWERDEN

- Folgekrankheiten nach Impfungen, dazu gehören vor allem Infektanfälligkeit und Schlafstörungen
- Hautausschläge
- chronischer Schnupfen mit Folgeerkrankungen wie Halsschmerzen

Der Sulfur-Jugendliche macht auch gern eine Philosophie daraus, warum man eher zu weite als zu enge Kleidung tragen sollte und warum es egal ist, wenn man ein ungleiches Paar Socken trägt. Um eine gute Ausrede ist dieser Typ nie verlegen. So findet er auch eine schlüssige Begründung, warum er das Aufräumen seines Zimmers wieder mal verschieben muss. Ordnung sieht der Sulfur-Jugendliche nicht im Äußeren. Er hat eine eigene Vorstellung von Ordnung, die sich darin zeigt, dass er selbst stets findet, was er sucht, weil er weiß, wo alles liegt. So liefert er den Beweis für seine Theorie. Da er eine Abneigung gegen jegliche Einmischung von außen hat, darf auch niemand sein Zimmer aufräumen. Schon das Sulfur-Kleinkind will alles selbst machen und wehrt jede Hilfe vehement ab: »Selber machen!« lautet die Devise.

»Ich kann alles gebrauchen.«

Schon das junge Schulkind geht gern auf Flohmärkte, wo es seine Sachen verkaufen und damit ein zusätzliches Taschengeld verdienen oder auch günstig ein Schnäppchen erstehen kann. Das Sulfur-Kind ist fasziniert von Sonderangeboten und altem Gerümpel, auch von Schrott. Andererseits kann es mit sicherem Gespür die wertvolleren von den wertloseren Dingen unterscheiden. Aber Sachen einfach wegwerfen liegt ihm fern, dafür ist es nicht zu haben. Entweder man behält, verkauft oder verschenkt sie. Das Sulfur-Kind ist eben auch großzügig.

Auf dem Flohmarkt ist das Kind in seinem Element: als Käufer ebenso wie als Verkäufer.

»Mir schmeckt fast alles – am allerbesten Süßes.«

Das Sulfur-Kind isst in der Regel das, was auf den Tisch kommt, ihm schmeckt fast alles. Da es stets einen guten Appetit hat, wird der Teller auch leer. Dieses Kind erkennt man nicht daran, was es nicht mag, sondern eher daran, was es besonders gern mag: Es ist verrückt nach Süßigkeiten in jeder Form. Alles wird gern genommen, auch wenn manche Kinder nicht alles gut vertragen. Das Sulfur-Kind isst auch außergewöhnliche Geschmacksrichtungen oder gewöhnungsbedürftige Kombinationen, ebenso scharfe oder würzige Dinge, und das bereits in jungen Jahren. Lediglich mit sauren Speisen oder säuerlichem Obst ist es nicht zu locken. Auch was das Trinken betrifft, gibt es beim jungen Sulfur-Typ keine Probleme. Er bevorzugt süße Getränke. Und wenn er einmal das Glas angesetzt hat, dann ist es auch in ein oder zwei Zügen geleert. Mancher Sulfur-Jugendliche hat Lust auf Alkohol (siehe Kasten Seite 114).

INFO

DIE LUST AUF ALKOHOL IST DEM SULFUR-JUGENDLICHEN NICHT FREMD

Sulfur-Jugendliche haben mehr Lust auf Bier, Wein und hochprozentige Alkoholika, als den Eltern lieb ist. Ob das allerdings zu einem Problem wird, hängt hauptsächlich von anderen Faktoren ab, die im Leben eine Rolle spielen. Dazu zählen zum Beispiel die Vorbildfunktion der Eltern, die Suchttendenz in der Familie, der Freundeskreis und ein lang andauerndes Unglücklichsein des Jugendlichen.

»Ich habe einen leichten Schlaf.«

Einige Sulfur-Kinder haben einen leichten Schlaf, sie wachen vor allem nach Mitternacht häufig auf und werden leicht durch Geräusche gestört. Besonders ungewohnte Geräusche lassen sie aus dem Schlaf aufschrecken. Das Kleinkind hat die Gewohnheit, sehr früh morgens, häufig schon zwischen fünf und sechs Uhr, aufzuwachen. Der Jugendliche hat dagegen einen stark verschobenen Schlafrhythmus: Nachts ist er hellwach und tagsüber dafür schläfrig. Er schläft sehr spät ein und möchte am liebsten lang ausschlafen, gern auch bis in den Nachmittag hinein. Das Kleinkind kann auch etwa ein bis zwei Stunden nach dem Einschlafen aus dem Schlaf heraus schreien, wobei es einen verwirrten Eindruck macht und seine Mutter zunächst nicht erkennt. Es dauert eine ganze Weile, bis es sich wieder beruhigt hat und weiterschlafen kann (siehe auch Nachtschreck Seite 163).

Eltern-Tipp

- Das Sulfur-Kind oder der -Jugendliche lässt sich besser an einer langen Leine führen als an einer kurzen. Geben Sie ihm seinem Alter entsprechend soviel Freiheit wie möglich. Der Sulfur-Typ kann schon früh für sich selbst sorgen, was natürlich nicht heißt, dass er die elterliche Liebe, Fürsorge und Aufsicht nicht braucht.
- Da das Kind früh alles selbst machen möchte, zeigen Sie ihm am besten, wie es geht. Bringen Sie genügend Geduld auf, es beim Ausprobieren zu beobachten oder ihm kleine Hilfestellungen zu geben. Wenn Sie selbst Spaß am Basteln in der Werkstatt haben, lernen Sie ihr Kind langsam an, denn praktische kreative Arbeit entlastet sein Denken und befriedigt seine Neugier.
- Dieser Typ erarbeitet sich zielstrebig und selbstbewusst seinen Platz in der Gemeinschaft, egal, aus welchen Verhältnissen er stammt. Er wagt und gewinnt. Seien Sie stolz auf ihn!

Der Tuberculinum-bovinum-Typ

Das Tuberculinum-Kind ist sehr zäh, auch wenn es meist auffallend zart gebaut ist und aussieht, als ob der nächste Windhauch es umwehen könnte – das Gegenteil ist der Fall. Trotzdem kämpft es mit seiner körperlichen Verfassung, denn es droht bei jedem Infekt die mühsam entstandene kleine Fettreserve wieder zu verlieren. Ist das Kind auch noch sehr klein, machen sich die Eltern Sorgen, dass es wegen der fehlenden Gewichtszunahme nicht ausreichend wachsen könne. Deshalb bekommt das Thema Essen übermäßige Aufmerksamkeit, verbunden mit der Anstrengung, dem Kind unbedingt Nahrung zuzuführen. Ergebnis: Das Kind verweigert das Essen gänzlich. Am besten wartet man ab, bis es selbst nach Essen verlangt. Dann kann kalorienreiche Kost wie Brot mit viel Butter und Salami, Eier oder Sahne angeboten werden, da das Tuberculinum-Kind gern Fettes isst.

> Der Volksmund sagt: »Kein Kind hungert gern freiwillig.« Denken Sie daran, wenn Sie sich sorgen, weil Ihr Kind wieder einmal hartnäckig das Essen verweigert.

Tuberculinum-Jugendliche sind oft hochgewachsen und mager, klassische »Bohnenstangen«. Aber es kommen auch kleine, mollige Vertreter vor. Diese essen plötzlich wenig oder gar nichts mehr, um abzunehmen. Das Essverhalten kann wiederholt wechseln zwischen sehr viel und gierig und kaum etwas essen. Diese Tendenz wird sich, wenn sie sich in der Jugend eingespielt hat, auch im Erwachsenenalter fortsetzen.

»Ich schlage aus Wut den Kopf an.«

Oft ist das Tuberculinum-Kind als Säugling ein sogenanntes Schreikind. Es beruhigt sich nicht dadurch, dass man es herumträgt, wie das Chamomilla-Kind (siehe Seite 59), es beruhigt sich nur, wenn es an die Brust gelegt und gestillt wird. Das Kind macht einen sehr unzufriedenen

ERKENNUNGSZEICHEN

- ist zart gebaut, meist mager, aber zäh
- flucht, wirft, zerstört mutwillig
- möchte mutig sein, ist bereit zu kämpfen
- ist unternehmungslustig, hat einen starken Bewegungsdrang
- ist ruhe- und rastlos, läuft unvermittelt auf und davon
- ist sprunghaft und wechselhaft
- versteckt geschickt seine Schwächen
- ist als Kleinkind sehr starrköpfig und durchsetzungsstark
- besteht zuweilen auf Ritualen
- schlägt als Kleinkind in Momenten der Wut mit dem Kopf gegen Möbel oder auf den Boden
- stößt mit dem Kopf oder schüttelt ihn beim Einschlafen hin und her
- kann sich geistig nicht lang anstrengen

Eindruck, ohne dass man herausfinden kann, was ihm fehlt. Ein erster Hinweis darauf, dass sich ein Kind in einem Tuberculinum-Zustand befindet, ist oft – ähnlich wie beim Belladonna-Kind (siehe Seite 45) – das Kopfanschlagen. Manchmal stoßen schon ältere Säuglinge auf dem Arm der Mutter den Kopf gegen ihre Brust oder auf ihre Schulter. Wenn Tuberculinum-Kinder krabbeln können, entwickeln sie die merkwürdige Gewohnheit, den Kopf absichtlich auf den Boden oder gegen ein Möbelstück zu schlagen, vor allem das Kleinkind in der Trotzphase zeigt dieses Verhalten. Manche Kinder schlagen so stark, dass sie sich durch diese Aktivitäten blaue Flecken oder dicke Beulen auf der Stirn zuziehen können. Es kann sogar ein Ritual beim Einschlafen sein: Der Kopf wird dann ins Kissen geschlagen oder auch gegen die Bettkante.

»Ich will meinen Kopf nicht anstrengen.«

Jegliche Aufregung, ob der eigene Geburtstag, Weihnachten, lang ersehnte Ferien oder der Verlust des geliebten Haustiers, kann beim Tuberculinum-Kind eine Krise auslösen, die zu einer körperlichen Erkrankung führt. Vor allem geistige Anstrengung kann das Kind und auch der Jugendliche schwer ertragen, weshalb längere Schulzeiten, viele Hausaufgaben und konzentriertes Lernen das gesamte Befinden beeinträchtigen. Das Kind blockt ab und wird unruhig, kann aber nicht erklären, was es vom Lernen abhält. Vielleicht ist es ein vages Unbehagen mit innerer Unruhe. Der Jugendliche hat seine eigene Ansicht und macht daraus eine Philosophie: Er möchte sich nur so viel anstrengen, wie unbedingt nötig ist, um gerade durch die Schule oder die Prüfung zu kommen, aber kein bisschen mehr. Dahinter steckt eine deutliche Unverträglichkeit geistiger Anstrengung, die sein Befinden verschlechtert und sogar körperliche Schmerzen verursachen kann.

INFO

MEHR RUHE DURCH TUBERCULINUM BOVINUM

Gerade bei Verhaltensauffälligkeiten wie dem Schlagen mit dem Kopf (sogenannte Jaktationen) ist es nicht mit der einmaligen Gabe einer lang wirkenden Dosis wie einer C30 getan. Sobald es zu einem Rückfall in das alte Verhalten kommt, muss die Gabe des Mittels wiederholt werden. Das kann sich mitunter über ein bis zwei Jahre hinziehen, wobei die Dosierung (die Potenz) des Mittels gewechselt wird. Tritt keine Besserung ein, ist Tuberculinum nicht das geeignete Mittel.

TYPISCHE BESCHWERDEN

- starke Erkältungsanfälligkeit
- Zähneknirschen im Schlaf
- wiederholte Mandelentzündungen und Halsschmerzen, vor allem bei Jugendlichen
- Dauerschnupfen oder Neigung zu Bronchitis
- Allergien: Heuschnupfen, Asthma, Hautausschläge

- Nachtschweiß
- schwere Erkrankungen, etwa Lungenentzündung, treten häufig im Frühjahr auf, wenn das Wetter sich erwärmt
- ADHS (Aufmerksamkeitsdefizit-/Hyperaktivitätsstörung)
- Ticstörung oder Jaktationen (Kopf anschlagen)
- Angst vor Hunden

»Ich will genau das, was du nicht willst.«

Manche Kinder tun, was sie selbst wollen, zum Beispiel das Sulfur-Kind. Andere passen sich an und richten sich nach den elterlichen Vorgaben, zum Beispiel das Carcinosinum- oder das Natrium-muriaticum-Kind. Das Tuberculinum-Kind richtet sich auf paradoxe Weise nach dem Willen der Eltern: Es will grundsätzlich und zuverlässig das nicht, was die Eltern wollen. Das Kleinkind legt ein auffallend störrisches Verhalten an den Tag. Die Eltern können ihm nichts recht machen, auch wenn sie dem Willen des Kindes nachgeben – es ist immer falsch. Das Kind weiß selbst nicht, was es will. So kommt es permanent zu Konflikten: Das Kind schreit, weil es Durst hat. Die Mutter füllt ihm seinen geliebten blauen Becher, es will jetzt aber den roten Becher. Beim nächsten Mal bekommt es den roten, will aber jetzt gerade den blauen Becher. Das Tuberculinum-Kind macht seinen Eltern mit seinem Verhalten und seiner Anfälligkeit für Krankheiten das Leben schwer. Auch wenn nicht alle Symptome zu Tuberculinum bei dem Kind zu finden sind – es genügen schon zwei oder drei Schlüsselsymptome –, kann dieses homöopathische Mittel helfen, das Leben in deutlich ruhigere Bahnen zu lenken.

»Ich brauche ein Ventil für meine Wut.«

Kleinkinder, denen Tuberculinum hilft, machen ihrer Wut auf besonders drastische Art und Weise Luft. Sie entwickeln einen regelrechten Vernichtungswillen. Manchmal machen sie etwas kaputt, das den Eltern lieb ist – sie ritzen mit einem Nagel eine dicke Kerbe in den Wohnzimmertisch oder werfen oder ziehen zerbrechliche Gegenstände auf den Boden. Auch vor ihren eigenen Sachen machen sie nicht Halt. Im Tuberculinum-Zustand kann das Kind sich selbst wehtun. Tuberculinum-Jugendliche

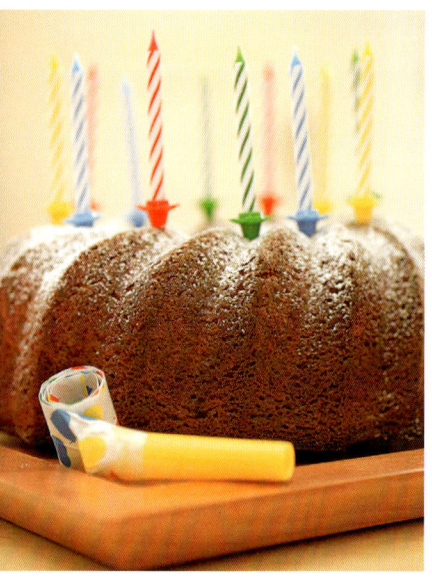

Zum Geburtstag muss es immer der gleiche Kuchen sein, nur die Anzahl der Kerzen nicht.

können sich bei Frustrationen zurückziehen und sogar selbst ritzen. In diesem Fall sollten Sie psychotherapeutische Hilfe in Anspruch nehmen.

»Ich liebe Rituale.«

Das Tuberculinum-Kind liebt Rituale und besteht darauf, dass die Zubettgeh-Zeremonie nach einem bestimmten Muster abläuft. So müssen zuerst die Zähne geputzt und mit einem bestimmten Becher muss der Mund gespült werden, anschließend muss das Stofftier in sein Bett gelegt werden, danach ein bestimmtes Buch geholt und daraus vorgelesen werden. Wehe, es läuft etwas nicht nach Plan! Aus lauter Furcht vor dem unbändigen und fortdauernden Gezeter, den ein Verstoß gegen diese Rituale mit sich bringen würde, macht die Mutter alles so, wie das Kind es wünscht. Man gewinnt den Eindruck, das Tuberculinum-Kind erzieht seine Eltern – nicht umgekehrt.

»Ich bewaffne mich gern.«

Das Tuberculinum-Kind kann sehr ängstlich sein, es wird sich aber lieber »bewaffnen«, als seiner Angst nachzugeben. So fand eine Mutter bei ihrem Sohn drei Äxte unter dem Bett, die er »sicherheitshalber« versteckt hatte. Jedes Kind weiß, dass Gegenstände mit Waffencharakter im weitesten Sinn in der Schule verboten sind. Das Tuberculinum-Kind hält sich nicht an ein solches Verbot. Bekommt es sein Taschenmesser vom Lehrer abgenommen, holt es ohne mit der Wimper zu zucken ein zweites Messer heraus. Es macht ihm überhaupt nichts aus, dass es nun auch darauf verzichten muss – Hauptsache, es hat gezeigt, dass es sich durch Verbote der Erwachsenen nicht beeindrucken lässt.

Messer, Pistolen, Schwerter und Stöcke, ob aus Gummi oder Holz, ob Spielzeug oder später, wenn sie alt genug sind, echt – Waffen sind die Lieblingsutensilien der Tuberculinum-Kinder: das Kindergartenkind mit seinen Holzschwertern oder Spielzeugpistolen, der Jugendliche mit seinem Kampfsport. Dabei geht es in erster Linie nicht um das Ausleben von Aggressivität, sondern um die Lust am Kämpfen und um Verteidigung.

Das Kind möchte groß und stark sein, mutig und sogar waghalsig erscheinen. Vor Hunden allerdings hat es höllische Angst.

»Ich esse lieber deftig als süß.«

Schon Tuberculinum-Kleinkinder mögen stark Gewürztes und ausgefallene Geschmacksrichtungen. Es kann ruhig salzig, sauer und scharf sein. Auch für geräucherten Lachs oder andere pikante Delikatessen ist das

Kind zu haben, ebenso für Hering, Rollmops oder Roquefort-Käse, also Lebensmittel, die Kleinkinder meist noch nicht mögen. Außerdem leckt dieses Kind gern an der Butter oder isst sie sogar löffelweise. Und sehr gern mag es Salami! Jugendliche – die Tuberculinum-Teenager kommen mit Vorliebe spät in der Nacht nach Hause – machen sich gern vor dem Schlafen noch eine Pfanne mit Spiegeleiern und Speck oder eine dicke Scheibe Brot mit Wurst oder Schinken.

Viele Kinder des Tuberculinum-Typs trinken gern Milch oder Kakao, beides muss jedoch eiskalt sein, sogar im Winter. Milch, die nicht direkt aus dem Kühlschrank kommt, wird unangetastet zurückgewiesen, selbst einen geringfügigen Unterschied in der Temperatur quittiert das Tuberculinum-Kind mit absoluter Ablehnung.

»Kopfrollen hilft mir beim Einschlafen.«

Das Tuberculinum-Kind kann, wie das Medorrhinum-Kind auch (siehe Seite 79), sehr entspannt in der Knie-Ellbogenlage einschlafen. Oder es liegt abends im Bett auf dem Rücken und rollt den Kopf so lange hin und her, bis es schläft. Als Kleinkind kann es zum Einschlafen mit dem Kopf gegen das Bett stoßen, was sich meist im Kindergartenalter wieder verliert. Dagegen kann das Kopfrollen oder -schütteln vor dem Einschlafen sogar bis ins Erwachsenenalter anhalten.

Nachts im Schlaf knirscht das Kind womöglich laut mit den Zähnen. Es kommt vor, dass es im Schlaf kurz aufschreit oder sogar eine ganze Weile schreit, wobei es seine Mutter zunächst nicht richtig erkennt, verwirrt wirkt und sich nicht leicht trösten lässt (siehe auch Nachtschreck Seite 163). Das ist jedoch kein Grund zur Beunruhigung. Einige Tuberculinum-Kinder neigen zu Nachtschweiß.

Das Tuberculinum-Baby ist sehr geräuschempfindlich und fängt bei lauten Geräuschen, etwa durch elektrische Haushaltsgeräte verursacht, zu weinen an.

Eltern-Tipp

- Diese Kind braucht, im Gegensatz zum Sulfur-Typ (siehe Seite 110), eher eine »kurze Leine«. Es will die Reibung spüren, die es mit seinem Verhalten erzeugt. Werden ihm keine Grenzen gesetzt, treibt es sein Verhalten so sehr auf die Spitze, dass auch der gutwilligste Mensch nicht mehr nachgeben kann. Bleiben Sie also als Erwachsener bei sich und Ihren wohldurchdachten Grundsätzen.
- Überlegen Sie sich vor einer möglichen Konfliktsituation bereits, wie Sie reagieren werden, denn derselbe Konflikt wird sich immer aufs Neue wiederholen. Und dann reagieren Sie immer auf die gleiche Weise: liebevoll, fest und ruhig, nicht weich und nachgiebig. Das gibt Ihrem Tuberculinum-Kind Sicherheit!

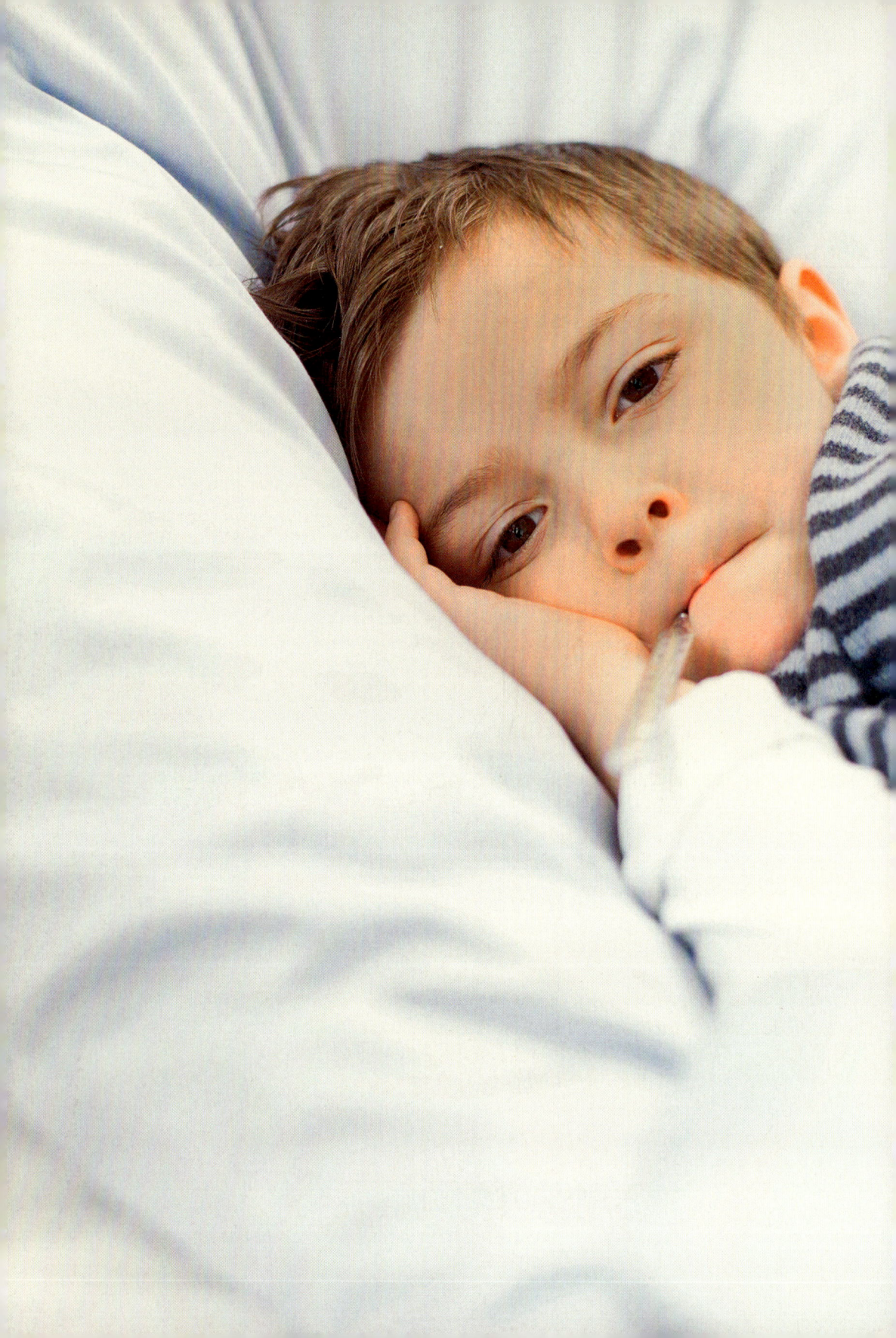

FÜR JEDES SYMPTOM DAS RICHTIGE MITTEL

HOMÖOPATHISCHE ARZNEIEN HABEN SICH NICHT NUR ALS KONSTITUTIONSMITTEL FÜR INDIVIDUELLE TYPEN BEWÄHRT. SIE WERDEN EBENSO ZUR BEHANDLUNG VON AKUTEN UND CHRONISCHEN BESCHWERDEN SOWIE ZUR STABILISIERUNG DES SEELISCHEN GLEICHGEWICHTS MIT NACHHALTIGEM ERFOLG EINGESETZT. WESENTLICHES ZIEL JEDER BEHANDLUNG IST ES, DIE SELBSTHEILUNGSKRÄFTE ZU AKTIVIEREN.

HÄUFIGE KÖRPERLICHE BESCHWERDEN

Alle Eltern wünschen sich, dass ihre Kinder gesund und munter sind – und nicht selten leiden sie sogar mehr als die Kleinen, wenn diese vor lauter Husten nicht schlafen können oder von einem heftig juckenden Ausschlag befallen sind. Nicht immer können Eltern so helfen, dass die Krankheit schnell vorübergeht. Aber sie können mit liebevoller Pflege und Fürsorge für die wichtigste Unterstützung sorgen. Manchmal dauert es einfach einige Zeit, bis eine Krankheit ausgebrütet und überwunden ist. Doch fast immer geht das Kind aus einer überwundenen Erkrankung gestärkt hervor, denn viele Krankheiten, besonders die Kinderkrankhei-

INFO

INFEKTE STÄRKEN DAS KINDLICHE IMMUNSYSTEM

Das Immunsystem ist nach neueren Forschungen noch wesentlich komplizierter, als man früher dachte. Deutlich ist, dass es an seinen Aufgaben wächst und deshalb trainiert werden muss. Das geschieht automatisch, denn jedes Kind kommt mit unzähligen Erregern in Kontakt und kann sein Immunsystem entwickeln und stärken. Da es allein über hundert verschiedene Magen-Darm-Viren und etwa ebenso viele Schnupfenviren und Pneumokokken-Stämme (Bakterien, die schwere Infektionen wie Lungenentzündung hervorrufen können) gibt, ist die Zahl der möglichen Erkrankungen immens. In den ersten Lebenswochen, aber auch noch das ganze erste halbe Jahr hindurch, sind Infekte selten. Der »Nestschutz« in Form von regelrecht in das Neugeborene hineingepumpten Antikörpern ist sehr wirksam gegen »banale« Infekte. Ab dem zweiten Lebenshalbjahr tut sich zwischen der nicht mehr vorhandenen mütterlichen »Leihimmunität« und der noch nicht erworbenen eigenen Immunität eine Lücke auf, es besteht eine ganz normale »physiologische« Abwehrschwäche. Je nach der Stellung in der Geschwisterfolge und den Kontakten zu anderen Kindern äußert sich diese oft erst mit dem Eintritt in eine Gemeinschaftseinrichtung: Dann kommt es zu einer Infekthäufung, da sich die Kinder gegenseitig immer wieder anstecken. Mit homöopathischen Mitteln lassen sich einerseits die Beschwerden lindern und andererseits die Abwehrkraft stärken.

ten, ziehen einen Reifeschub nach sich, vor allem für das Immunsystem. Sehen Sie Krankheiten bei Ihrem Kind also als Teil des Lebens, als Ausdruck dafür, dass etwas vorübergehend aus dem Lot geraten ist.

Neben zahlreichen Virusinfekten wie Erkältungen oder Magen-Darm-Erkrankungen sind es vor allem die Kinderkrankheiten, mit denen sich der kindliche Organismus auseinandersetzen muss – sofern kein Impfschutz besteht. Kinderkrankheiten sind meist sehr ansteckende Infektionskrankheiten wie Masern, Mumps, Röteln, Windpocken und andere Virusinfekte, die nach der Erkrankung eine lebenslange Immunität hinterlassen. Durch Impfprogramme sind diese Erkrankungen inzwischen so selten geworden, dass selbst dem Fachmann die Diagnose manchmal nicht leicht fällt oder sie anders als erwartet (atypisch) verlaufen. Es gibt aber auch Kinderkrankheiten, die durch Bakterien verursacht werden. Vor allem Scharlach gehört in diese Gruppe. Er wird durch Streptokokken hervorgerufen, die gleichen Bakterien, die auch eine Form der eitrigen Halsentzündung (Streptokokken-Angina) verursachen.

Für Kinderkrankheiten, Verletzungen sowie seelische Beschwerden gilt: Die verschiedenen Symptome können mit homöopathischen Mitteln begleitet und häufig auch gelindert werden. Und das schon ab der Geburt.

Die ersten Wochen und Monate

Jedes Neugeborene ist für uns ein Wunder, hat eine wiederkehrende Faszination. Dieser kleine Mensch in seiner schon zu erahnenden Individualität, der mit großen Augen in die Umgebung schaut, noch unschlüssig, noch nicht fixierend, zieht einen in den Bann. Und immer wieder fragt man sich, was er fühlt und denkt und was er von diesem Leben hält. Nirgendwo lässt sich die Kraft des Lebens, die Einzigartigkeit der Menschwerdung deutlicher erspüren als bei einem Neugeborenen. Lassen Sie Ihren Gefühlen freien Lauf und erfüllen Sie Ihrem Kind den Wunsch nach Geborgenheit, Sicherheit und Liebe. Ein ängstlich schreiendes Kind braucht immer Trost und Hilfe. Es schreit nicht, um seine Lungen zu stärken. Gerade in den ersten Wochen vollbringt das Baby eine enorme Anpassungsleistung, denn es muss im Grunde alles lernen: das Saugen an der Mutterbrust, das Verdauen der Nahrung und das Leben nach einem gewissen Rhythmus, bei dem sich Essen, Wachsein und Schlafen abwechseln. Zwar helfen ihm dabei seine Instinkte, doch zusätzlich können Sie mit Homöopathie viele Beschwerden lindern oder vermeiden.

Geburtsverletzungen

Die Geburt hinterlässt ihre Spuren bei Mutter und Kind: Beim Baby ist häufig eine teigige Schwellung der Kopfhaut, besonders als Saugglockenmarke, zu sehen, die bläulich oder blasig-krustig sein kann. Manchmal kommt es auch zu einem Bluterguss zwischen der Knochenhaut und dem Schädel, einem sogenannten Kephalhämatom. Diese ein- oder doppelseitige, auf das Scheitelbein beschränkte und mit Flüssigkeit gefüllte Schwellung »schwabbelt« unter dem untersuchenden Finger und nimmt in den Tagen nach der Geburt eher noch zu. Ein solcher Bluterguss ist nicht beunruhigend und entwickelt sich von selbst zurück. Häufig bildet er zunächst am Rand eine Verkalkung, bis er innerhalb der ersten drei Lebenswochen völlig verschwindet. Punktieren ist absolut verboten, auch wenn der Erguss recht abenteuerlich aussieht. Auch von anderen äußeren Maßnahmen ist dringend abzuraten. Dagegen hilft, wie bei allen Geburtsverletzungen, Arnica.

HOMÖOPATHISCHE HILFE BEI GEBURTSVERLETZUNGEN

- **Arnica:** Das Hauptmittel bei Geburtsverletzungen. Es beschleunigt die Resorption des Blutergusses und bessert das Allgemeinbefinden.
Dosierung: C30, 3 Globuli als Einzelgabe

Stillprobleme

Muttermilch ist, von der Natur vorgesehen, die beste Nahrung für Säuglinge – und die einzige, die wirklich nach den Bedürfnissen des Kindes zusammengesetzt ist. Zwar kann jede Frau stillen, aber gerade beim ersten Kind kommt das Stillen oft etwas stockend in Gang. Das verstärkt sich häufig nach einem Kaiserschnitt oder wenn Mutter und Kind nach der Geburt getrennt wurden. Ein weiterer, wichtiger Grund für mühsames Stillen kann der hohe Erwartungsdruck sein, dem sich die Mutter aussetzt: Zum Stillen gehört ein hohes Maß an Gelassenheit und Ruhe – Qualitäten, die in der heutigen Zeit seltener geworden sind und oft mühsam neu erlernt werden müssen.

Gönnen Sie sich und Ihrem Kind für die ersten Stillversuche Zeit. Auch das Stillen darf geübt werden.

Für einige Frauen wird das Stillen zu einem sehr schmerzhaften Ereignis, weil sie jedes Mal, wenn das Baby ansaugt, einen stechenden Schmerz in der Brust verspüren. Sie entwickeln – bedingt durch diesen Schmerz – geradezu Angst vor dem Stillen. Das beste Heilmittel ist hier Silicea C30 als Einzeldosis. Hebammen können bei den unterschiedlichen Stillproblemen Ratschläge erteilen und mit Hausmitteln und homöopathischen Arzneien Unterstützung leisten. Betroffene Mütter sollten sich frühzeitig um Hilfe bemühen, um sich psychischem Druck zu entziehen.

HOMÖOPATHISCHE HILFE BEI STILLPROBLEMEN

- **Silicea:** Das wichtigste Mittel, wenn das Kind die Muttermilch verweigert oder nicht verträgt.

- **Phytolacca:** Die Mutter hat zu viel Milch oder relativ zu viel Milch für die Bedürfnisse ihres Babys. Bevor sich weitere Probleme wie Milchstau oder Knoten in der Brust einstellen, reguliert Phytolacca den Milchfluss und trägt damit zu einer erfolgreichen Stillperiode bei.
- **Urtica urens:** Der Milchfluss ist versiegt oder gerät durch einen längeren Aufenthalt des Kindes in der Klinik ins Stocken. Urtica urens kann die Milchproduktion wieder fördern.

Dosierung: jeweils C30, 3 Globuli als Einzelgabe

Kommt es zu einer Brustentzündung, dann muss man anhand des Aussehens der entzündeten Brust die Mittel unterscheiden:

- **Belladonna:** Wenn die entzündete Stelle sehr heiß, hochrot und erschütterungsempfindlich ist. Meist besteht Fieber.
- **Phytolacca:** Wenn die Stelle eher dunkelrot und nicht so stark überwärmt ist.

Dosierung: jeweils C30, 3 Globuli als Einzelgabe

Blähungen und Koliken mit Schreiattacken

Neugeborene und Säuglinge haben häufig Unruhephasen. Da sie nicht sagen können, was ihnen fehlt, sind Eltern meist recht verzweifelt und bemühen die verschiedensten Theorien, um die Unruhephasen in den Griff zu bekommen. Oft sind die Babys einfach überdreht, durch gut gemeinte Maßnahmen irritiert und übererregt, vor allem, wenn Besuch da ist. Jeder erteilt andere Ratschläge und meint, er könne das Kind am besten trösten. Das verunsichert selbst die Eltern und überträgt sich wiederum auf das Baby. Guter Rat: Ziehen Sie sich mit dem Kind in einen ruhigen Raum zurück oder gehen Sie mit ihm ein paar Runden spazieren.

Da das Neugeborene noch sehr mit seinen Körperfunktionen beschäftigt ist, kann es auch von Verdauungsproblemen geplagt sein. Man muss bedenken, dass der Magen-Darm-Trakt bis zur Geburt untätig ist. Das Kind wird über die Plazenta der Mutter ernährt, und der Darm fängt erst nach der Geburt an, seine Funktionen aufzunehmen. Das ist mit Anpassungsproblemen verbunden. So muss der Magen-Darm-Trakt nach der Geburt erst mit den für die Verdauung erforderlichen Darmbakterien besiedelt werden. Und das kann einige Zeit dauern und mit Unwohlsein, Blähungen, Aufstoßen und dem Abgehen von Winden verbunden sein. Jeder, der einmal unter einer Magen-Darm-Infektion litt, kennt das. Das Kind braucht also viel Geduld und Verständnis, nicht aber Kümmelzäpfchen, Blähtröpfchen oder andere Arzneien, um diesen Anpassungsvorgang zu unterstützen. Nach drei Monaten ist der Spuk oft schlagartig vorbei, weswegen man auch von Dreimonatskoliken spricht.

Holen Sie sich bei sehr häufigen unspezifischen Schreiattacken Hilfe: bei einer Familienhebamme, beim Kinderarzt oder in Schreiambulanzen (Adressen siehe Seite 187).

HOMÖOPATHISCHE HILFE BEI BLÄHUNGEN, KOLIKEN UND UNSPEZIFISCHEN SCHREIATTACKEN

- **Chamomilla**: Das Kind wirkt zornig, abwehrend. Herumtragen bessert, angebotene Ablenkung wie Schnuller oder Spielzeug verweigert es. Der Stuhl kann grünlich aussehen. Dieses Indiz gilt nicht bei HA-Nahrung (hypoallergene Babynahrung bei potentiell erhöhtem Allergierisiko, etwa als Folgenahrung nach dem Stillen), da sie den Stuhl häufig grünlich färbt – sogar bis spinatgrün.

Manche Babys beruhigen sich, wenn ihr Bauch im Uhrzeigersinn mit einem Pflegeöl sanft massiert wird.

- **Colocynthis**: Passt gut, wenn es sich um einen sehr jungen Säugling handelt, der sich beim Schreien nach vorne krümmt oder die Beinchen an den Bauch zieht. Das schreiende Baby wirkt entrüstet und unverstanden. Legen Sie Ihr Baby mit dem Bauch auf Ihren Unterarm, stützen Sie es mit der anderen Hand ab und tragen Sie es herum.

- **Nux vomica:** Für ein Kind, das zornig schreit und sehr ungeduldig nach der Brust oder der Flasche verlangt. Es ist empfindlich auf Geräusche und kann schon bei normalen Geräuschen zusammenschrecken. Nach dem Trinken hat es viele Blähungen und ein Kollern im Bauch. Durch den Abgang von Winden entspannt es sich. Das Mittel passt besonders gut bei Kindern, die ihre Schreiattacken bekommen, wenn sie überstimuliert sind, etwa durch eine fremde oder laute Umgebung. Auch Stimulantien wie Kaffee, Drogen oder Nikotin in der Schwangerschaft bringen das Neugeborene in einen Nux-vomica-Zustand, weshalb dieses Mittel auch für unruhige Neugeborene ohne Koliken geeignet ist.

- **Lycopodium:** Die Schreiattacken beginnen am späten Nachmittag und sind abends wieder vorbei. Oder das Kind schreit nach jeder Mahlzeit. Es hat einen geblähten Bauch und es geht erst mal keine Luft ab. Abgang von Winden und Aufstoßen erleichtert. Manchmal hört man auch lautes Kollern im Bauch. Das Kind ist schnell satt, trinkt kleine Mengen, dafür häufiger. Viele kleine Mahlzeiten verträgt es besser.

- **Carbo vegetabilis:** Zu dem Mittel passt ein ähnliches Bild wie zu Lycopodium: Sehr viel Luft im geblähten Bauch gleich nach dem Trinken, aber das Aufstoßen oder die Winde gehen leichter ab. Vor allem durch das Aufstoßen tritt eine starke Besserung ein. Die Luft sitzt weit oben im Bauch, sie drückt eher nach oben als nach unten.

- **China:** Kurz vor dem Abgang der Winde schreit das Kind laut auf, danach geht es besser. Dicker, geblähter Bauch nach dem Trinken, eingeklemmte Blähungen wollen nicht abgehen. Kollern im Bauch. China ist ein Mittel für ein empfindliches Kind, besonders auf Geräusche und Sonnenlicht (viel Blinzeln). Ist schnell satt, trinkt nicht weiter, muss schon nach den ersten Zügen aufstoßen, bevor es weitertrinken kann.

- **Argentum nitricum:** Der Bauch ist nach dem Trinken gebläht, Blähungen gehen nicht gut ab. Wenn doch, knallt es dabei richtig laut. Der Stuhl ist grün oder wechselt in der Windel schnell die Farbe von gelb nach grün. Das Gesicht des Kindes kann alt und sogar ein wenig runzelig aussehen. Es schaut oft recht ängstlich.

Dosierung: jeweils C30, 3 Globuli als Einzelgabe

Windelausschlag

Der Kontakt mit Stuhl und Urin reizt die Haut, sie wird wund und ist damit im feuchtwarmen Windelmilieu ein guter Nährboden für den Windelpilz, zum Beispiel während der Zahnung oder einer Erkrankung. Der wunde Po wird am besten durch Abduschen mit reichlich Wasser gereinigt, da der Stuhl wasserlöslich ist und sich so am besten entfernen lässt. Öl oder Feuchttücher mit chemisch-kosmetischen Bestandteilen sind nicht zu empfehlen. Anschließend muss die Haut gut getrocknet werden, etwa indem das Kind längere Zeit bei entsprechender Raumtemperatur ohne Windeln liegt oder der Po trocken geföhnt wird (Vorsicht: Harnstrahl!). Eine auf die gut getrocknete Haut aufgetragene Lebertran-Zinkpaste kann die Haut schützen. Pilzmittelhaltige Cremes sollten vorbeugend nicht verwendet werden. Diese können allerdings nötig sein, wenn sich auf der Haut weißliche Krausen um die roten Stellen bilden und sich auch in der Umgebung des flammenden Wundseins kleine rote, pickelartige Flecken mit weißem Rand bilden. Nicht selten liegt bei einem derartigen Windelausschlag auch ein Mundpilz (siehe Mundfäule Seite 148) vor. Wundsein, das immer wieder auftritt, kann innerlich homöopathisch behandelt werden. Der Vorteil gegenüber der rein äußerlichen Behandlung ist, dass gleichzeitig der Anfälligkeit für Windelausschläge entgegengewirkt wird.

> Wenn der Po wund ist, sollte das Kind wegen der Säure höchstens stark verdünnten Fruchtsaft trinken. Noch besser sind Tees und Wasser.

HOMÖOPATHISCHE HILFE BEI WINDELAUSSCHLAG

- **Sulfur:** Bei rotem, flächigem Hautausschlag im Windelbereich, oft auch nur um den After herum (Typ Wundsein). Die betroffene Haut kann auch etwas geschwollen aussehen und stellenweise nässen. Gleich nach dem Entfernen der Windel sieht der Ausschlag ziemlich rot aus. An der frischen Luft wird er blasser. Das Kind mag nicht zu warm angezogen sein. Es hat immer warme Füße.
- **Medorrhinum:** Bei roten Flecken oder Pusteln im Windelbereich, die gegenüber der gesunden Haut klar abgegrenzt sind (Typ Hautpilz). Bei großer Neigung zu Windelausschlag, vor allem mit Pilzbefall.

Dosierung: jeweils C30, 3 Globuli als Einzelgabe

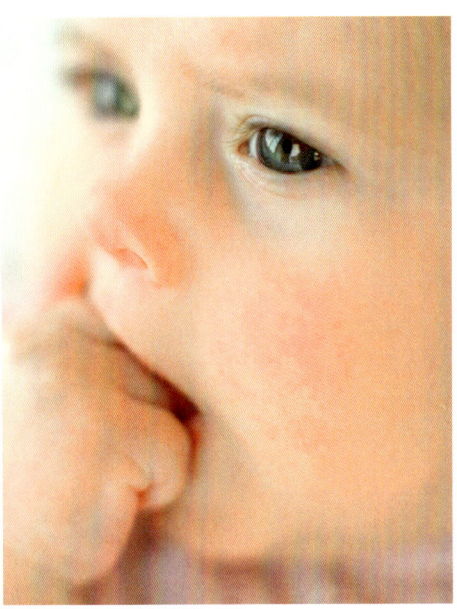

Die Faust im Mund, sabbern und unleidlich sein sind untrügliche Zeichen für das Zahnen.

Zahnen

Viele Kinder haben Beschwerden beim Zahnen, sind unruhig und schreien. Nun ist das Zahnen an sich ein normaler Vorgang, der damit einsetzt, dass sich die bei der Geburt schon in ihren Startlöchern sitzenden Zähne langsam vorschieben, bis sie schließlich durchbrechen. Der eigentliche Durchbruch verursacht aber weit weniger Beschwerden als die Zahnungsphase. Etwa mit zehn bis zwölf Wochen fängt der Säugling an, seine Faust in den Mund zu stecken und zu sabbern: Er zahnt. Meist bricht der erste Zahn jedoch erst mit etwa sechs bis acht Monaten durch. Die oft dem Zahnen zugeschriebenen Krämpfe oder das Zahnfieber gibt es nicht. In dem Alter, in dem die Zähne kommen, kann auch mit den ersten Erkrankungen gerechnet werden, weil der sogenannte »Nestschutz« (siehe Seite 122) wegfällt. Inwieweit das Zahnen dabei eine Rolle spielt, wird schon seit Jahrhunderten kontrovers diskutiert. Doch in allen Kulturen wird dem Zahnen eine besondere Rolle zugeschrieben.

HOMÖOPATHISCHE HILFE BEIM ZAHNEN

- **Calcium carbonicum:** Eine Dosis als Einzelgabe kann der Zahnung und der gesamten Entwicklung des Kindes förderlich sein. Das Kind, das gut auf Calcium reagiert, ist mit manchen Dingen etwas langsam, so auch in seiner motorischen Entwicklung. Die Zähne kommen später als bei anderen Kindern (erst ab dem zehnten Monat) und scheinen sich nur zögerlich ihren Weg zu bahnen. Zwar erscheint das Kind geduldig und gutmütig, doch irgendwann ist auch seine Geduld am Ende.
- **Chamomilla:** Die Eltern sind bereits am Ende ihrer Kräfte, die Nerven liegen blank – die Situation ist kaum auszuhalten. Eltern und Kind schaukeln sich in ihrer negativen Stimmung gegenseitig hoch, doch die Lage beruhigt sich rasch, sobald es dem Kind besser geht.
- **Silicea:** Das Kind mag oberflächlich gesehen ganz ähnliche Probleme haben wie das Calcium-Kind (oben): Die Zahnung setzt erst spät ein und erfolgt langsam, wie auch die übrige Entwicklung des Kindes etwas länger braucht. Aber im Gegensatz zu dem eher etwas »faulen« Calcium-Kind scheint das Silicea-Kind zu schwach zu sein. Es ist als Baby dünn und feingliedrig, hat wenig »Substanz« – zu wenig, um ein

Zähnchen durchzustoßen. Es hat auch zu wenig Kraft zum Drücken und bringt seinen Stuhl nicht gut heraus (siehe Verstopfung Seite 152).
Dosierung: jeweils C30, 3 Globuli als Einzelgabe

DURCHFALL BEI ZAHNUNG

Kurz bevor ein Zahn durchbricht, bekommen Babys manchmal Durchfall. Alle bei der Zahnungshilfe besprochenen Mittel sind auch gleichzeitig Mittel gegen Durchfälle während der Zahnung. Anhaltspunkte zur Entscheidung für das richtige Mittel sind:
- **Calcium carbonicum:** Der Stuhl riecht sauer.
- **Chamomilla:** Der Stuhl ist wässrig oder schleimig und grünlich.
- **Silicea:** Der Stuhl riecht faulig, die Blähungen riechen übel.
Dosierung: jeweils C30, 3 Globuli als Einzelgabe

Schlafstörungen

Wie andere unbewusst ablaufende Körperfunktionen ist auch das Schlafverhalten eine der Funktionen, deren Selbstregulation erst erlernt werden muss und vielfältigen Störmöglichkeiten unterworfen ist. Schlafstörungen sind außerordentlich häufig und oft ein Grund, zum Arzt zu gehen, wobei das wohl eher der geringere Teil der Eltern macht. Denn vielen Eltern fehlt der Mut, deswegen den Arzt aufzusuchen – es ist ja keine Krankheit. Vielleicht schämen sie sich auch, dass es ihnen nicht gelingt, ihr Kind zum Durchschlafen zu bringen. Wenn bei Kindern im Alter zwischen vier und 16 Monaten die Zähne durchkommen, wird der Schlaf oft unruhig, selbst wenn es vorher kaum noch Probleme gab.

Neugeborene müssen den Wach-Schlaf-Rhythmus erst erlernen. Im Schnitt dauert es fünf bis sechs Monate, bis das Baby zum ersten Mal durchschläft. Das heißt nicht, dass es so bleiben muss.

HOMÖOPATHISCHE HILFE BEI SCHLAFSTÖRUNGEN IM ERSTEN LEBENSJAHR

- **Belladonna:** Das Kind wacht seit der Zahnung mehrmals nachts auf, beißt ständig oder stößt mit dem Kopf.
- **Chamomilla:** Das Kind wacht während der Zahnung mehrmals nachts auf, muss herumgetragen werden und schreit zornig.
- **Coffea:** Das Kind ist durch eine hektische Umwelt überdreht oder wacht mit Durst auf und muss trinken. Vor allem Babys sind oft empfindlich auf zu viele Reize von außen. Sie brauchen das richtige Maß an Stimulation: Zuwendung, Aufmerksamkeit, Lächeln, Berührung und Sprechen. Eine hektische Umwelt – etwa weil die Eltern selbst mit ihren Aufgaben überlastet sind und alles schnell zu erledigen versuchen oder weil ein Umzug, eine große Feier oder eine Reise vorzubereiten sind – überreizt das Kind. Es macht die Nacht zum Tag. Gerade in Situationen

WICHTIG

WAS TUN BEI CHRONISCHEN SCHLAFSTÖRUNGEN?

Ziehen Sie bei chronischen Schlafstörungen Ihren Kinderarzt zu Rate, wenn sie nicht durch Zahnung oder nachvollziehbare äußere Umstände bedingt sind. Auch wenn Ihr Kind seit seiner Geburt schlecht schläft, sollten Sie den Arzt aufsuchen. Solche Schlafstörungen gehören in die Hand des Experten.

von Stress und Umbruch können Eltern am wenigsten mit einem ruhig schlafenden Baby oder Kleinkind rechnen. Stress kann auch durch ein freudiges Ereignis ausgelöst werden. Allein der gut gemeinte Ratschlag, alles ruhig angehen zu lassen und cool zu bleiben, ist wenig hilfreich. In einer solchen Situation erscheint das Kind, als hätte es zu viel Kaffee getrunken: Es ist nicht müde, will kein Tagesschläfchen machen und ist am Abend so überdreht, dass es wiederum nicht einschlafen kann. Wenn es endlich schläft, wacht es mehrmals nachts auf und ist kaum zu beruhigen. Ein Teufelskreis, den Coffea durchbrechen kann.

- **Aconitum:** Wenn das Kind nach einem Schreckerlebnis Schlafstörungen hat, seine Schlaflosigkeit mit großer Unruhe verbunden ist und es aus Angst nicht schlafen kann. Angst kann bei Neugeborenen vom Geburtsschreck herrühren, etwa nach einer Sturzgeburt, aber auch nach einer mehr oder weniger normalen Geburt: Das Neugeborene kommt aus der warmen, dunklen, reizarmen Umgebung des Mutterleibes in das grelle Licht des Kreißsaales, wird geräuschvoll abgesaugt und zur medizinischen Überprüfung auf den Untersuchungstisch gelegt. Viele Kinder reagieren darauf mit anhaltender Unruhe. Hier hilft Aconitum, das wichtigste »Schreckmittel« in der Homöopathie.
- **Opium:** Das Neugeborene reagiert auf den Schreck der Geburt apathisch anstatt unruhig, es wirkt wie betäubt oder regungslos, möglicherweise röchelt es sogar.

Dosierung: jeweils C30, 3 Globuli als Einzelgabe

Säuglingsschnupfen

Ist die Nasenatmung behindert, stört das Säuglinge deshalb ganz beträchtlich, weil sie nur durch die Nase atmen können. Durch den Mund atmen sie normalerweise nur beim Schreien. Wenn die Nase verstopft ist, müssen sie also schreien, um Luft zu bekommen. Außerdem können sie mit verstopfter Nase nicht gut trinken und schlafen. Eltern haben oft Angst, dass eine richtige Erkältung folgt, und ziehen den Säugling vorsichtshalber noch wärmer an – was zur Folge haben kann, dass sich Röcheln und Schniefen verstärken, weil das Kind schlicht überwärmt ist. Da Überwärmung eine wichtige Ursache für Atemstörungen bei Säuglingen ist, sollten Babys eher kühl gehalten werden. Das gilt auch für die Atemluft: Sie soll kühl und feucht sein. Linderung verschafft dem Kind, wenn die Nase mit Muttermilch oder Kochsalzlösung (siehe Kasten Seite 144) befeuchtet wird. Zusätzlich können homöopathische Mittel gegeben werden, die sehr gut wirken.

HOMÖOPATHISCHE HILFE BEI SÄUGLINGSSCHNUPFEN

- **Nux vomica:** Wenn die Nasenatmung von Neugeborenen nach einem Kaiserschnitt oder nach dem Einsatz von Medikamenten während der Geburt behindert ist. Nux vomica ist auch angezeigt bei Kindern, die durch Rauchen in der Schwangerschaft beeinträchtigt sind und überreizt wirken. Das Kind reagiert auf jeden Luftzug mit Schnupfen, auch bei Wärme oder wenn im Raum geraucht wird (was grundsätzlich unterbleiben sollte!). Nachts ist die Nase verstopft, tagsüber läuft sie.
- **Dulcamara:** Bei verstopfter Nase und häufigem Niesen durch die geringste Kälteeinwirkung oder wenn das Wetter von warm zu kalt und feucht wechselt. Wärme bessert hier die Symptome.
- **Sambucus:** Insbesondere für junge Säuglinge, die eine trocken-verstopfte Nase haben. Die Nase schwillt während des Stillens oder Trinkens so zu, dass das Kind zwischendurch absetzen muss, um nach Luft schnappen zu können. Nachts erwacht das Kind mit verstopfter Nase und schnappt ebenfalls nach Luft. Durch Bewegung und Wärme wird der Schnupfen meist etwas besser.
- **Pulsatilla:** Für den »reifen« Schnupfen, der schon einige Tage besteht, und wenn die Absonderung aus der Nase gelblich wird. Im Freien geht es dem Kind besser, es ist fröhlicher und die ist Nase weniger verstopft. Nach dem Hinlegen abends geht es wieder schlechter, morgens beim Erwachen ist die Nase verstopft und der Schleim löst sich erst, wenn das Kind niest. Oft sind die Augen leicht gerötet, morgens sind sie verklebt und sondern Schleim ab (siehe auch Bindehautentzündung Seite 147).
- **Calcium carbonicum:** Wenn das Kind bei jedem neuen Zahn krank wird, Schnupfen und teils auch Husten bekommt. Die Zähne brauchen lange, um durchzustoßen (siehe Zahnung Seite 128). Das Kind schwitzt schnell am Kopf, vor allem beim Schreien oder im Schlaf. Nach dem Mittagsschlaf können die Haare richtig nass sein.
- **Silicea:** Wenn das Kind auf jede Impfung mit einem Schnupfen reagiert. Wie das Calcium-Kind neigt es auch bei der Zahnung zum

Gehen Sie mit Ihrem Baby, wenn es fieberfrei ist und sein Zustand es erlaubt, viel an die frische Luft.

Kranksein, teils mit Fieber. Die Zähne kommen nur langsam durch und das Kind schwitzt im Schlaf am Kopf. Der Unterschied: Während das Kind, das Calcium braucht, meist kräftig ist, ist das Silicea-Kind zart und reagiert stärker auf Impfungen.

- **Sulfur:** Wenn die Nasenlöcher bei Schnupfen schnell gerötet sind. Das Baby strampelt seine Decke weg, mag keinen Schlafsack oder zumindest nicht beides. Es mag die Wärme im Bett nicht und robbt im Bett herum auf der Suche nach kühlen Stellen. Der Schnupfen ist schlimmer, wenn das Kind zu warm angezogen ist. Es schreit in seinen warmen Sachen. Das Sulfur-Kind ist auch empfindlich auf Impfungen und reagiert darauf meist mit Fieber.

Dosierung: jeweils C30, 3 Globuli als Einzelgabe

Verengung des Tränenkanals

Fast ein Drittel aller Babys wird mit einem verengten Tränenkanal geboren, der sich häufig in den ersten Lebensmonaten von selbst öffnet.

Bis zur Geburt wird die Tränenflüssigkeit ins Fruchtwasser abgesondert. Die Tränenwege sind häufig auch nach der Geburt noch nicht kanalisiert, das Auge »läuft über«, die Tränenflüssigkeit trocknet ein, das Auge verklebt und die gereizte Schleimhaut sondert gelblichen Schleim ab, der sich im mittleren Augenwinkel zu dicken Tropfen sammelt – an der Stelle, wo der Tränennasengang abgeht. Denn die Tränenflüssigkeit fließt in die Nase und befeuchtet sie, was man beim Weinen merkt: Man muss die Nase hochziehen und schnieft.

Wenn die Tränenwege verklebt sind, ist deshalb häufig auch die Nase trocken und das Baby hat scheinbar einen trockenen Säuglingsschnupfen. Nicht selten werden erfolglos antibiotische Augensalben gegeben oder gar die Tränenwege in Narkose sondiert, also durchgestochen. Da die Verengung des Tränenkanals harmlos ist, raten wir dringend von all diesen Maßnahmen ab. Es hat sich bewährt, das Auge mit Muttermilch oder steriler Kochsalzlösung (siehe Kasten Seite 144) auszuwischen, den Tränennasengang zu massieren und viel Geduld aufzubringen. Homöopathische Mittel helfen hierbei erstaunlich gut.

HOMÖOPATHISCHE HILFE BEI VERENGUNG DES TRÄNENKANALS

- **Silicea:** Das Auge tränt im Freien (vor allem bei Wind) mehr als drinnen, das Kind hat »Zug gekriegt«.
- **Pulsatilla:** Im Gegensatz zum Silicea-Kind tränt das Auge im warmen Raum mehr als draußen.
- **Calcium carbonicum:** Das Kind blinzelt bei hellem Licht oder die Augen sind morgens verklebt.

Dosierung: jeweils C30, 3 Globuli als Einzelgabe

Fieber und fieberhafte Infekte

Kinder bekommen häufig Fieber und fieberhafte Infekte. Fieber an sich ist nicht schlimm, sondern eine sinnvolle Reaktion des Organismus in der Auseinandersetzung mit Krankheitserregern. Selbst ein Fieberkrampf ist kein Grund, das Fieber mit andauernder Medikamentengabe zu senken. Entgegen der lang geübten Praxis wird selbst in den neuen medizinischen Leitlinien keine drastische Fiebersenkung mehr empfohlen. Allgemein sollte man bei Fieber der Frage, was das Kind hat, weniger Aufmerksamkeit schenken als der Frage, wie es dem Kind geht. Nicht nur die Körpertemperatur spielt eine Rolle, sondern vor allem das Allgemeinbefinden des Kindes. Es gibt Kinder, denen man selbst 39 Grad Celsuis kaum anmerkt, während andere bei 37,5 Grad schon krank erscheinen. Aus homöopathischer Sicht ist die Fähigkeit, bei banalen Virusinfekten ohne weitere Komplikationen Fieber entwickeln zu können, ein gutes Zeichen. Dennoch darf man das Fieber als Symptom behandeln – vor allem dann, wenn es dem Kind schlecht geht.

INFO

SYMPTOME UND AUSWIRKUNGEN EINES FIEBERKRAMPFES

Ein Fieberkrampf ist mit das größte Drama, das Eltern erleben können: Das Kind verdreht die Augen, zuckt rhythmisch mit Armen und Beinen und wird dabei blau. Man befürchtet, das Kind stirbt. Aber in den allermeisten Fällen hört der Krampf innerhalb weniger Minuten auf – schneller, als ein Medikament zur Hand und der Notarzt gerufen ist. Beim ersten Fieberkrampf wird ein Krankenhausaufenthalt die Folge sein, es sei denn, die wissenden Großeltern berichten, dass so etwas in der Familie schon früher aufgetreten und harmlos verlaufen ist. Da diese familiären Fieberkrämpfe eine ausgezeichnete Prognose haben, sind bei einem sonst gesunden Kind (ohne komplizierende Ereignisse in den ersten Wochen nach der Geburt und ohne sonstige Erkrankungen) keine weiteren Maßnahmen notwendig. Das sollte jedoch ein Arzt entscheiden. Das Wichtigste sind Ruhe und Gelassenheit der Eltern. Nur in ganz seltenen Fällen kann ein Fieberkrampf das erste Zeichen eines sich entwickelnden Krampfleidens sein. Dann handelt es sich meistens um sogenannte komplizierte Fieberkrämpfe, die auch anders verlaufen.

Die Wahrscheinlichkeit, dass sich ein Fieberkrampf wiederholt, liegt bei etwa 50 Prozent. Dafür sollten die Eltern ausgerüstet sein, mit Fieberzäpfchen und eventuell einem Beruhigungsmittel, das den Krampf durchbricht. Ab dem Alter von etwa fünf Jahren treten Fieberkrämpfe nur noch sehr selten auf.

Wann ist Fieber gefährlich?

Fieber ist an sich nicht gefährlich, wohl aber kann die Ursache des Fiebers gefährlich sein. Warnzeichen sind Apathie (Teilnahmslosigkeit), fortgesetzte Nahrungsverweigerung und Erbrechen, vor allem aber eine Nackensteifigkeit (die Unfähigkeit, das Kinn auf die Brust zu legen). Bei älteren Säuglingen und Kleinkindern, die noch nicht auf Aufforderung nach unten schauen können, ist es hilfreich, mit den Fingern zu schnalzen, damit das Kind nach unten guckt. Auf ein Hinunterdrücken des Köpfchens reagieren Kinder häufig mit Widerstand.

Das Dreitagefieber

Es ist meist das erste Fieber, an dem Säuglinge, typischerweise im zweiten Lebenshalbjahr, erkranken: das Dreitagefieber. Plötzlich tritt aus völligem Wohlbefinden heraus hohes Fieber auf, meist ohne weitere Symptome, manchmal mit anfänglichem Erbrechen oder mit leichtem Schnupfen. Auch der Arzt stellt keine weiteren Auffälligkeiten fest. Da hilft nur Warten: Nach drei Tagen fällt das Fieber plötzlich, und ein blassfleckiger Ausschlag am Rumpf und im Gesicht tritt auf. Damit ist das Fieber vorbei – sonst ist die Diagnose Dreitagefieber falsch. Häufig ist das Kind im Anschluss an die Krankheit unleidig und unruhig, es wirkt irgendwie verdreht, reißt sich am Ohr und ist »ganz durch den Wind«. Nicht selten sind akut kranke Kinder recht pflegeleicht und werden erst während der Genesung übellaunig und anstrengend. Hier helfen dem Kind in erster Linie Geduld und Zuversicht seiner Eltern.

> Vor allem kleine Kinder sollten bei Fieber reichlich trinken, denn sie verlieren schnell an Flüssigkeit.

HOMÖOPATHISCHE HILFE BEI FIEBER

Die Auswahl des homöopathischen Mittels bei fieberhaften Erkrankungen richtet sich nach der Art des Fiebers und nach den Begleitsymptomen. Es gibt nicht nur ein oder zwei Mittel, wie etwa bei Fiebersäften (wie Paracetamol und Ibuprofen), sondern viele verschiedene Arzneien. Diese senken nicht nur das Fieber, sondern heilen gleichzeitig den Infekt, vermindern die Schmerzen und das Krankheitsgefühl. Mit dem richtigen Mittel geht das Fieber deutlich und anhaltend zurück, anders als bei klassischen Fiebermedikamenten, wo nach Beendigung der Einnahme das Fieber häufig erneut auftritt. Dafür sind homöopathische Mittel schwieriger zu bestimmen.

- **Belladonna:** Wenn einige der folgenden Beschwerden zutreffen:
  - Das Kind ist plötzlich krank,
  - hat hohes Fieber,
  - hat ein rotes, heißes Gesicht (»dampfende Tomate«),

- hat kalte Hände und Füße,
- Augen, Hals oder Ohren sind hochrot,
- das Herz klopft stark,
- Fieberträume oder Zucken treten im Schlaf auf.

- **Aconitum:** Wenn das Kind plötzlich krank wird und hohes Fieber entwickelt, begleitet von trockenen Hustenstößen, die Gesichtsfarbe wechselt, mal rot, dann blass. Das Kind zeigt eine ängstliche Unruhe, wirkt wie »erschreckt«. Das (ältere) Kind hat vor dem Fieberanfall in kalter, trockener Luft oder bei kaltem Wind draußen gespielt.
- **Rhus toxicodendron:** Bei Erkältung oder Grippe mit Fieber und Gliederschmerzen, wenn das (ältere) Kind nach einer körperlichen Anstrengung mit Schwitzen und anschließender Abkühlung krank wird, wenn es durchnässt war und anschließend krank wird. Die Beine sind unruhig, es wälzt sich im Bett herum.
- **Bryonia:** Bei Grippe mit Fieber und Gliederschmerzen. Das Kind liegt still im Bett, meidet jede Bewegung, im Gegensatz zum Rhus-toxicodendron-Kind. Es will seine Ruhe haben, hat viel Durst und ist ausgesprochen mürrisch, wenn es gestört wird.
- **Gelsemium:** Bei Fieber mit Glieder- und Kopfschmerzen, Kopfschmerz mit Schwere- oder Schwindelgefühl, die Augenlider sind schwer und hängen tiefer. Das Kind fühlt eine bleierne Schwere im ganzen Körper, es will liegen. Die Symptome entwickeln sich eher langsam, vornehmlich bei warmem Wetter (Sommergrippe).

Dosierung: jeweils C30, 3 Globuli als Einzelgabe

Impfreaktionen

Meist sind Impfreaktionen harmlos. Manche lassen nur einige Stunden auf sich warten, sodass der Zusammenhang klar ist. Dazu gehört eine Impfreaktion an der Einstichstelle, wenn diese anschwillt und rot wird, sowie eine Unruhephase und Quengelei, seltener erhöhte Körpertemperatur und eine durchwachte Nacht. Diese Impffolgen sind harmlos und klingen von selbst wieder ab. Bei einer Masernimpfung kann die Reaktion mit hohem Fieber und sogar mit einem Hautausschlag einhergehen. Da die Masernimpfung eine Inkubationszeit wie richtige Kinderkrankheiten hat, tritt diese Impfreaktion erst nach acht bis zehn Tagen auf. Durch die übliche Impfstoff-Kombination gegen Masern, Mumps und Röteln kann es etwas unübersichtlich werden – erst recht wenn als vierte Komponente noch die Impfung gegen Windpocken dazukommt. Doch auch diese Reaktionen verlaufen harmlos und klingen von selbst wieder ab.

Für Impfungen vereinbaren Sie am besten einen Termin morgens und nicht freitags. So können Sie bei unerwarteten Impfreaktionen Kontakt mit Ihrem Arzt aufnehmen.

Schlafstörung und Infektanfälligkeit nach Impfungen

Manche Eltern beobachten, dass sich nach einer Impfung etwas mit ihrem Kind verändert. Obwohl sie zögern, diese Veränderung der Impfung zuzuschreiben, ist sie in einem zeitlichen Zusammenhang aufgetreten. Meistens handelt es sich um eine Schlafstörung oder eine deutliche Infektneigung, beides Störungen, die natürlich nicht spezifisch für eine Impfung sind und meist das ungläubige Schulterzucken des Arztes nach sich ziehen. Deshalb werden solche Verknüpfungen oder Verdachtsmomente dem Arzt erst gar nicht berichtet und als Impffolgen gemeldet. Vielleicht sind es harmlose Befindlichkeitsstörungen, aber die betroffenen Eltern finden sie lästig, ärgerlich und nervenaufreibend. Außerdem ziehen sie oft andere Probleme nach sich. Die Homöopathie ist die einzige Heilmethode, die nach einer Impfung eingetretene Befindlichkeitsstörungen des Kindes mit ihren Arzneien abschwächen kann.

HOMÖOPATHISCHE HILFE NACH IMPFUNGEN

Sulfur, Thuja und Silicea sind die drei homöopathischen Hauptmittel bei Beschwerden nach Impfungen, aber sie sind nicht die einzig möglichen Mittel. Wegen anderer wichtiger Heilmittel wenden Sie sich an Ihren homöopathischen (Kinder-)Arzt.

- **Sulfur:** Wenn das Kind schon mehrere Wochen nach der Impfung nicht mehr durchschläft, es häufig aufwacht und dann gar nicht mehr einschlafen kann. Wenn das Kind nach der Impfung eine Neigung zu juckenden Hautausschlägen entwickelt.
- **Thuja:** Wenn nach einer Impfung ein hartnäckiger Husten, eine Bronchitis oder eine Neigung zu verengten Bronchien auftritt.
- **Silicea:** Wenn nach einer Impfung bei dazu veranlagten Kindern sich eine erhöhte Infektanfälligkeit entwickelt oder sogar Fieberkrämpfe (siehe Kasten Seite 133) auftreten.

Dosierung: jeweils C30, 3 Globuli als Einzelgabe

Atemwege und Kopf

Mit ausgewogener, vitaminreicher Ernährung und möglichst viel Zeit an der frischen Luft stärken Sie das Immunsystem Ihres Kindes.

Unabhängig davon, ob ein Kind robust ist oder eher zartbesaitet: Wenn es krank wird, sind es sehr häufig die Atemwege wie Hals und Nase sowie die Ohren, die betroffen sind. Das Kind hat sich erkältet. Viele Erkältungen beginnen mit Schniefen und Schnupfen, bald klagt das Kind auch über Halsschmerzen und Schluckbeschwerden. Die Homöopathie hat bei Erkrankungen der Atemwege und Beschwerden im und am Kopf eine ganze Reihe sehr wirksamer Heilmittel zu Verfügung.

TIPP

EIN FEUCHTWARMER HALSWICKEL LINDERT DIE SCHMERZEN

Ein sauberes Taschentuch in eine Tasse mit warmem Wasser tauchen, herausnehmen und mit der Hand ausdrücken. Das nasse warme Tuch erst zum Dreieck und dann der Länge nach falten und um den Hals legen, ein trockenes, größeres Tuch aus Baumwolle darüber wickeln und feststecken. Der Umschlag kann mehrere Stunden dranbleiben, das feuchte Tuch bleibt durch die Körperwärme angenehm warm.

Halsschmerzen

Halsschmerzen sind sowohl bei Kindern als auch bei Erwachsenen ein häufiges Begleitsymptom zu einem akuten Infekt der oberen Luftwege. Oft sind diese Infekte durch Viren bedingt, und die Schleimhäute im Rachen sind nur wenig gerötet, manchmal auch gar nicht. Eine starke Rötung der Rachenschleimhaut und eine mögliche Eiterspur auf den Mandeln deuten allerdings auf Streptokokken (siehe Seite 123), die eine ärztliche Behandlung erfordern. Ansonsten sind Halsschmerzen rein homöopathisch gut zu behandeln.

Der Schmerz kann unterschiedlich stark sein, von einem leichten Druck beim Schlucken bis zu einem intensiven Brennen oder Stechen. Ein leichter Halsschmerz ist oft das erste Zeichen eines beginnenden Infekts und muss nicht sofort behandelt werden. Es empfiehlt sich, dem Kind etwas zum Lutschen zu geben (ab zwei Jahren zum Beispiel Honiggummibärchen), ab vier bis fünf Jahren einen feuchtwarmen Halswickel zu machen und die ersten Stunden abzuwarten. Meist ist man sich dann im Klaren darüber, was das Kind ausbrütet. Wenn Halsschmerzen einen Infekt begleiten, gibt es einige bewährte homöopathische Mittel zur Auswahl. Jedes Mittel wirkt nur dann, wenn die entsprechenden Symptome zutreffen. Deshalb sollten die Eltern die Symptome vorher genau prüfen.

HOMÖOPATHISCHE HILFE BEI HALSSCHMERZEN

- **Hepar sulfuris:** Wenn der Schmerz beim Schlucken stechend ist. Er kann vom Hals zum Ohr ziehen. Das Schlucken tut sehr weh, sodass das Kind Essen ablehnt. Warme Getränke und ein warmer Schal oder Umschlag werden als wohltuend empfunden.
- **Phytolacca:** Wenn warme Getränke abgelehnt werden, weil sie den Schmerz noch verschlimmern. Das weite Herausstrecken der Zunge tut dem Kind im Hals besonders weh.

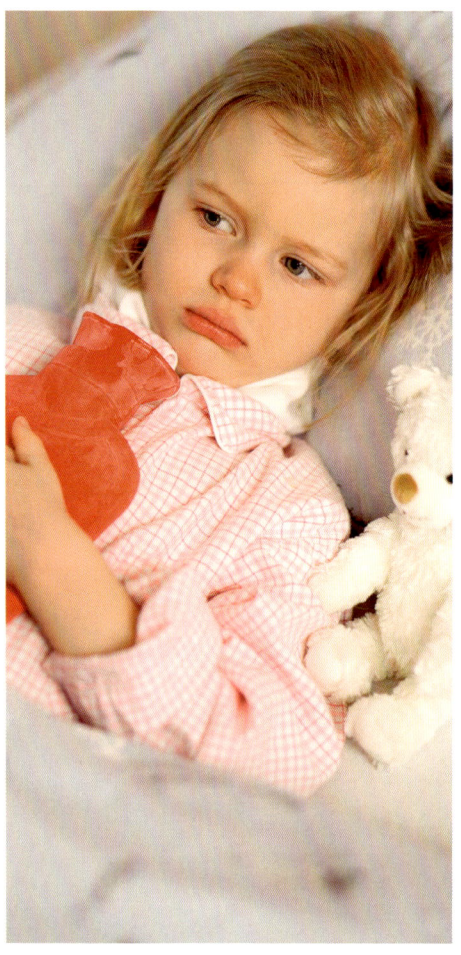

Ein feuchtwarmer Halswickel verschafft dem Kind oft schon nach kurzer Zeit erhebliche Linderung.

- **Mercurius solubilis:** Wenn es dem Kind nachts schlechter geht als tagsüber, es wegen der Schmerzen aufwacht oder nicht mehr einschlafen kann. Das Kind schwitzt nachts. Es ist meist durstig, kann aber vor Schmerzen kaum etwas trinken. Wenn zusätzlich noch Mundgeruch besteht und die Zunge belegt ist, ist Mercurius das richtige Mittel
- **Belladonna:** Wenn der Hals innen stark gerötet ist (mit einer Taschenlampe kann man das sehen), das Kind über einen wunden Schmerz klagt und ganz plötzlich krank geworden ist. Das Kind, das gut auf Belladonna anspricht, entwickelt bei einem Infekt oft hohes Fieber.
- **Tuberculinum bovinum:** Wenn das Kind sehr infektanfällig ist und bei den Infekten zu geschwollenen Mandeln und Halsschmerzen sowie zu Ohrenschmerzen neigt, ist Tuberculinum ein wichtiges Mittel. Dieses Mittel wird eher als chronisches Mittel eingesetzt, das bedeutet, dass es bei bestimmten Kindern (siehe auch Konstitutionsmittel Tuberculinum bovinum Seite 115) die Infektanfälligkeit verringern oder sogar ganz verhindern kann.
Dosierung: C30, 3 Globuli als Einzelgabe

Bronchitis und Asthma

Eine Bronchitis entwickelt sich bei Kindern, indem die meist durch Viren hervorgerufene Infektion der oberen Luftwege in die tieferen Regionen hinabsteigt. Das Leitsymptom ist ein Husten. Im Gegensatz zum einfachen Husten, der durch eine Reizung und Schleimbildung im Hals, in der Luftröhre und in den großen Bronchien hervorgerufen wird, sind bei einer Bronchitis die weiter unten liegenden Verzweigungen der Bronchien betroffen. Das Kind »rasselt« beim Husten, was der Arzt beim Atmen hören kann. Häufig kommt es zu einer Verengung der Bronchien, man spricht dann von einer spastischen oder obstruktiven Bronchitis. Die kleineren Bronchialzweige sind mit einer Schleimhaut ausgekleidet, die anschwellen und dadurch die Bronchien verengen kann. Je enger die Bronchien sind, umso weniger Luft lassen sie durch. Auf diese Weise entsteht ein pfeifendes Geräusch beim Ausatmen, und es kann zu Atemnot kommen. Das Kind hustet, entweder im ruhigen Zustand oder erst bei Anstrengung. Manchmal bekommt es bei Anstrengung nicht genügend Luft, sodass es erstmal still sitzen und ruhig atmen muss. Die Übergänge von einer einfachen in eine Bronchitis mit spastischer Verengung der Bronchien sind fließend, ebenso die Übergänge von der spastischen Bronchitis zu Asthma. Daher spricht man auch von Infektasthma, im Unterschied zum allergischen Asthma. Zunehmend spielen bei einer starken Verengung der Bronchien mit Luftnot im Kindesalter Allergien eine Rolle. Das heißt, die spastische (obstruktive) Bronchitis entsteht nicht nur durch einen Virusinfekt, sondern auch durch eine allergische Schleimhautschwellung auf unterschiedliche Reize. Solche Allergien auslösenden Reize können zum Beispiel Gräser und Blüten, aber auch Hausstaubmilben sowie Tierhaare sein.

Bei Bronchitis und Asthma brauchen Eltern anfangs den Beistand des Arztes. Später können sie die Situation durch ihre Erfahrung selbst bewältigen, denn Ruhe bewahren hilft dem Kind am meisten. Ein aufgeregtes Kind steigert sich schnell in die Atemnot hinein. Suchen Sie deshalb das Gespräch mit dem Arzt, wenn das Kind gerade gesund ist. Er wird Ihnen auch für die akuten Anfälle ein bronchienerweiterndes Medikament verschreiben und dem (älteren) Kind den Gebrauch eines Inhaliergeräts oder eines Asthmasprays erklären.

Bei stärkerer Verengung der Bronchien, also wenn das Kind Luftnot hat, sollte es in jedem Fall inhalieren. Bei geringer Verengung der Bronchien gibt es auch für den Akutfall einige sehr wirksame homöopathische Mittel, die genügen, um Abhilfe zu schaffen. Homöopathische Mittel können mit bronchienerweiternden Medikamenten kombiniert werden. Für die homöopathische Behandlung ist es folglich wichtig zu unterscheiden, ob es sich um eine einfache Bronchitis mit Rasselgeräuschen beim Atmen

TIPP

BEI BRONCHITIS UND ASTHMA DIE ATMUNG BEOBACHTEN

Das Wichtigste ist die Beobachtung der Atmung: Ist sie ruhig oder schnell, erfolgt die Ausatmung mit erheblicher Anstrengung oder ist sie ganz locker? Am besten machen Sie den Oberkörper des Kindes frei, damit Sie die Atmung genau beobachten können. Lassen Sie sich vom Arzt zeigen, worauf Sie achten müssen.

beziehungsweise mit leichter Verengung der Bronchien (ein Pfeifen ohne Luftnot) handelt. Hier helfen andere Mittel als bei der spastischen Bronchitis oder bei Asthma, die mit rasselndem Husten und Luftnot bereits bei geringer körperlicher Anstrengung einhergehen.

HOMÖOPATHISCHE HILFE BEI EINFACHER BRONCHITIS

- **Ipecacuanha:** Das Kind hustet mit Schleimrasseln oder der Arzt hört beim Abhören rasselnde Geräusche, eventuell mit Pfeifen. Es kann auch anfallartig husten. Der Allgemeinzustand des Kindes ist bei älteren Kindern kaum beeinträchtigt, bei jüngeren Kindern kann es zu leichtem Fieber kommen (kein hohes Fieber).
- **Pulsatilla:** Das Kind hustet vor allem bei stärkerer körperlicher Anstrengung, zum Beispiel wenn es rennt. Die Bronchitis entwickelt sich aus einem Infekt, der mit einem Schnupfen beginnt. Der Schnupfen besteht noch, oft mit gelber Absonderung. Das Kind ist weinerlich, manchmal ist eine Wange mehr rot als die andere.

Dosierung: jeweils C30, 3 Globuli als Einzelgabe

HOMÖOPATHISCHE HILFE BEI SPASTISCHER BRONCHITIS

Lassen Sie Ihr Kind ein Medikament mit bronchienerweiternder Wirkung inhalieren oder geben Sie ein Cortison-Notfallzäpfchen. Wenn diese Maßnahmen nicht sofort wirken, fahren Sie zum Arzt oder rufen Sie den Notarzt.

- **Arsenicum:** Das Kind, das Arsenicum braucht, hat meist schon länger durch verengte Bronchien eine Neigung zu Luftnot, sodass bei fast jedem Infekt eine spastische Bronchitis auftritt, oft sogar so schnell, dass man den Infekt zuvor gar nicht bemerkt. Häufig liegt eine allergische Ursache zugrunde. Es besteht ein fließender Übergang zu Asthma. Manchmal hatte das Kind eine Neurodermitis, die sich jedoch gebessert hat oder ganz verschwunden ist.
- **Cuprum:** Neben Arsenicum ist es das wichtigste Akutmittel bei Luftnot durch spastische Bronchitis oder Asthma. Es handelt sich bei diesem Zustand eher um Asthma durch eine Verkrampfung der kleinen Bronchien. Eine Schleimentwicklung in den Bronchien kann sogar ganz fehlen. Das Kind ringt nach Luft: Man erkennt bei freiem Oberkörper, wie angestrengt sich die Brust beim Atmen hebt und senkt. Das Kind verhält sich ruhig und meidet jede Anstrengung, sogar schon Treppen steigen ist ihm zu viel. Es jammert und braucht Hilfe. Hier sollten Sie direkt ein Medikament mit bronchialerweiternder Wirkung inhalieren lassen oder gleich ein Cortison-Notfallzäpfchen geben. Wenn auch diese Maßnahmen nicht wirken, fahren Sie umgehend zum Arzt oder rufen Sie den Notarzt. Geben Sie zu Hause in solchen Situationen Cuprum C30.

Dosierung: jeweils C30, 3 Globuli als Einzelgabe

Husten und Lungenentzündung

Die Schleimhaut kleidet die oberen und unteren Atemwege aus. Sie produziert Schleim, der zu Verschleimung führen kann. Der Hustenreflex ist einer unserer wichtigsten Schutzreflexe, um die Atemwege von Schleim, Staub und Fremdkörpern zu reinigen. Deshalb sollte er nicht unterdrückt werden. Neben dem sinnvollen, reinigenden Husten gibt es auch den harmlosen, aber leidigen Reizhusten, der Kindern und Eltern nachts den Schlaf raubt. Diverse Hustensäfte aus der Apotheke haben Eltern meist schon mit mehr oder weniger Erfolg angewendet.

Es gibt viele homöopathische Mittel, die bei akutem Husten infrage kommen. Nachfolgend ist nur eine kleine Auswahl aufgeführt. Vor allem bei einer chronischen Anfälligkeit für Husten muss der homöopathische Arzt das passende Konstitutionsmittel bestimmen (ab Seite 34).

Geben Sie Ihrem Kind bei einer Lungenentzündung keine Milch zum Trinken, denn Milch fördert die Verschleimung.

HOMÖOPATHISCHE HILFE BEI HUSTEN

- **Coccus cacti:** Eigentlich handelt es sich um ein Mittel gegen Keuchhusten, es hilft aber auch bei ähnlichen Zuständen, wenn das nächtliche anfallartige Husten vom Einschlafen bis Mitternacht mit Würgen und Erbrechen einhergeht. Kühle Getränke lindern den Hustenreiz.

[handschriftliche Notiz: neuer Name: Dactylopius coccus]

- **Drosera:** Bei Hustenanfällen mit Würgen und Erbrechen, die erst nach Mitternacht beginnen (meist ab zwei Uhr) und das Kind mehrmals hintereinander aus dem Schlaf reißen. Der Husten wird als erstickend beschrieben. Das Kind kann Nasenbluten bekommen.
- **Pulsatilla:** Wenn das Kind bei Anstrengung hustet oder sich abends im Bett zum Husten aufsetzen muss. Meist geht der Husten mit einem Schnupfen einher. Der Husten bessert sich im Freien und verschlimmert sich im warmen Zimmer.
- **Ipecacuanha:** Bei Würgen und Erbrechen. Der Husten wirkt erstickend und hat seinen Höhepunkt abends gegen 19 Uhr, vor dem Schlafengehen. Das Kind kann im Hustenanfall bläuliche Lippen haben.
- **Bryonia:** Wenn der Husten so schmerzhaft ist, dass das Kind versucht ihn zu unterdrücken oder mit den Händen während des Hustens fest auf die Brust drückt. Der Husten ist krampfhaft und wirkt erschütternd. Er kann nach dem Essen auftreten und dann mit Erbrechen einhergehen oder durch Lachen ausgelöst werden. Im Freien oder bei Ruhe ist der Husten besser.
- **Phosphor:** Wenn kalte Luft Husten verursacht, aber auch der Wechsel von drinnen nach draußen oder umgekehrt. Singen, lautes Sprechen sowie Lachen lösen Husten aus. Der Husten weckt das Kind aus dem Schlaf, es setzt sich dabei auf.

- **Rumex:** Bei Hustenanfällen vor Mitternacht, ohne Würgen und Erbrechen. Kalte Luft und Sprechen verursachen Husten.
- **Spongia:** Wenn sich der Husten bellend oder hohl anhört und Heiserkeit verursacht. Trinken oder Essen bessert den Husten, der durch Aufregung ausgelöst wird. Spongia gehört zu den bewährten Mitteln bei Pseudokrupp (siehe unten).
- **Causticum:** Wenn das Kind wegen seines Hustens schnell heiser ist, es trotzdem immer weiter hustet und dabei versucht, Schleim abzuhusten, was ihm aber nicht gelingt. Der Husten tritt vor allem beim Bücken auf. Trinken bessert den Husten.

Dosierung: jeweils C30, 3 Globuli als Einzelgabe

Sonderfall Pseudokrupp

Eine besondere Form des Hustens ist der Krupphusten, deswegen Pseudo-(falscher)Krupp genannt, weil der echte Krupp ein lebensbedrohlicher erstickender Hustenanfall im Rahmen einer Diphtherie war, der durch die allgemein empfohlene vorbeugende Impfung bei uns praktisch nicht mehr auftritt. Der falsche oder Pseudokrupp ist dagegen ein Husten, der durch eine Enge im Kehlkopf verursacht wird und sich deshalb bellend und hohl anhört. Er hat mit der Lunge gar nichts zu tun, obwohl er sich so tief sitzend anhört. Das liegt daran, dass der ganze Brustkorb als Resonanzkasten mitschwingt. Dass die Enge im Kehlkopf liegt, kann man auch an der begleitenden Heiserkeit merken. Der Pseudokrupp beim Kleinkind entspricht einer einfachen Heiserkeit beim Erwachsenen – nur dass der noch kleine Kehlkopf sich aus physikalischen Gründen dabei sehr viel mehr verengt.

Er wird von den Eltern oft als sehr bedrohlich erlebt, weil das Kind die Luft so geräuschvoll einzieht, dass es wie ein Ersticken klingen kann. Pseudokrupp tritt bei dazu disponierten Kindern, in der Mehrzahl sind es blonde Jungen, häufiger auf.

TIPP

BEI PSEUDOKRUPP HILFT FRISCHLUFT ODER WASSERDAMPF

Sie können die Hustenanfälle bei Pseudokrupp lindern, indem Sie mit Ihrem Kind ans offene Fenster treten oder ins Bad gehen und die heiße Dusche aufdrehen. Der Wasserdampf in der Luft befeuchtet die Schleimhäute und lindert dadurch den Husten. Vor allem aber: Versuchen Sie Ihr Kind bei einem Anfall zu beruhigen.

HOMÖOPATHISCHE HILFE BEI PSEUDOKRUPP

- **Aconitum:** Wenn das Kind bellend und hohl hustet und es unruhig und ängstlich ist. Die Beschwerden werden oft durch kaltes, trockenes Wetter oder Wind ausgelöst.
- **Spongia:** Wenn das Kind weniger empfindlich auf kalte, trockene Luft reagiert und keine ausgeprägte Unruhe und Angst vorhanden sind. Dafür hört man beim Husten ein scharrendes oder schabendes Geräusch, und das Kind ist meistens am nächsten Tag heiser. Der Husten bessert sich durch Trinken.

Dosierung: jeweils C30, 3 Globuli als Einzelgabe
Die Gabe des Heilmittels muss nicht wiederholt werden, es sei denn, in der folgenden Nacht tritt noch einmal ein ähnlicher Anfall auf, was jedoch selten der Fall ist.

Schnupfen bei Kleinkindern

Der einfache Schnupfen besteht aus einer Schwellung der Nasenschleimhaut (die Nase ist verstopft) und aus einer Absonderung von Sekret (die Nase läuft). Dazu kommt ein Niesreiz, bei dem oft Schleim abgegeben wird. Es handelt sich, wie auch beim Husten, um einen Schutzreflex. Der Schnupfen entsteht in den meisten Fällen nach einem Kontakt mit Infektionserregern in der Atemluft und ist als erste spürbare und äußerlich sichtbare Abwehrleistung des Körpers gegen die Erreger zu verstehen. Schnupfen ist ein Zeichen eines funktionierenden Abwehrsystems. Die Nasenschleimhaut sollte nicht sofort mit Nasentropfen, die eine Abschwellung erzwingen, traktiert werden.

Hartnäckig hält sich das Gerücht, dass mit der ständigen Gabe abschwellender Nasentropfen eine Mittelohrentzündung verhindert werden kann. Das wurde durch neuere Studien eindeutig widerlegt. Eine verstopfte Nase, eine laufende Nase und das Niesen sind zwar lästig, aber auszuhalten, bis es wieder vorbei ist. Lindernd und schleimlösend wirkt Kochsalzlösung (siehe Kasten Seite 144) und – bei Kindern allerdings unbeliebt – die Nasendusche zur Spülung aus der Drogerie oder Apotheke.

Sorgen Sie dafür, dass die Luftfeuchtigkeit in Ihren Räumen ausreichend hoch ist, denn das hält die Schleimhäute »fit«.

HOMÖOPATHISCHE HILFE BEI SCHNUPFEN

- **Nux vomica:** Wenn das Kind nachts eine verstopfte Nase hat, während die Nase tagsüber läuft. Das Kind ist gereizt und ungeduldig, fühlt sich durch den Schnupfen sehr gestört.
- **Dulcamara:** Wenn der Schnupfen, auch begleitet von anderen Symptomen einer Erkältung, nach der Rückkehr aus einem warmen Land in die kühle Heimat einsetzt, etwa nach einem Urlaub im Süden.

TIPP

KOCHSALZLÖSUNG SELBST GEMACHT IMMER ZUR HAND

Eine Kochsalzlösung können Sie ganz einfach selbst herstellen: Geben Sie 9 Gramm (1 gestrichener Teelöffel) Salz in 1 Liter kochendes Wasser. Füllen Sie die abgekühlte Flüssigkeit in ein Fläschchen mit einer Pipette und geben Sie bei Bedarf einen Tropfen in die verstopfte Nase. Anders als fertige Nasentropfen oder -sprays schadet Kochsalzlösung auch bei längerer Anwendung nicht.

- **Pulsatilla**: Wenn das Kind krank ist, weinerlich an Mamas Rockzipfel hängt. Die Symptome sind sonst wie bei den Babys (siehe Säuglingsschnupfen Seite 130). Häufig sind zusätzlich eine Augenrötung und Ohrenschmerzen (siehe Ohrenschmerzen Seite 145).
- **Arsenicum:** Wenn die Nase so sehr läuft, dass Sie mit dem Naseputzen und Tupfen nicht mehr nachkommen, sie förmlich wie ein Wasserhahn tropft. Unter der Nase wird es schnell wund. Seitdem das Kind krank ist, ruft es ängstlich nach der Mutter und will am liebsten auf dem Schoß sitzen oder auf den Arm genommen werden.
- **Sulfur:** Wenn das Kind total »verrotzt« ist. Es läuft gelblich-grünlicher Schleim aus der Nase, der die Nase wund macht und den es sich im Gesicht herumwischt. Es will sich die Nase nicht putzen lassen und schreit, wenn es den Waschlappen sieht. Trotz seiner Erkältung will es keine Jacke anziehen und stößt im Bett die Decke weg.

Dosierung: jeweils C30, 3 Globuli als Einzelgabe

Heuschnupfen

In den Medien werden zu den entsprechenden Zeiten spezielle Pollenflug-Vorhersagen veröffentlicht.

Bei Heuschnupfen sind meistens Augen und Nase betroffen, der Schleim ist wässrig. Das Kind niest häufig und ist sehr irritiert durch den starken Juckreiz in Augen und Nase, den man bei einem gewöhnlichen Schnupfen nicht hat. Wahrscheinlich hatte das Kind schon einmal einen nesselartigen Hautausschlag, der wieder verschwunden ist. Da Heuschnupfen eine allergische Reaktion, also eine chronische Erkrankung ist, kann sie am besten mit einem homöopathischen Konstitutionsmittel (ab Seite 34) behandelt werden. Es gibt aber auch einige Heilmittel, die akut helfen.

HOMÖOPATHISCHE HILFE BEI HEUSCHNUPFEN

- **Allium cepa:** Bei starkem Kribbeln und Jucken der Nase und Augen, mit reichlich wässriger Absonderung und Niesen. Die Nase wird schnell wund und kann auch bluten. Im Freien geht es besser.

- **Euphrasia:** Das Kind kneift die Augen zusammen, blinzelt und ist lichtscheu, kann die Finger nicht von den Augen lassen, weil sie so sehr jucken und kribbeln. Die Lidränder sind rot. Am liebsten trägt das Kind eine Sonnenbrille, auch drinnen.
- **Sabadilla:** Wenn das Kind heftig niest und nach den Niesanfällen wässrige Absonderungen aus Augen und Nase kommen. Das Gesicht ist gerötet und fühlt sich heiß an, weshalb das Kind kaltes Wasser oder einen kalten Waschlappen im Gesicht verlangt.
- **Gelsemium:** Wenn das Kind sehr müde ist und über Druck im Kopf klagt. Die Augenlider sind geschwollen und fühlen sich schwer an.

Dosierung: jeweils C30, 3 Globuli als Einzelgabe

Ohrenschmerzen

Kinder leiden sehr häufig unter Ohrenschmerzen. Das Mittelohr ist wie alle luftgefüllten inneren Hohlräume (Nasenhaupt- und Nebenhöhle, Stirnhöhle, Siebbein- und Keilbeinhöhle, Luftröhre und Bronchien) mit Schleimhaut ausgekleidet. Diese produziert auf einen Reiz, einer Infektion oder Allergie Schleim, der abtransportiert werden muss: durch Niesen und Husten.

Aber im Ohr kann er nur durch den inneren Gehörgang, die Eustach'sche Röhre oder Ohrtrompete, abtransportiert werden. Da diese häufig zugeschwollen oder auch durch die Rachenmandeln (Polypen) verlegt ist, kommt es zu einem Sekretstau im Mittelohr, in der Paukenhöhle, der deshalb Paukenerguss genannt wird. Besiedeln Keime den Schleim, finden sie einen perfekten Nährboden vor, und es kann zu einer »richtigen« Mittelohr-Entzündung kommen. Der Ausdruck »richtig« soll besagen, dass häufig bereits das Bestehen eines schmerzhaften Ergusses mit Vorwölbung des Trommelfells oder die allgemeine Schleimhautreizung bei einem beginnenden Infekt als Mittelohr-Entzündung bezeichnet wird.

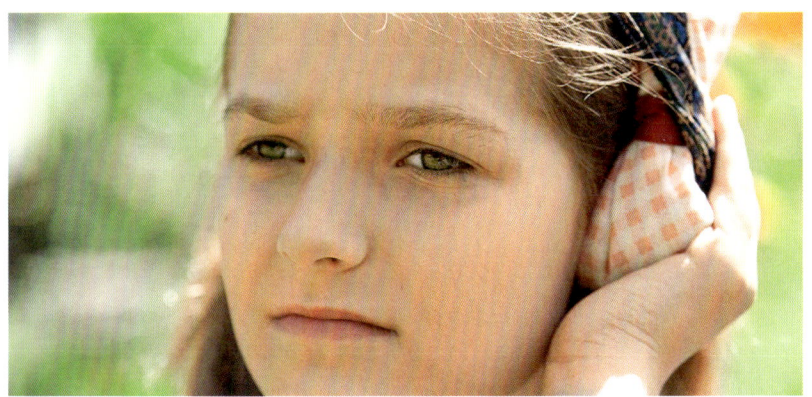

Die ätherischen Öle der Zwiebel entfalten sich noch besser, wenn eine Wärmflasche auf das Zwiebelsäckchen gelegt wird.

TIPP

ZWIEBELSÄCKCHEN HELFEN BEI OHRENSCHMERZEN

Zwiebelsäckchen oder -wickel sind sehr zu empfehlen: Sie wirken schmerzstillend, entzündungshemmend und verflüssigen das Sekret. So gehen Sie vor: Hacken Sie eine mittelgroße Zwiebel fein, die Sie in ein dünnes Stofftaschentuch einwickeln. Legen Sie das Päckchen auf das Ohr und bedecken Sie es beispielsweise mit einer gefalteten Stoffwindel so, dass der überschüssige Zwiebelsaft aufgesogen wird. Mit einer Mütze oder einem Stirnband wird das Säckchen befestigt. Eine Erwärmung erfolgt von allein durch die Durchblutung. Die Dauer der Anwendung beträgt 30 Minuten oder länger und ist mehrmals täglich möglich. Achtung: Keinen Zwiebelsaft in den Gehörgang träufeln, denn dann kann der Arzt das Trommelfell nicht mehr beurteilen.

Umgekehrt kann aber auch das Trommelfell stark eingezogen sein, weil der Körper bei einem verstopften inneren Gehörgang die Luft aufnimmt und resorbiert, wobei das Trommelfell schmerzhaft nach innen gezogen wird. Daher empfiehlt es sich, bei Ohrenschmerzen erst einmal vorsichtig durchzupusten, das heißt, die Nase beim Schnauben zuzuhalten und bei geschlossenem Mund einen Druckausgleich durchzuführen. Oft knackt es dann – und die Schmerzen sind weg. Diesen Druckausgleich kann man Kleinkindern mit dem Aufblasen eines Ballons mit der Nase, dem sogenannten Nasenballon, beibringen. Zur »Massage« des inneren Gehörgangs eignen sich Kauen und Schlucken. Gerade kau- und schluckfaule Kinder mit wenig Muskelspannung haben häufig derartige Ohrenprobleme. Dagegen hilft Kaugummi kauen, bei kleineren Kindern das Kauen von (Honig-) Gummibärchen.

HOMÖOPATHISCHE HILFE BEI OHRENSCHMERZEN

- **Belladonna:** Wenn das Kind ganz wild vor Schmerz ist, sehr laut schreit, plötzlich krank ist, ein rotes Gesicht und Fieber hat.
- **Tuberculinum bovinum:** Wenn das Kind ganz wild vor Schmerz ist, schreit und weint, das Ohr hält, unruhig hin und her rennt, hüpft oder wild mit den Beinen strampelt, wenn es jedoch – anders als bei Belladonna – kein Fieber und keine Röte im Gesicht hat.
- **Chamomilla:** Wenn das Kind ganz wild vor Schmerz ist, wütend kreischt, den Kopf schüttelt, vielleicht aufs Ohr schlägt und eine Wange rot, die andere blass ist.
- **Pulsatilla:** Wenn das Kind jämmerlich weint und anhänglich ist, es sich aber ruhig verhält. Es hat Schnupfen, eine Wange kann rot sein.

- **Apis:** Wenn das Kind sich ruhig verhält, aber plötzlich zusammenzuckt, die Hand zum Ohr führt und das Gesicht verzerrt ist.
- **Dulcamara:** Wenn das Kind weint, sich aber ruhig verhält, gestern im Schwimmbad war, heute Ohrenschmerzen hat (Folge von Nässe).
- **Ferrum phosphoricum:** Wenn keine der obigen Beschreibungen zutrifft, können Sie es damit versuchen.

Dosierung: jeweils C30, 3 Globuli als Einzelgabe

> Bei Ohrenschmerzen von Kleinkindern hilft ein homöopathisches Mittel rascher und besser als bei Ohrenschmerzen von Schulkindern oder Teenagern.

Bindehautentzündung

Ein rotes Auge mit Tränenfluss und Schleim wird als Bindehautentzündung bezeichnet. Das ist ein sehr grober Oberbegriff, der genauer betrachtet werden muss, denn jede Reizung der Bindehaut führt zu diesen Symptomen: vom Ins-Auge-Fassen bis hin zu Fremdkörpern, chemischen Reizen, Allergien oder viralen oder bakteriellen Entzündungen. Die häufigste Bindehautentzündung ist die infektbedingte Reaktion des Auges bei einem allgemeinen Schleimhautinfekt. Ärzte sprechen dann gern von einem »Rotzauge« analog zur »Rotznase«. Das Auge sieht oft schlimm und bedrohlich aus, weil der Schleim dick und gelblichgrün im inneren Augenwinkel sitzt, da, wo der Tränenkanal abgeht. Es sondert sich nicht Eiter ab, sondern es ist Schleim, den die erkrankte Schleimhaut zu ihrem eigenen Schutz produziert. Das Kind hat keine eigentliche Augenentzündung, sondern eine katarrhalische Bindehautentzündung, die mit einem allgemeinen Infekt einhergeht, der sich mit Husten, Schnupfen und eventuell Fieber äußert. Auch wenn der Infekt bereits abgeklungen ist, kann die Schleimabsonderung noch einige Tage bestehen bleiben. Diese Art der Bindehautentzündung ist nicht ansteckend. Eine echte, ansteckende Bindehautentzündung ist vergleichsweise selten, sie tritt eher im Sommer epidemieartig auf und ist zu Unrecht gefürchtet, denn eigentlich kann am Auge nicht viel passieren: Im Gegensatz zum Mittelohr kann der Schleim beim Auge herausfließen.

Ist das Kind nörgelig und die Bindehaut am Augapfel glasig geschwollen und rot und der Blick trüb, so handelt es sich eher um einen frischen Infekt, der oft anderen Krankheitszeichen vorausgeht. Das Kind »wird krank«. Im Gegensatz dazu ist bei einem älteren (länger bestehenden) »Rotzauge« das Weiße im Auge klar. Kinderbetreuungseinrichtungen haben oft große Angst vor »ansteckenden Bindehautentzündungen« und schicken die Kinder zur Klärung zum Arzt. Eine Antwort ist für den Arzt schwierig. Oft kann sie nur Jein lauten: Eine ansteckende Bindehautentzündung ist es meist nicht, aber der Infekt, der eine katarrhalische Bindehautentzündung auslöst, ist schon ansteckend.

Der Schleim und die Verklebungen des Auges werden mit reichlich warmem Wasser oder Schwarztee entfernt. Ein direkt auf dem Auge herumschwimmender Schleim kann mit einer sterilen Kochsalzlösung ausgespült werden. Antibiotika sind meistens nicht nur unnötig, sondern obendrein nicht einmal ungefährlich. Dennoch sind sie weit verbreitet und werden nicht selten aus Verzweiflung eingesetzt, damit das Kind endlich wieder in die Kindertagesstätte oder Schule gehen kann. Kein Kind liebt Augentropfen, und es ist oft ein unnötiger Kampf, sie einzuträufeln. Bindehautentzündungen, die einen Infekt begleiten, können gut homöopathisch behandelt werden.

Ein Sonderfall ist die Bindehautentzündung beim Säugling, die häufig auf einer Verengung des Tränenkanals beruht (siehe Seite 132).

> Die homöopathische Arznei Euphrasia wird aus Augentrost gewonnen, einer klassischen Heilpflanze bei Problemen mit den Augen, die schon von unseren Vorfahren eingesetzt wurde.

HOMÖOPATHISCHE HILFE BEI BINDEHAUTENTZÜNDUNG

- **Pulsatilla:** Wenn der Schleim dick und gelblich aussieht und sich das Kind durch die Bindehautentzündung nicht gestört fühlt. Oft liegt gleichzeitig ein Schnupfen mit Schleimabsonderung aus der Nase vor. An der frischen Luft geht es dem Kind besser.
- **Euphrasia:** Wenn der Schleim wässrig oder gelblich aussieht, das Kind im Auge reibt und das Auge vom Reiben rot wird. Das Kind blinzelt oder kneift die Augen zu, es ist empfindlich auf helles Licht.

Dosierung: jeweils C30, 3 Globuli als Einzelgabe

Mundfäule

Die Mundfäule ist eine häufige Kleinkinderkrankheit, die durch das Herpes-Virus hervorgerufen wird. Sie tritt meist im zweiten Lebensjahr auf, kann aber auch bei älteren Kindern bis ins Erwachsenenalter auftreten. Die Erkrankung beginnt oft mit hohem Fieber, schwerem Krankheitsgefühl und Nahrungsverweigerung und wird anfänglich häufig fehlgedeutet und fehlbehandelt. Nach ein oder zwei Tagen kommt es zu einer schmerzhaften düsterroten Schwellung der Mundschleimhaut, danach zur Bildung von weißlichen Geschwüren (Aphthen). Es tritt ein süßlicher, unangenehmer Mundgeruch auf. Die Nahrungsverweigerung bei hohem Fieber ist für Eltern besorgniserregend und führt nicht selten zur Krankenhauseinweisung. Manchmal wird wegen der Schmerzen im Mund ein Zahnarzt aufgesucht. Typisch sind neben der entzündlichen Schleimhautschwellung schmerzhafte Lymphknotenschwellungen unter dem Unterkieferknochen und ein Bläschenausschlag um den Mund herum. Bei Kindern mit Neurodermitis kann der ganze Körper von einem Bläschenausschlag betroffen sein.

Obwohl die Krankheit schwer erscheint, ist sie nicht schlimm. Die Nahrungsverweigerung wird meist bedrohlicher eingeschätzt, als sie wirklich ist. Mit Joghurt oder Quark gelingt häufig eine ausreichende Nahrungs- und Flüssigkeitszufuhr. Eine Lokalbehandlung, etwa Pinseln mit betäubenden Lösungen, ist meist sehr schmerzhaft und auch nicht heilungsfördernd. Oft ist eine Schmerz- und Fieberbehandlung unumgänglich und kann einen Krankenhausaufenthalt ersparen.

HOMÖOPATHISCHE HILFE BEI MUNDFÄULE

- **Mercurius solubilis**

Dosierung: C30, 3 Globuli in Wasser aufgelöst, am besten »verkleppert« (siehe Kasten Seite 19), ein Löffelchen jede halbe Stunde

Kopfschmerzen

Kopfschmerzen können bei Kindern unterschiedliche Ursachen und Bedeutungen haben. Es gibt eine Art Kopfschmerzen, die – ähnlich wie Bauchschmerzen – ein allgemeines Unwohlsein des Kindes ausdrücken. Das Kind klagt immer wieder über Kopfschmerzen ohne begleitende Symptome: Es besteht weder Übelkeit, noch hat das Kind das Bedürfnis, sich hinzulegen oder Ruhe zu haben. Zuwendung und Verständnis helfen da besser als jedes Medikament. Wenn auch der Arzt keine Ursachen für die Kopfschmerzen finden konnte, sollte man sich Gedanken machen, welche seelischen Belastungen dem Kind Kopfschmerzen bereiten könnten, vielleicht Kummer, Kränkungen, Ärger oder Ängste. In unklaren Situationen können Sie die Kopfschmerzen protokollieren, um eventuelle Zusammenhänge zu klären.

Leider gibt es bereits im Kindesalter auch starke Kopfschmerzen, die Übelkeit und Brechreiz auslösen können. Manchmal hält sich das Kind mit den Händen den Kopf und weint oder jammert. Es kann nichts mehr machen, nicht spielen, nicht essen, es will nur noch seine Ruhe haben. Solche Kopfschmerzen treten anfallsartig auf. Dieser Kopfschmerz ist tatsächlich vergleichbar mit Migräne bei Erwachsenen, die sich später oft daran erinnern, schon als Kind derartige Symptome gehabt zu haben. Häufig benötigt der kleine Patient ein Schmerzmittel, was auch sinnvoll und erlaubt ist. Die Homöopathie zeigt ihre Stärke vor allem in der Vorbeugung. Der homöopathische Arzt sucht ein Konstitutionsmittel für das Kind.

HOMÖOPATHISCHE HILFE BEI KOPFSCHMERZEN

Überlegen Sie als Eltern, ob die Kopfschmerzen Ihres Kindes nach einem intensiven Kummer auftraten oder nach einer großen Verunsicherung,

Eine Mutter, die häufiger an Herpesinfektionen leidet, bildet Antikörper dagegen, die sie an das Kind weitergibt. Daher kommt es nicht selten erst nach Abklingen des »Nestschutzes« zur Erstinfektion beim Kind.

Bei Bedürfnis nach Kälte können Sie Ihrem Kind einen feuchten Waschlappen, der kurz im Gefrierfach war, auf dem schmerzenden Bereich des Kopfes auflegen.

die sein Leben erschüttert hat. Nicht selten entstehen Kopfschmerzen durch Kummer. Zwei wichtige Mittel kommen hier in Betracht.

- **Ignatia:** Wenn ein Kummer, eine große Sorge oder ein entsetzlicher Schrecken erst vor kurzem die Gefühle des Kindes erschüttert hat.
- **Natrium muriaticum:** Wenn das kummervolle oder sorgenreiche Ereignis schon etwas länger zurückliegt (mehr als ein Jahr). Dabei findet sich manchmal eine Kopfschmerzhäufung in der Familie.
- **Arnica**: Kann hilfreich sein, wenn Kopfschmerzen seit einer Kopfverletzung vorhanden sind oder seitdem immer wieder auftreten.

Dosierung: jeweils C30, 3 Globuli als Einzelgabe

Sonderfall Schulkopfschmerz

Die Schule kann dem Kind im wahrsten Sinne des Wortes Kopfschmerzen bereiten. Das Kind fühlt sich durch die hohe Konzentration, die ihm abverlangt wird, manchmal geistig erschöpft. Typisch für diese Art Kopfschmerz ist, dass er nach einer Klassenarbeit, in den letzten Stunden des Vormittags- beziehungsweise im Nachmittagsunterricht oder direkt nach der Schule auftritt. In den Ferien und am Wochenende klagt das Kind nicht, auch nicht frühmorgens, bevor es zur Schule geht. Diese Art Kopfschmerzen treten immer in direktem Zusammenhang mit vorhergehender geistiger Anstrengung auf.

HOMÖOPATHISCHE HILFE BEI SCHULKOPFSCHMERZ

- **Natrium muriaticum:** Das Kind, dem Natrium muriaticum hilft, ist willig, aber hochsensibel und reagiert schnell gekränkt. Es behält seinen Unmut lieber für sich. Der Kopfschmerz taucht während der Schulzeit oft schon gegen zehn oder elf Uhr morgens auf (siehe auch Konstitutionsmittel Natrium muriaticum ab Seite 83).
- **Acidum phosphoricum:** Dieses Kind ist schnell erschöpft und müde. Es kann sich vieles nicht merken, manchmal sucht es nach den richtigen Worten. Dazu kommt eventuell noch Kummer oder Sorge um ein Familienmitglied – oder um die Ehe der Eltern, wenn diese häufiger im Beisein des Kindes streiten.
- **Calcium carbonicum:** Das Kind, das gut auf Calcium reagiert, ist oft eigensinnig und scheint etwas träge zu sein. Es braucht mehr Zeit, um den Lehrstoff zu verdauen. Das hat nichts mit mangelnder Intelligenz zu tun. Das Kind ist einfach nicht so schnell wie andere Kinder. Die geistige Überanstrengung kann zu Kopfschmerzen führen (siehe auch Konstitutionsmittel Calcium carbonicum ab Seite 48).

Dosierung: jeweils C30, 3 Globuli als Einzelgabe

Magen und Darm

Magen-Darm-Infektionen werden meist von Viren ausgelöst. Aber auch andere Reize, etwa Leistungsdruck, umwälzende Veränderungen wie ein Umzug, der Eintritt in den Kindergarten oder die Einschulung können bei sehr empfindlichen, sensiblen Kindern leicht zu Magen-Darm-Problemen führen. Auch ungesunde Essgewohnheiten und Nahrungsmittelunverträglichkeiten fordern ihren Tribut.

Durchfall

In der Regel erbricht das Kind plötzlich, ohne dass ihm vorher übel war. Oft erst nach einiger Zeit setzt breiiger Durchfall ein. Durch Erbrechen und gleichzeitigen Durchfall verliert der Körper viel Flüssigkeit und es kann zu einer Austrocknung (Dehydration) kommen. Gegen den Flüssigkeitsverlust gibt es fertige Tütchen mit verschiedenen Geschmacksrichtungen im Handel zu kaufen. Sie enthalten Salz und Zucker. Das Salz gleicht den Chlorverlust durch das Erbrechen aus und der Zuckeranteil erleichtert die Aufnahme der Mineralstoffe und führt Energie zu. Sie können eine solche Lösung aber auch leicht selbst herstellen (siehe Kasten unten). Diese Salz-Zucker-Lösung sollte so früh wie möglich, auch bei Erbrechen, löffelweise verabreicht werden: Säuglingen geben Sie etwa 60 bis 120 Milliliter pro Durchfall oder Brechen, Kleinkindern etwa 120 bis 240 Milliliter. Eine Nahrungspause ist nicht empfehlenswert. Gestillte Kinder sollten unbedingt weiter gestillt werden, da Muttermilch die beste Heilnahrung ist. Auch die normale Babynahrung kann unverdünnt weiter gegeben werden, und Kleinkinder sollen wie gewohnt weiter gefüttert werden. Spezielle Heilnahrungen oder Durchfall-Diäten werden nicht mehr empfohlen. Lediglich viel Zucker führt selbst wieder zu Durchfall und fette Speisen sollten gemieden werden. Bewährt sind Karotten-Kartoffelmus und Apfel-Bananenbrei. Auch Joghurt ist geeignet, Milch dagegen weniger. Die Salzstangen-Cola-Diät ist besser als ihr Ruf, da Kinder sie

> Bei Fieber und blutigen Durchfällen sollten Sie einen Arzt aufsuchen, ebenso wenn eine Austrocknung droht.

TIPP

EINE SALZ-ZUCKER-LÖSUNG BRINGT SCHNELLE HILFE BEI DURCHFALL

So stellen Sie eine Salz-Zucker-Lösung schnell selbst her: Lösen Sie 1 gehäuften Esslöffel Zucker und 1 gestrichenen Teelöffel Salz in 1 Liter Tee oder einer anderen Flüssigkeit – optimal ist eine Orangensaft-Mineralwasser-Mischung im Verhältnis 1:1 – auf. Nach Belieben kann der Saft einer Zitrone hinzugefügt werden.

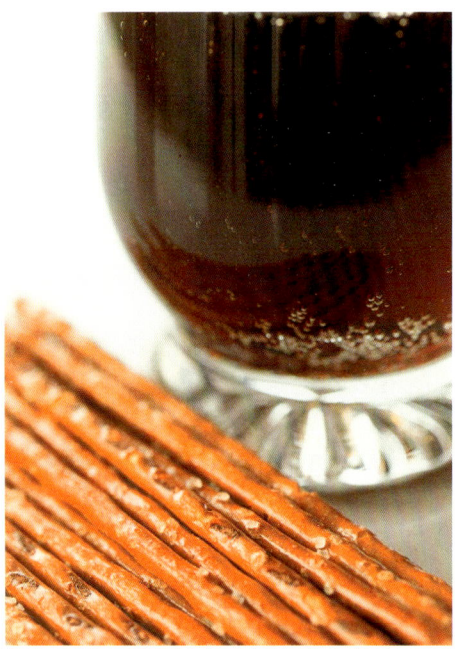

Cola und Salz-
stangen sind bei
Durchfall eine
willkommene
»Arznei«.

gern annehmen und die Zutaten überall ver-
fügbar sind. Allerdings sollte Cola wegen des
hohen Zuckergehaltes 1:1 mit Wasser verdünnt
und keine Cola light angeboten werden.

HOMÖOPATHISCHE HILFE BEI DURCHFALL UND ERBRECHEN

- **Arsenicum:** Wenn das Kind sofort nach dem
  Essen oder Trinken erbricht, es vor Schwäche
  nicht mehr laufen mag und nach dem Erbrechen hinfällig ist. Das Kind verlangt ständig
  nach seiner Mutter. Gehen Sie bei diesen
  Symptomen mit Ihrem Kind zum Arzt!
- **Phosphor:** Die Symptome sind ganz ähnlich
  wie bei Arsenicum. Der einzige Unterschied:
  Das Kind, dem Phosphor hilft, bevorzugt
  kühle Getränke, die es nach 10 bis 20 Minuten wieder erbricht.
- **Natrium sulfuricum:** Wenn der Stuhl
zusammen mit vielen Blähungen abgeht, sodass es laut knallt und
spritzt. Der Durchfall setzt morgens nach der ersten Mahlzeit ein.
Das Kind meint, es müsse auf die Toilette, aber es gehen vor allem
heftige Blähungen ab.

Dosierung: jeweils C30, 3 Globuli als Einzelgabe

Verstopfung

Das »große Geschäft« heißt so, weil es ein großes Geschäft ist. Schon der
Säugling kann verstopft sein: Er läuft beim Drücken im Gesicht rot an
und zieht die Beine an. Wie viele Körperfunktionen muss auch der
Stuhlgang erst erlernt werden: Den Beckenboden zu entspannen, während sich die Bauchpresse betätigt, das ist einer der Regulationsvorgänge
der Körperfunktionen, der gestört sein kann und im Sinne der Selbstregulation erlernt werden muss. Hier stellt sich, wie letztlich bei allen
Symptomen, die Frage: »Wie geht es meinem Kind?« Wenn es ihm
prächtig geht, es sich nicht quält und nur vergeblich drückt, können die
Eltern alle Geduld der Welt aufbringen und abwarten.
Neugeborene und junge Säuglinge haben sehr unterschiedliche Stuhl-
gewohnheiten, die sich zudem noch rasch ändern können: Eine Zeit
lang hat der Säugling in jeder Windel einen »Kacks«, zu anderen Zeiten
kommt Stuhl nur einmal pro Woche. Vor allem bei gestillten Kindern

ist das keine Seltenheit und kein Grund zur Besorgnis. Solange der Stuhl weich ist, kann man nicht von Verstopfung (Obstipation) sprechen, auch wenn er nur selten und vielleicht mit Mühe entleert wird.

Die Art der Ernährung hat einen wichtigen Einfluss auf die Verdauung und die Beschaffenheit des Stuhls. Gestillte Kinder sollten einfach weiter gestillt werden, bei ihnen kommt eine echte Verstopfung nicht vor. Flaschenkindern kann mit dem Zusatz von Milchzucker geholfen werden. Für ältere Säuglinge sind Birnenkompott und andere Obstbreie stuhlfördernd. Günstig ist ab einem halben Jahr Joghurt, da er die Darmflora positiv beeinflusst und stuhlregulierend wirkt – wie auch bei Durchfall. Eine ausreichende Flüssigkeitszufuhr ist für eine funktionierende Verdauung in jedem Fall wichtig.

HOMÖOPATHISCHE HILFE BEI VERSTOPFUNG

Für die Auswahl einer homöopathischen Arznei bei Verstopfung spielt der Konstitutionstyp des Kindes (ab Seite 34) eine große Rolle.

- **Calcium carbonicum:** Kommt beim rundlichen, kräftigen Säugling, Typ »Wonneproppen«, infrage. Er neigt, besonders wenn er gestillt wird, zu der Art Stuhlträgheit, die den Eltern mehr Probleme macht als dem Kind. Es setzt nur alle paar Tage oder nach einer Woche einen massigen, weichen Stuhl ab, ist aber ganz unbeeinträchtigt.
- **Graphites:** Bei einem dicken, ruhigen, stets hungrigen Kind mit seltenen Stuhlentleerungen und massigem, knolligem, stinkendem Stuhl, der mit Schleim überzogen sein kann.
- **Alumina:** Für den eher mageren, schwächlichen Säugling, dessen Haut sich trocken anfühlt. Auch der Stuhl ist trocken und lässt sich nur schwer entfernen – auch wenn keine Verstopfung besteht.

WICHTIG

WENN DER BAUCH HART UND AUFGETRIEBEN IST

Wenn es dem Kind schlecht geht, der Bauch hart und gespannt, glänzend und aufgetrieben ist, sollten Sie dringend Ihren Kinderarzt aufsuchen. Sehr selten gibt es angeborene Störungen der Nervenversorgung des Darms oder andere Fehlbildungen sowie erworbene Erkrankungen wie eine Darmeinstülpung, die der Arzt in Augenschein nehmen muss. Auch bei Blutbeimengungen sollten Sie den Arzt konsultieren. Lediglich bei geringen hellroten Blutauflagerungen, die meist von feinen Einrissen der Afterschleimhaut herrühren, können Sie abwarten.

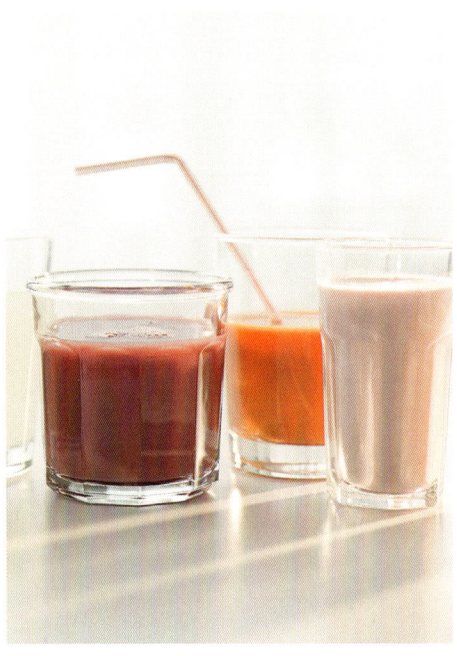

Frisch gepresste Obstsäfte und Trinkjoghurt regulieren bei Verstopfung die Darmflora.

- **Silicea:** Für ein eher zartes und fröstelndes Kind mit vergeblichem Stuhldrang. Manchmal ist der Stuhl bereits im After sichtbar und schlüpft wieder zurück, weil die Kraft nicht reicht, ihn rauszudrücken.
- **Nux vomica:** Für eine verkrampfte, »spastische« Verstopfung mit erfolglosem Drücken. Es wird ein dunkler, harter, schafskotartiger Stuhl abgesetzt. Dieses Kind ist oft reizbar oder neigt zu Wutanfällen.
- **Lycopodium:** Für ein sehr empfindliches Kind, das Kleidung oder Druck am Bauch nicht mag. Ist häufig tyrannisch und unleidlich, aber bei Fremden ängstlich-brav. Verstopfung kann mit Durchfällen abwechseln, ansonsten ist der Stuhlgang ähnlich wie bei Nux vomica beschrieben.
- **Sulfur:** Bei einem immer warmen, die Bettdecke wegstrampelnden Kind. Der After ist gerötet und wund, ebenso wie andere Körperöffnungen (rote Nasenlöcher), die Verstopfung entsteht durch das Wundsein: Weil der Stuhlgang wehtut, hält dieses Kind den Kot zurück. Der Stuhl ist übel riechend. Verstopfung wechselt mit Durchfällen.

Dosierung: jeweils C30, 3 Globuli als Einzelgabe

INDIKATIONEN, DIE SICH BEI PSYCHISCH BEDINGTER VERSTOPFUNG BEWÄHREN

- **Ignatia:** Bei Eifersucht auf Geschwister, bei Kummer und Traurigkeit oder nach einem Schockerlebnis.
- **Opium:** Nach einem Schreck, aber auch nach einem operativen Eingriff, wo Verstopfung häufig auftritt.

Dosierung: jeweils C30, 3 Globuli als Einzelgabe

Weitere häufige Beschwerden

Juckende Hautausschläge

Ein stark juckender Ausschlag mit Rötung der Haut, der das Kind zum Kratzen zwingt, ist das Leitsymptom von Neurodermitis, vor allem wenn der Ausschlag chronisch ist. Ein juckender Hautausschlag im Kindesalter kann auch ein Nesselausschlag mit brennnesselartigen Quaddeln sein, die akut erscheinen und den Ort rasch wechseln. Der Nesselausschlag tritt meist vorübergehend im Rahmen eines Virusinfekts oder bei einer allergischen Reaktion auf. Neurodermitis ist dagegen eine chronische Krankheit, auch wenn sie vorübergehend und zu bestimmten Jahreszeiten – meist im Sommer – eine Tendenz zur Besserung zeigt oder sogar ganz verschwinden kann. Bei Kindern mit einer Pollenallergie kann sich die Neurodermitis im Frühjahr oder im Sommer verschlechtern.

Der starke Juckreiz kann sehr quälend sein und die Nachtruhe des Kindes erheblich stören. Sowohl die Neurodermitis als auch der einfache Nesselausschlag kann mit kühlenden Umschlägen und einem Saft (Antihistaminicum), der den Juckreiz lindert, behandelt werden. Bei starker Ausprägung der Neurodermitis wird zusätzlich eine corticoidhaltige Salbe empfohlen. Um die Haut vor einer zu starken Austrocknung zu bewahren, können die betroffenen Stellen mit einer pflegenden Salbe eingecremt werden. Neurodermitis ist eine typische chronische Krankheit im Kindesalter, die unter einer fachgerecht durchgeführten homöopathischen Behandlung des Arztes dennoch vollständig ausgeheilt werden kann. Die Homöopathie hat verschiedene Mittel für dieselbe Krankheit, je nachdem welche Symptome im Vordergrund stehen. Schon deshalb gehören die schweren Formen von Neurodermitis in die Hände des Arztes.

> Probieren Sie aus, ob es Ihrem Kind besser geht, wenn Sie die betroffenen Hautstellen wärmen oder kühlen. Beides kann möglich sein.

HOMÖOPATHISCHE HILFE BEI JUCKENDEN HAUTAUSSCHLÄGEN

Das folgende Mittel hat oft einen Juckreiz stillenden Effekt und kann auch von den Eltern selbst gegeben werden. Es ist sowohl bei Neurodermitis als auch bei Nesselsucht hilfreich.

- **Mezereum** Q3 oder LM1 entweder als Globuli oder als Tropfen.

Dosierung: 1 × täglich morgens 2–3 Globuli, in etwas Wasser aufgelöst oder 1 × täglich morgens 2–3 Tropfen, in etwas Wasser aufgelöst, bei Nesselausschlag Mezereum C30 als Einzeldosis

WICHTIG

BEI NEURODERMITIS AM BESTEN ZUM ARZT GEHEN

Zur Behandlung einer Neurodermitis empfehlen wir, das homöopathische Mittel nicht als Einzeldosis in einer C30 zu geben. Bei der täglichen Einnahme des homöopathischen Mittels in einer Q- oder LM-Zubereitung muss die Dosierung alle vier bis sechs Wochen verändert werden (siehe Seite 23), sodass Eltern langfristig auf den Rat des homöopathischen Arztes angewiesen sind!

Windpocken

Windpocken sind eine hochansteckende Bläschen bildende Erkrankung. Sie tritt meist im Kindesalter auf, wenn viele Kinder in entsprechenden Einrichtungen wie Kindertagesstätten zusammen und noch nicht geimpft sind. Wie der Name vermuten lässt, sind Windpocken so ansteckend, dass sie über einige Meter Entfernung übertragen werden. Durchgemachte Windpocken hinterlassen eine lebenslange Immunität. Allerdings verbleiben die Viren im Körper und können später eine Gürtelrose verursachen. Nach einer Inkubationszeit von zwei bis drei Wochen erkranken die Kinder mit unspezifischen Symptomen wie Abgeschlagenheit und Fieber. Dann tritt der typische Hautausschlag mit den charakteristischen wasserklaren Bläschen auf, die sich über mehrere Tage in Schüben vermehren. Das Kind klagt meist über starken Juckreiz, bis die Bläschen sich öffnen und verkrusten, schließlich fallen die Krusten ab.

Um Hautinfektionen zu vermeiden, die eventuell durch Aufkratzen entstehen, können Sie die Fingernägel kurz schneiden.

Ansteckend sind Windpocken bereits zwei Tage vor Auftreten der ersten Bläschen und bis zum Abfallen der ersten Krusten. Manchmal können Narben entstehen, vor allem bei Entzündungen der Bläschen. In sehr seltenen Fällen treten Komplikationen wie Kleinhirn- oder Hirnentzündungen auf. Häufiger dagegen ist eine bakterielle Hautinfektion, besonders bei Ekzemneigung. Bei sonst gesunden Kindern sind keine Komplikationen zu befürchten. Erkrankt aber eine Schwangere an Windpocken, ist das Ungeborene in Gefahr. Es kann zu schweren Missbildungen oder schlimmstenfalls sogar zu einer Fehlgeburt kommen. Auch für Neugeborene ohne Impfschutz können Windpocken gefährlich werden. Seit 2004 ist die Impfung – häufig als Mehrfachimpfung gegen Masern, Mumps, Röteln und Windpocken – allgemein empfohlen.

Bei Windpocken heißt es einfach abwarten, bis es vorbei ist. Die nässenden Bläschen können mit einer sogenannten Schüttelmixtur (aus der Apotheke) schneller zum Trocknen und Abheilen gebracht werden. Das hilft auch gegen den oft ausgeprägten quälenden Juckreiz. Eine innere Behandlung des Juckreizes ist dagegen selten nötig.

HOMÖOPATHISCHE HILFE BEI WINDPOCKEN

• **Rhus toxicodendron**
Dosierung: C30, 3 Globuli als Einzelgabe

Warzen

Warzen werden durch Viren verursacht, die in der Hornhaut sitzen und dort dem Immunsystem nicht gut zugänglich sind. Deswegen dauert es oft sehr lange, bis das Immunsystem sie beseitigt. Sie sollten nicht äußerlich behandelt – schon gar nicht mit ätzenden Substanzen – oder gar herausgeschnitten werden. Warzen verschwinden bei Kindern mit Unterstützung »von innen« wieder von selbst, im Gegensatz zu Leberflecken oder Muttermalen, die ein ganzes Leben bestehen bleiben können. Kinder wegen Warzen vom Schwimmen oder Schulsport auszuschließen oder sie als ansteckend zu ächten, ist unsinnig. Das Herumkratzen an Warzen trägt allerdings zur Weiterverbreitung bei, das sollte den Kindern erklärt werden. Es gibt unterschiedliche Warzentypen:

Dellwarzen (Mollusken) haben in der Mitte eine Delle, daher die Bezeichnung, und treten bevorzugt bei Kleinkindern am Stamm, im Genitalbereich und an Armen und Beinen auf, häufig in großer Anzahl. Die umliegende Haut ist oft trocken, schuppig und gerötet. Bevor die Warzen weggehen, werden sie rot und sehen aus wie entzündet, dann schrumpeln sie ein und fallen ab. Das dauert allerdings nicht selten 12 bis 18 Monate. Dellwarzen sind eine Kinderkrankheit: Einmal durchlebt, ist man lebenslang geschützt. Lange und unbefriedigende Verläufe ergeben sich durch zu frühes »Auslöffeln«. Das geschieht unter lokaler Betäubung mit dem »scharfen Löffel«.

Dornwarzen sind stark verhornte, derbe Gebilde unter der Fußsohle von ganz unterschiedlicher Größe, die allein oder in Gruppen stehen können. Auch Dornwarzen verschwinden von selbst wieder. Erzwingen kann man das allerdings nicht, auch nicht mit ätzenden Mitteln oder indem man sie wegschneidet. Solche Maßnahmen verletzen auch die gesunde Haut, und gerade an der Fußsohle kann es dadurch zu nachhaltigen Beeinträchtigungen und Narbenschmerzen kommen. Nicht selten wachsen die Warzen in der Narbe nach.

Gestielte Warzen (Kondylome) treten an den Körperöffnungen auf. Sie finden sich (selten) um den Anus oder an einem Nasenloch.

Hornige Warzen, die blumenkohlartig an den Fingern und Händen wachsen, sind besonders unbeliebt, weil sie gut zu sehen sind und als »eklig« empfunden werden. Auch wenn sie schon Jahre vorhanden sind, verschwinden sie eines Tages von selbst wieder. Wann, wie und weshalb, ist noch nicht bekannt. Homöopathische Arzneien können die inneren Kräfte gegen Warzen mobilisieren.

HOMÖOPATHISCHE HILFE BEI WARZEN

- **Thuja:** Hilft bei allen Sorten von Warzen – ob klein oder groß, braun oder hell, hornig oder weich. Vor allem wenn es sehr viele hornige Warzen sind und es in der Familie eine Häufung von Warzen bei den Erwachsenen gibt, ist Thuja das richtige Mittel.

Auch wenn Warzen im Allgemeinen harmlos sind, kann ein Kind sie als Makel empfinden und seelisch darunter leiden.

Dosierung: Thuja C30 (innerlich) 1 × pro Woche 3 Globuli, für 4–6 Wochen; Thuja-Urtinktur (äußerlich) 1 × täglich auf die Warzen auftupfen. Auch beides gleichzeitig ist möglich. Hat sich in zwei Monaten nichts getan, ist Thuja nicht das richtige Mittel

- **Nitricum acidum:** Bei besonders gemeinen Warzen. Oft sticht es in diesen Warzen oder sie sind berührungsempfindlich. Sie können spitz aussehen oder sie befinden sich an Stellen, wo sie besonders stören: auf der Nasenspitze, am Nasenloch oder am Anus.

Dosierung: C30, 3 Globuli 1 × pro Woche, für 4–6 Wochen

Wachstumsschmerzen

Wachstumsschmerzen sind der landläufige Begriff für einen Schmerz in den Beinen, der oft in Ruhestellung auftritt, wenn das Kind abends im Bett liegt. Das Kind kann sogar mitten in der Nacht davon aufwachen. Fragt man, wo es wehtut, so zeigen Kinder meist eine Stelle unterhalb der Knie oder oberhalb der Fußgelenke, manchmal auch den gesamten Unterschenkel. Solche Schmerzen sollten zunächst beim Arzt abgeklärt werden. Meist findet sich keine Ursache. Zum Glück treten diese Schmerzen nicht jeden Abend oder jede Nacht auf, sondern alle paar Wochen oder Monate, aber manchmal mehrmals hintereinander.

Solange die Beine frei baumeln, treten Wachstumsschmerzen nicht auf. Sie machen sich meist nachts bemerkbar.

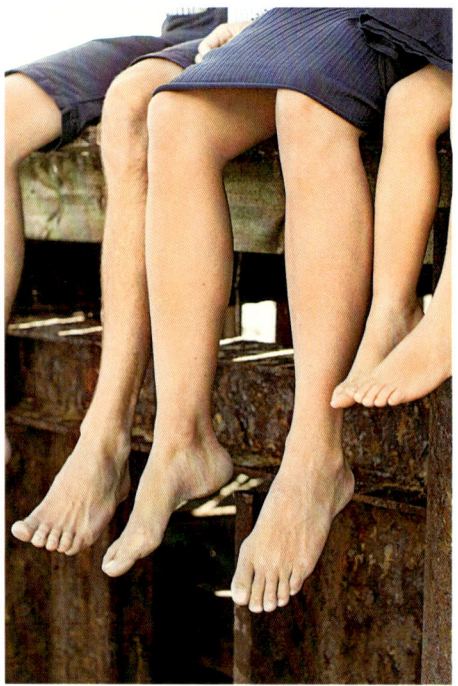

HOMÖOPATHISCHE HILFE BEI WACHSTUMSSCHMERZEN

- **Phosphor:** Das Phosphor-Kind (siehe Seite 90) wünscht sich immer wieder, dass seine Beine massiert, gestreichelt oder gekrault werden. Es kommt nachts außerdem gern ins Bett der Eltern.

Dosierung: C30, 3 Globuli als Einzelgabe Die Dosis kann bei Bedarf in 4 Wochen wiederholt werden. Danach kann zu Phosphor C200 übergegangen werden, ebenfalls 3 Globuli als Einzelgabe

- **Mercurius solubilis:** Das Mercurius-Kind ist unruhig im Bett und legt die Beine auf die Bettdecke, weil es die Bettwärme nicht gut vertragen kann. Es schwitzt nachts am Kopf oder am Körper, der Schweiß kann säuerlich riechen.

Dosierung: C30, 3 Globuli als Einzelgabe

SEELISCHE SYMPTOME

Viele Verhaltensauffälligkeiten bei Kindern sind durch seelische Nöte verursacht, die Erwachsenen nur bedingt zugänglich sind. Das nötige Einfühlungsvermögen aufzubringen und die Perspektive des Kindes einzunehmen, fällt auch Eltern nicht immer leicht. Dabei können seelische Beschwerden Kindern genauso zu schaffen machen wie Erwachsenen. Doch selten äußern sie ihre Not direkt. Sie können sie noch nicht in Worte fassen, im Verhalten und im Spiel jedoch bereits zum Ausdruck bringen.

Geschwisterrivalität

Die Geburt eines Bruders oder einer Schwester ist für jedes Kind ein einschneidendes Ereignis. Je nach Persönlichkeit, Alter des Kindes, seiner Position innerhalb der Familie und seiner Situation im Alltag (Kindertagesstätte, Schule) können die Reaktionen auf das neue Familienmitglied sehr unterschiedlich ausfallen. Fast immer ist Eifersucht im Spiel. Das ist völlig normal und die meisten Eltern reagieren intuitiv richtig, indem sie das ältere Kind mit in die Versorgung des Babys einbinden oder ihm besondere Aufmerksamkeit schenken. Hier kommt dem Vater eine entscheidende Rolle zu. Ist die Eifersucht allerdings sehr stark – etwa wenn sie sich in Handgreiflichkeiten äußert – oder geht sie mit tiefem Kummer und innerem Rückzug einher, braucht das Kind entsprechend mehr Unterstützung, die von der Homöopathie oft sehr wirksam geleistet werden kann.

> Mitunter reicht eine homöopathische Behandlung nicht aus. Scheuen Sie sich nicht, auch psychotherapeutische Hilfe in Anspruch zu nehmen.

HOMÖOPATHISCHE HILFE BEI GESCHWISTERRIVALITÄT

- **Hyoscyamus:** Bei sehr starker Eifersucht (»Gebt das Baby wieder weg«); wenn das Kind absichtlich provoziert, vor allem seiner Mutter das Leben schwer macht und sie bestrafen will; wenn das Kind gewalttätig wird (schlägt, beißt, kneift).
- **Ignatia:** Wenn das Kind eifersüchtig und von den Eltern enttäuscht ist, sich im Stich gelassen fühlt; bei Stimmungsschwankungen mit großer Empfindlichkeit, Wut und Tränen durch den geringsten Widerspruch. Das Kind will keinen Trost (»Geh weg«), wendet sich ab.
- **Pulsatilla:** Bei Eifersucht mit gleichzeitigem Kummer und Verlustängsten. Das Kind weint schnell und nervt die anderen damit, ohne Absicht; es hängt sehr an der Mutter und zeigt wenig Selbstständigkeit.

Dosierung: jeweils C30, 3 Globuli als Einzelgabe

Kummer bei Trennung der Eltern

Wenn Eltern sich trennen, weil in ihrer Beziehung statt Liebe nur noch Enttäuschung, Ärger und Kränkung überwiegen, bedeutet das auch für die Kinder einen großen Einschnitt in ihr Leben und in ihre Gefühlswelt. Grundsätzlich haben Kinder ein Recht darauf, dass die Eltern sich einvernehmlich einigen, bei wem sie in Zukunft wohnen sollen und wie der Kontakt zum anderen Elternteil gestaltet wird. Sie haben auch ein Recht auf Kontakt zu beiden Eltern – unabhängig davon, ob eine vernünftige Übereinkunft zum Wohl der Kinder besteht oder nicht. Auch wenn die Eltern noch so viel streiten und die Wogen der Gefühle hoch schlagen, sind sie aufgerufen, im Sinne ihrer Kinder den kleinsten gemeinsamen Nenner zu finden. Dabei muss jeder zurückstecken.

Für Familien in schwierigen Situationen gibt es unterschiedliche Möglichkeiten, Hilfe in Anspruch zu nehmen: Erziehungsberatung, Einzelgespräche und psychologische Begleitung oder Therapie sind eine Form der Hilfe. Eine andere Form ist die homöopathische Behandlung. Denn bei der Linderung und Heilung seelischer Wunden ist die homöopathische Behandlung ebenso erfolgreich ist wie bei körperlichen Leiden.

> Die Empfindsamkeit eines Kindes ist ein großes Geschenk. Wenn das Kind stark leidet, kann sich Empfindsamkeit zu übergroßer Empfindlichkeit entwickeln.

INFO

WIE KINDER NACH DER TRENNUNG IHRER ELTERN REAGIEREN

- Kinder haben eine jeweils eigene Beziehung zur Mutter und zum Vater – und eine zu beiden zusammen als Elternpaar. Unter diesen Aspekten sollte ihre Reaktion nach der Trennung der Eltern betrachtet werden.
- Die unerfreuliche Beziehung der Eltern, die Kinder intuitiv erfassen und auf die sie wie ein Seismograf reagieren, belastet sie. Dennoch vermissen sie die kleine Familie schmerzlich.
- Sie vermissen vor allem den Elternteil, mit dem sie nach der Trennung nicht mehr zusammenwohnen. Sehen sie diesen Elternteil zu wenig oder überhaupt nicht mehr, dann ist ihr Kummer und Seelenschmerz mit starkem Liebeskummer vergleichbar.
- Kinder glauben oft, an der Trennung ihrer Eltern schuld zu sein. Zum Trennungsschmerz kommt noch diese Belastung hinzu. Hier ist ein beruhigendes, liebevolles Gespräch zur rechten Zeit besonders wichtig.
- Manchmal identifizieren sich Kinder sehr stark mit einem Elternteil. Das kann dazu führen, dass sie Partei ergreifen. Ein Urteil über die eigenen Eltern fällen zu müssen wirkt sich belastend auf Kinder aus. Deshalb sollten Eltern niemals der Versuchung erliegen, ihre Kinder in diese Rolle zu drängen.

HOMÖOPATHISCHE HILFE BEI TRENNUNGSSCHMERZ

- **Ignatia:** Das Ignatia-Kind fühlt sich im Stich gelassen; es zeigt große Stimmungsschwankungen und reagiert auf die geringste Zurechtweisung mit viel Wut und Tränen; es weint laut, oft hysterisch, und lehnt Trost ab. Diese Kinder machen viel »Krach« und stellen ihre Eltern vor große Herausforderungen. Doch tief innen geht es ihnen besser als jenen Ignatia-Kindern, auf die folgende Beschreibung passt: Das Kind wird von Kummer und Trennungsschmerz überwältigt, es kann sich darüber nicht mitteilen. Es kann nicht weinen, wirkt traurig und leer, kann nicht fassen, was passiert ist, und fragt sich insgeheim: »Was habe ich nur falsch gemacht?«
- **Staphisagria:** Auch das Kind, das Staphisagria braucht, ist enttäuscht und gekränkt über das Verhalten der Eltern oder eines Elternteils, den es schmerzlich vermisst. Es fühlt sich persönlich zurückgewiesen und entrüstet sich insgeheim: »Wie konnte das nur in meiner Familie passieren? Die sind ja richtig gemein. Ich dachte immer, sie haben sich lieb. Habe ich mich so getäuscht? Und was ist mit mir? Denken sie gar nicht an mich?« Gedanken, die das Kind für sich behält. Dafür entwickelt es eher körperliche Beschwerden, zum Beispiel Blasenbeschwerden. Dauernd muss es Wasser lassen oder es klagt über unbestimmte Bauchschmerzen im Unterleib.

Dosierung: jeweils C30, 3 Globuli als Einzelgabe

Kränkungen

Es gibt unzählige Situationen, in denen Kinder gekränkt sein können: Sie fühlen sich zurückgewiesen, ungerecht behandelt, zu wenig beachtet oder missverstanden oder sie werden in der Kindertagesstätte oder in der Schule gehänselt. Hier kann vor allem Colocynthis als homöopathisches Mittel wertvolle Dienste leisten, selbstverständlich neben dem Trost und der Fürsorge, die das Kind in solchen Situationen von seinen Eltern ganz besonders braucht.

HOMÖOPATHISCHE HILFE BEI KRÄNKUNG

- **Colocynthis:** Das Kind, dem dieses Mittel hilft, ist entrüstet über die Ungerechtigkeit, die ihm widerfahren ist. Es leidet unter psychisch bedingten Bauchkrämpfen, die es auch tatsächlich als schmerzhaft empfindet. Es liegt mit angezogenen Beinen da, drückt die Hände fest gegen den Bauch. Eine Wärmflasche lindert die Schmerzen.

Dosierung: C30, 3 Globuli als Einzelgabe

Kränkungen führen nicht nur zu psychischen Problemen, sie können mitunter auch körperliche Beschwerden auslösen.

In der Trotzphase

Um den zweiten Geburtstag herum, gelegentlich auch etwas früher, erreicht die Trotzphase von Kindern ihren ersten Höhepunkt. Sie kann ein bis zwei Jahre lang anhalten. Die Trotzphase ist keine Krankheit. Sie ist der erste Versuch des Kindes, seine Grenzen auszuloten (»Wie weit kann ich gehen?«). Der Trotz kann allerdings Ausmaße annehmen, dass die Eltern an den Rand der Verzweiflung geraten. Sie fühlen sich als Versager oder sie überreagieren, wenn ihnen »die Nerven durchgehen«. Das verschlimmert in der Regel die Situation. Alle sind unglücklich und die Folge kann ein erheblich gestörtes Zusammenleben sein. Auch hier können homöopathische Mittel wertvolle Hilfe leisten.

Denken Sie in solchen Phasen auch an sich: Bevor Sie ein kreischendes Nervenbündel werden, versuchen Sie es mit Chamomilla C30.

HOMÖOPATHISCHE HILFE BEI TROTZ UND WUT DES KLEINKINDES

- **Belladonna:** Das Kind hat fürchterliche Wutanfälle, scheinbar ohne Anlass, rastet völlig aus; es schlägt mit dem Kopf auf den Boden; es hat bei Zorn einen roten Kopf, es ist ein vollblütiges Kind.
- **Ignatia:** Das Kind wird schon beim geringsten Widerspruch der Eltern zornig, neigt zum Luftanhalten, was zu kurzer Ohnmacht führen kann. Es durchlebt einen raschen Stimmungswechsel.
- **Chamomilla:** Das Kind treibt seine Umgebung zum Äußersten, es will nie, was andere wollen – aus Prinzip. Es weiß aber auch nicht, was es will und ist dadurch enorm reizbar und unzufrieden.
- **Tuberculinum bovinum:** Das Kind ist extrem eigensinnig; Jungen haben Wutanfälle mit Schlagen, Beißen, Werfen und Kopfanschlagen; Mädchen terrorisieren ihre Umgebung mit Ritualen.

Dosierung: jeweils C30, 3 Globuli als Einzelgabe

Ängste

Viele Kinder im Alter zwischen zwei und fünf Jahren haben eine Zeit lang Ängste oder angstbesetzte Themen. Diese können sich über Wochen, Monate oder einige Jahre hinziehen. Meist sind sie verbunden mit dem Alleinsein, der Dunkelheit, gewissen Tieren oder sie haben Gespenster, Monster oder Fantasiegestalten zum Inhalt. Die Ängste sind zwar meistens harmlos und verschwinden mit zunehmender Reife von selbst wieder. Manchmal sind sie jedoch sehr ausgeprägt und beeinträchtigen den Tagesablauf oder sogar die normale Entwicklung des Kindes. Dann sollten sie in erster Linie mithilfe einfacher erzieherischer und psychologischer Maßnahmen überwunden werden. Zusätzlich können homöopathische Mittel eingesetzt werden, um die Ängste des Kindes abzuschwächen.

HOMÖOPATHISCHE HILFE BEI ANGST IM DUNKELN

- **Phosphor:** Das Kind hat Angst im Dunkeln, vor Gespenstern und Monstern und will deswegen nicht allein in seinem Zimmer sein.
Dosierung: C30, 3 Globuli als Einzelgabe

HOMÖOPATHISCHE HILFE BEI ANGST VOR DEM ALLEINSEIN NACH GEBURT EINES GESCHWISTERKINDES

- **Hyoscyamus:** Die Angst vor dem Alleinsein ist mit Eifersucht verbunden. Das Kind reagiert seine Eifersucht mit einem gewalttätigen und provokativen Verhalten ab.
- **Ignatia:** Das Kind zeigt seine Angst sowie seine Eifersucht mit Stimmungsschwankungen und Tränen.
- **Pulsatilla:** Das Kind reagiert ängstlich, bindet die Mutter an sich.
Dosierung: jeweils C30, 3 Globuli als Einzelgabe

HOMÖOPATHISCHE HILFE BEI ANGST VOR TIEREN

- **Tuberculinum bovinum:** Das Kind hat große Angst vor Hunden.
Dosierung: C30, 3 Globuli als Einzelgabe, kann bei Bedarf in 4 Wochen wiederholt werden

HOMÖOPATHISCHE HILFE BEI ANGST VOR DEM ARZT

Wenn Kinder sich beim Arzt nicht untersuchen lassen oder beim Zahnarzt nicht den Mund öffnen wollen, kann das sowohl mit Angst als auch mit Eigensinn zu tun haben. Meistens ist es eine Mischung aus beidem.

- **Gelsemium:** Das Kind hat wirklich Angst vor der Untersuchung und macht schon vor dem (Zahn-)Arztbesuch einen großen Aufstand.
Dosierung: C30, 3 Globuli als Einzelgabe, unmittelbar vor dem Zahnarzt- oder Arztbesuch
- **Calcium carbonicum:** Das Kind ist dickköpfig-ängstlich, hat grundsätzlich Angst vor allen Situationen, die es nicht kennt.
Dosierung: C30, 3 Globuli als Einzelgabe, sollte schon 1 bis 2 Wochen vor dem Zahnarzt- oder Arztbesuch gegeben werden

HOMÖOPATHISCHE HILFE BEI NACHTSCHRECK (PAVOR NOCTURNUS)

- **Stramonium:** Das Kind hat nächtliche Angstanfälle, schreckt aus dem Schlaf auf, weint oder schreit. Es erkennt die zu Hilfe eilenden Eltern häufig nicht und lässt sich nicht beruhigen. Nachtschreck ist im Kindesalter keine tiefer greifende Störung.
Dosierung: C30, 3 Globuli als Einzelgabe

Typische Symptome für Angststörungen: Muskelverspannungen, Herzklopfen, Kälte- und Hitzegefühl, Nervosität, Zittern, Konzentrationsstörungen.

Andere bei Nachtschreck infrage kommende Mittel sind Pulsatilla (siehe Seite 95), Sulfur (siehe Seite 110) oder Tuberculinum bovinum (siehe Seite 115).

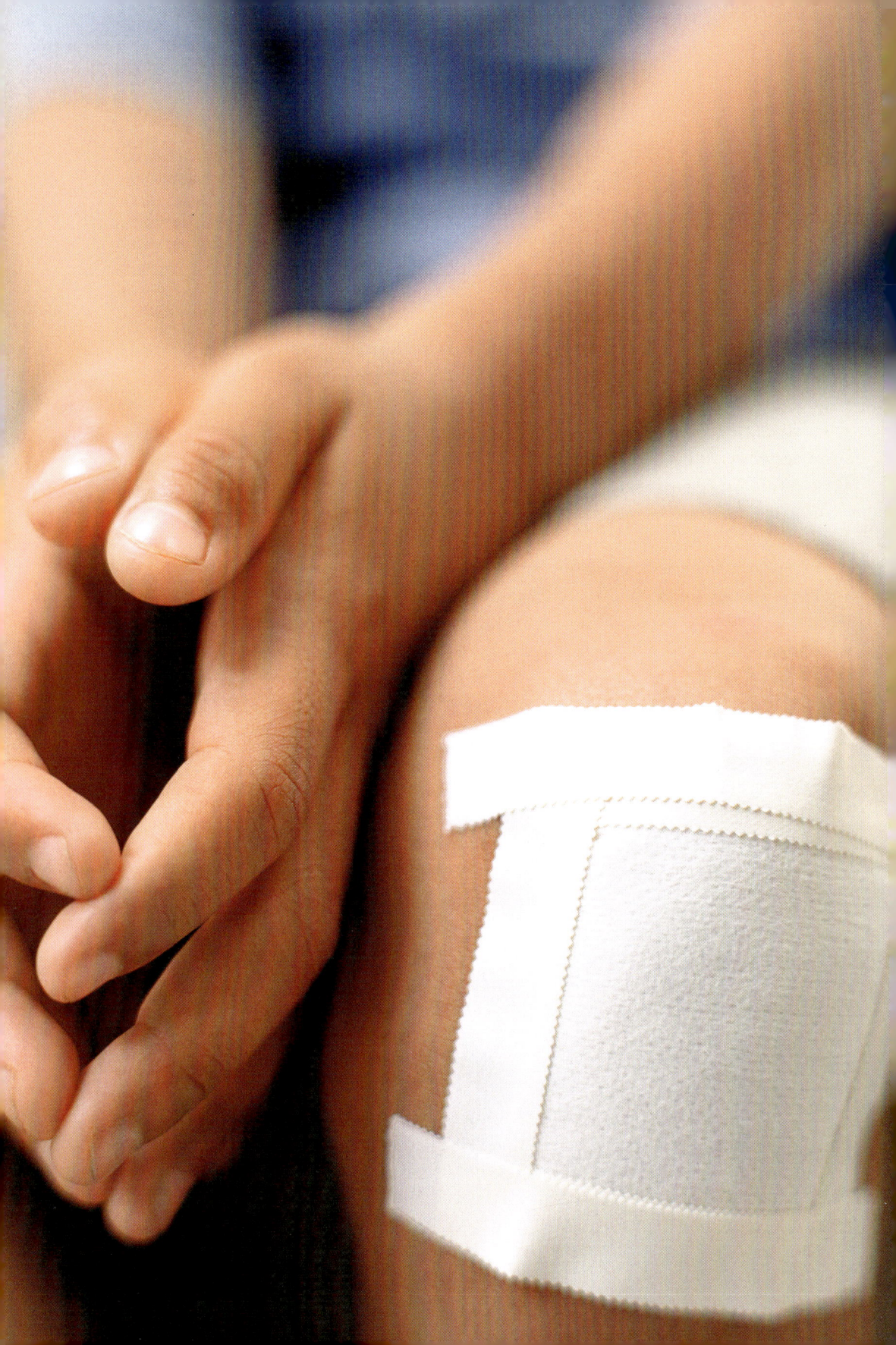

ERSTE HILFE MIT HOMÖOPATHIE

DIE GEFAHR, EINEN SCHWEREN UNFALL ZU HABEN, IST VOR ALLEM FÜR KINDER ERHEBLICH GRÖSSER, ALS SCHWER ZU ERKRANKEN. DABEI VERUNGLÜCKEN KINDER ZU HAUSE UND IN DER FREIZEIT VIEL HÄUFIGER ALS IM STRASSENVERKEHR. DOCH ZUM GLÜCK SIND BEI ENTSPRECHENDER VORSORGE VIELE UNFÄLLE VERMEIDBAR. EINE GARANTIE GIBT ES ALLERDINGS NICHT, DENN STÜRZE ODER ABRUPTE BEWEGUNGEN LASSEN SICH WEDER VORHERSEHEN NOCH VERHINDERN.

KINDER SIND BESONDERS GEFÄHRDET

Ein Unfall ist zunächst immer ein Schreckereignis. Die Umgebung reagiert meist genauso panisch und aufgeregt wie der Patient selbst. Dabei wird leicht das Elementare übersehen: dem Kind Sicherheit und Ruhe zu vermitteln. So ist das Trösten und Beruhigen zunächst wichtiger, als das genaue Ausmaß der Verletzungen zu bestimmen – es sei denn, die Vitalfunktionen sind gefährdet. In der ganzen Aufregung sieht man häufig nur das Offensichtliche und Naheliegende, nicht aber das für Leib und Leben viel Wesentlichere. So bluten harmlose Kopfverletzungen ganz furchtbar, während die gefährlicheren inneren Blutungen zunächst gar nicht sichtbar sind. Auch aufregend aussehende Verletzungen der Extremitäten sind weniger schlimm als Verletzungen der inneren Organe. Die allgemeine Beeinträchtigung kann durch den heftigen Schreck und Schock auch ohne Verletzungen stark sein, während anfänglich möglicherweise auch sehr schwere Verletzungen gar nicht wahrgenommen werden.

Am häufigsten sind Prellungen, Schürfungen, Schnittverletzungen, also die Verletzungen der Weichteile. Das Skelettsystem steht mit Arm- und Beinbrüchen an nächster Stelle, wobei nur eine sichtbare Fehlstellung oder ein offener Bruch sofort vom Arzt versorgt werden muss. Andere Brüche, Verstauchungen und Verrenkungen bedürfen vordringlich einer Ruhigstellung. Das gilt auch für einen Bänderriss, der heute nicht mehr sofort operiert werden muss. Verletzungen der Finger sind durch die reiche Nervenversorgung zunächst sehr schmerzhaft, heilen aber in der Regel gut. Wenn die Beschwerden nach einem Unfall nicht innerhalb weniger Stunden abklingen, sollten Sie einen Arzt aufsuchen.

Behandlung von Wunden

Hat Ihr Kind eine offene Wunde, müssen Sie diese zuerst reinigen. Das kann mit Leitungswasser, unterwegs mit Flaschenwasser, erfolgen. Ein wenig Jod-Tinktur (zum Beispiel Betaisodona-Lösung) direkt auf der Wunde oder im Wasser wirkt desinfizierend. Großflächige Schürfwunden duschen Sie am besten ab: Schmutz, Steinchen, Fremdkörper sollten Sie dabei sehr vorsichtig entfernen. Wenn möglich, sollte die Wunde

Suchen Sie einen Arzt auf, wenn die Wunde pocht, sich entzündet oder zu eitern beginnt.

nach dem Reinigen offen bleiben, weil Wunden so am besten heilen und die Infektionsgefahr am geringsten ist. Pflaster und sonstiges Verbandsmaterial wie Binden bilden häufig eine »feuchte Kammer«, in der sich Keime besonders gut vermehren, die eine Entzündung hervorrufen können. Frische, tiefe Wunden müssen von einem Arzt behandelt werden. Er kann sie nähen, kleben oder durch Klammerpflaster adaptieren. Auch ältere und infizierte Wunden sollten am besten offen gehalten werden, sie müssen vom Wundgrund her zuwachsen.

Homöopathie als »innere Stütze«

Verletzungen brauchen immer Zeit und die richtige Unterstützung zum Heilen. Die Heilung erfolgt »von innen«, allein durch die Lebenskraft. Wir können allenfalls gute Voraussetzungen dafür schaffen. So wie ein Verband oder eine Schiene die Heilung äußerlich unterstützen, kann die Homöopathie eine innere Stütze zur Heilung geben. Die Homöopathie ersetzt nicht äußere Maßnahmen wie die Wundbehandlung, die Schiene, den Verband, den Gips oder die eventuell notwendige Operation. Sie kann aber die Schmerzen erheblich lindern und den Heilungsverlauf auf die kürzeste, aber eben notwendige Zeit beschränken.

Kinder sollen trotz mannigfaltiger Verletzungsgefahren nicht in Watte gepackt werden. Sie müssen ihre eigenen Erfahrungen machen dürfen.

Eine auf diese Weise äußerlich und innerlich behandelte Verletzung heilt komplikationslos, zügig und ohne Nachwirkungen. Kommt es im Verlauf der Heilung doch zu Komplikationen, kann die Homöopathie ebenfalls gute Dienste leisten und weitere Maßnahmen unterstützen oder entbehrlich machen. Selbst bei Nachwirkungen von Verletzungen – wenn der auslösende Anlass schon viele Monate oder gar Jahre zurückliegt – können homöopathische Arzneien die gestörte Lebenskraft wieder ins Lot bringen und die Selbstheilungskräfte aktivieren.

INFO

DIE HOMÖOPATHISCHE NOTFALLAPOTHEKE

Homöopathische Mittel sind wegen ihrer schmerz- und entzündungshemmenden Wirkung eine unschätzbare Hilfe bei einem Notfall, denn sie beschleunigen den Heilungsverlauf deutlich. Da Kinder sich häufig verletzen, sollten Sie entsprechende Mittel (ab Seite 180) stets in ihrer Hausapotheke bereithalten. Sie können diese Mittel zusätzlich zu herkömmlichen Arzneien oder anderen Maßnahmen geben. Die homöopathische Selbstbehandlung ist deshalb ganz unproblematisch.

WAS TUN NACH VERLETZUNGEN?

Ein Kratzer oder ein blauer Fleck aufgrund kindlicher Unbekümmertheit sind beinahe an der Tagesordnung. Homöopathische Arzneien wirken blutstillend und entzündungshemmend und helfen, die Schmerzen zu lindern. Arnica ist – gegebenenfalls zur medizinischen Versorgung – die unangefochtene Nummer eins. Abgesehen davon heißt es für die Eltern, stets Ruhe und Übersicht zu bewahren. Das ist der wichtigste Rat, wohl aber auch der, der am schwierigsten zu befolgen ist.

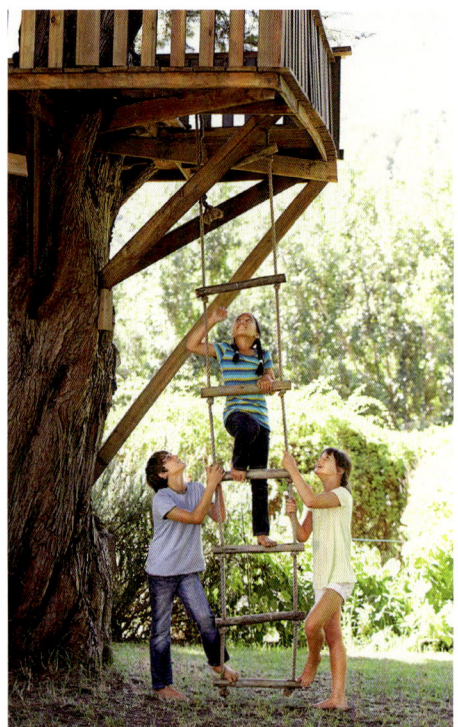

Kinder sollen toben und die Welt erobern dürfen. Da bleiben auch Unfälle gelegentlich nicht aus.

Stürze und ihre Folgen

Stürze und Abstürze – zum Beispiel vom Wickeltisch – sind die häufigste Unfallursache bei Säuglingen und Kleinkindern. Statistisch gesehen stürzt fast jedes zweite Kind einmal herunter. Da Wickeltische häufig im Bad stehen, fällt das Kind auf einen harten, gefliesten Boden. Also niemals das Kind, auch nicht das scheinbar noch unbewegliche Neugeborene, allein auf der Wickelfläche liegen lassen. Das gilt auch für den schlafenden Säugling im Ehebett oder auf dem Sofa. Mit zunehmender Mobilität steigt die Unfallgefahr: Plötzlich macht ein Kind Bewegungen, die es am Vortag noch nicht konnte, und schon ist es passiert. Deshalb sind in bestimmten Altersgruppen Stürze mit Prellungen und aufgeschlagenen Knien und Ellbogen so ziemlich an der Tagesordnung.

Oft ist nach einem Sturz nicht klar, was genau passiert ist. Deshalb ist es im Zweifel besser, den Arzt aufzusuchen, vor allem wenn der Kopf mit betroffen sein könnte. In den meisten Fällen muss das nicht sofort sein, denn innerhalb der ersten Stunde kann auch ein Arzt, solange das Kind äußerlich nicht verletzt ist und normal reagiert, zum Beispiel eine Gehirnerschütterung nicht mit Sicherheit feststellen. Deshalb bleibt Zeit für eine Gabe von Arnica. Es wirkt wie ein Schmerzmittel und Heilmittel zugleich. Es kann, rechtzeitig gegeben, den weiteren Verlauf der Reaktionen nach einer Verletzung abkürzen oder aufheben. Manche Eltern erzählen, dass ihr Kind sogar vom eigentlich erwarteten blauen Fleck verschont geblieben ist.

HOMÖOPATHISCHE HILFE BEI STÜRZEN

- **Arnica** ist die erste und wichtigste Arznei nach allen möglichen Stürzen – von der Treppe, von der Mauer, vom Hochstuhl, vom Fahrrad oder Roller – mit Prellung der Weichteile mit oder ohne äußere Verletzung. Auch bei Zusammenstößen – mit einem anderen Kind, mit dem Laternenpfahl, mit der Wand – können Verletzungen entstehen, für die Arnica das erste und wichtigste Mittel ist.

Dosierung: C30, 3 Globuli als Einzelgabe

In solchen Akutfällen kann Arnica, obwohl es prinzipiell länger wirkt, seine Wirkung doch schnell erschöpfen. Kehrt der Schmerz zurück, kann die gleiche Dosis, in etwas Wasser aufgelöst, wiederholt werden.

Gehirnerschütterung

Eine Gehirnerschütterung, auch leichtes Schädel-Hirn-Trauma genannt, geht häufig mit einem kurzen Verlust des Bewusstseins einher. Sie wird meist durch einen Sturz oder Schlag auf den Kopf hervorgerufen. Es handelt sich um eine vorübergehende Funktionsstörung des Gehirns ohne nachweisbare Schäden der Gehirnstrukturen. Wenn bildgebende Untersuchungen zu einem sichtbaren Befund führen, spricht man je nach Verletzungstyp von einer Gehirnprellung, -blutung oder -quetschung. Nach dem Ereignis kommt es zu einer wenige Sekunden bis Minuten dauernden Bewusstlosigkeit und anschließenden, teils heftigen Kopfschmerzen, eventuell zu Übelkeit und Erbrechen.

Für die Zeit unmittelbar vor oder nach dem Unfall besteht häufig eine Gedächtnislücke (Amnesie). Diese sollte aber höchstens für eine Zeit von 60 Minuten nach oder 30 Minuten vor dem Ereignis bestehen. Als Eltern müssen Sie wissen, dass in seltenen Fällen auch nach Stunden oder Tagen noch Symptome auftreten können. Das ist der Grund, warum Kinder, die vorsichtshalber in die Klinik gebracht worden sind, dort meist noch ein bis zwei Tage überwacht werden. Das ist jedoch nicht notwendig, wenn Sie eine gute häusliche Betreuung gewährleisten können, da Sie die Klinik bei Bedarf ja jederzeit wieder aufsuchen können. Körperliche Schonung ist sinnvoll, tagelange Bettruhe aber unnötig.

Wenn das ohnmächtige Kind erbricht, müssen Sie schnellstens dafür sorgen, dass Erbrochenes nicht in die Atemwege gerät (siehe Kasten Seite 170).

WICHTIG

BEI BEWUSSTLOSIGKEIT DEN NOTARZT RUFEN

Rufen Sie den Notarzt, wenn eine Bewusstlosigkeit mehr als nur ein paar Minuten gedauert hat, wenn das Kind erneut schläfrig wird oder verwirrt ist, wenn es merkwürdig schaut oder die Augen verdreht, wenn es Ihnen nicht möglich ist, Kontakt mit ihm aufzunehmen, es nicht reagiert oder anhaltende Übelkeit und mehrfaches Erbrechen auftreten. Und lassen Sie Ihr Kind nicht aus den Augen!

Da sowohl die Kinder als auch die Bezugspersonen durch das Unfallereignis im ersten Moment geschockt sind, ist eine Beurteilung der Situation oft wirklich nicht einfach. Versuchen Sie trotzdem ruhig und besonnen zu bleiben und zusätzliche Aufregungen zu vermeiden.

HOMÖOPATHISCHE HILFE BEI GEHIRNERSCHÜTTERUNG

- **Arnica:** Kann sowohl vorbeugend zur Verhinderung von Kopfschmerzen nach einem Sturz als auch akut bei einer Gehirnerschütterung gegeben werden. Es wirkt deutlich besser als ein Schmerzmittel und hat auch einen vorbeugenden Schutzeffekt auf die Nachwirkungen einer Gehirnerschütterung, etwa chronische Kopfschmerzen oder eine Anfälligkeit für Kopfschmerzen, die vorher nicht bestand.

Dosierung: C30, 3 Globuli als Einzelgabe

Erweist sich bei einer akuten Gehirnerschütterung die Dosis C30 als nicht wirksam, kann man auf die höhere Dosis C200 übergehen. Es wird nach Bedarf dosiert: Immer wenn die Kopfschmerzen wieder auftreten, wird erneut eine Dosis eingenommen, die dann über mehrere Tage wirkt.

Verletzungen der Finger

Fingerverletzungen sind schmerzhaft, heilen aber meist gut. Ob die Hände einen Sturz abfangen oder die Finger eingeklemmt sind, etwa in Aufzügen oder im Handlauf von Rolltreppen, entscheidend für das richtige Mittel ist, ob es eine offene Wunde gibt oder nicht.

HOMÖOPATHISCHE HILFE BEI FINGERVERLETZUNGEN

- **Arnica:** Auch bei Fingerverletzungen ist es das richtige Mittel als Erste Hilfe, solange die Verletzung keine offenen Wunden zeigt.
- **Calendula:** Wird bei einer offenen Wunde gegeben, die nicht gut abheilt, sowie bei Quetschwunden und Risswunden.

Dosierung: jeweils C30, 3 Globuli als Einzelgabe

Rücken- und Wirbelsäulenprellung

Ein Sturz auf den Rücken, etwa vom Baum oder Fahrrad, kann zu einer kurzen Atemstörung führen, die häufig als sehr bedrohlich wahrgenommen wird. Knöcherne Rücken- und Rückenmarksverletzungen sind bei Kindern aufgrund der großen Elastizität des Stützapparates zum Glück äußerst selten. Jedoch sind derartige Prellungen durch Reizung der Knochenhaut häufig ausgesprochen schmerzhaft.

Bei einer Atemstörung aufgrund eines Sturzes öffnen Sie die Kleidung Ihres Kindes und beruhigen Sie es. Sorgen Sie für frische Luft.

HOMÖOPATHISCHE HILFE BEI RÜCKENPRELLUNGEN

- **Ruta:** Es ist das wichtigste homöopathische Heilmittel, wenn eine Prellung die Knochen – in diesem Fall die Wirbel – betrifft. Überall wo Knochen direkt unter der Haut liegen, also nicht durch Muskeln und anderes Gewebe gepolstert sind, können bei einem Schlag oder Stoß solche Verletzungsschmerzen entstehen. Dabei wird die Knochenhaut gereizt, nicht aber der Knochen direkt verletzt.
- **Silicea:** Bei einer Steißbeinprellung ist Silicea die richtige Wahl. Immer wenn jemand sich plötzlich und unversehens auf den »Hosenboden« setzt – das passiert vor allem Schulkindern beim Schlittschuhlaufen oder Inlineskaten – kann das Steißbein sehr wehtun, sodass das Kind vor Schmerzen kaum mehr sitzen kann.

Dosierung: jeweils C30, 3 Globuli als Einzelgabe

Knochenbrüche

Knochenbrüche bei Kindern heilen im Allgemeinen sehr gut. Da es sich bei Brüchen um eine von außen auf den Körper einwirkende, gewaltsame Ursache handelt, bestehen fast immer auch Schwellungen und erhebliche Schmerzen in der Umgebung des Knochenbruchs. Muskeln und Bindegewebe sind mitbetroffen. Wenn das verletzte Glied kaum mehr bewegt werden kann, muss das Kind ins Krankenhaus. Versuchen Sie niemals ein fehlgestelltes Bein oder einen verdrehten Arm ohne ärztliche Hilfe in die richtige Lage zu bringen.

HOMÖOPATHISCHE HILFE BEI KNOCHENBRÜCHEN

- **Arnica:** Auch bei Knochenbrüchen ist Arnica als erste Arznei angezeigt, um Schwellungen abzuschwächen und Schmerzen zu lindern.
- **Symphytum:** Es wird gegeben, wenn es wider Erwarten zu einer verzögerten Heilung kommt und die Knochen nicht wieder richtig zusammenwachsen wollen – denn eigentlich erledigt das allein die Natur und es kann durch keine äußere Maßnahme erzwungen werden.

Dosierung: jeweils C30, 3 Globuli als Einzelgabe

Verstauchungen und Verrenkungen

Ab dem Laufalter sind Verstauchungen und Verrenkungen an der Tagesordnung. Bänderrisse und Knochenbrüche aber sind durch die hohe Elastizität des kindlichen Gewebes eher selten, müssen jedoch bei sichtbarer Fehlstellung umgehend, bei intaktem Aussehen nur dann geröntgt werden, wenn die Beschwerden nicht innerhalb von 24 Stunden deutlich nachlassen. Der Unfallhergang allein sagt häufig nichts über die Schwere der Verletzung aus: So können Kinder nach einem Sturz aus dem dritten Stockwerk unversehrt bleiben, aber sich durch ein geringes Vertreten das Bein brechen. Kleinkinder nehmen oft über mehrere Tage eine die Eltern sehr beunruhigende Schonhaltung ein oder wollen unter Umständen gar nicht mehr laufen. Hier ist die Abklärung, ob etwas Ernstes vorliegt, nicht leicht und muss dem Fachmann überlassen werden.

Ein Eisbeutel, ein Beutel mit Kühlgel oder ein Umschlag mit Arnika-Essenz beugen Schwellungen vor.

HOMÖOPATHISCHE HILFE BEI VERSTAUCHUNGEN UND VERRENKUNGEN

- **Rhus toxicodendron:** Eignet sich am besten, wenn eine Verstauchung als Folge einer Überanstrengung oder Überlastung aufgetreten ist. Allein auf die Muskel- und Gliederschmerzen (»Muskelkater«) hat Rhus schon eine wohltuende Wirkung, die oft über Nacht alle Beschwerden wegzaubert. Wo sonst einige Tage zum Ausruhen nötig wären, kann man oft schon am nächsten Tag weiterwandern.
- **Arnica:** Es kommt als Erstes in Betracht, wenn sich aufgrund einer Zerrung von Gelenken, Sehnen und dem umliegenden Gewebe Schwellungen und ein Bluterguss in der Umgebung der Verletzung bilden, beispielsweise infolge einer äußeren Gewalteinwirkung.
- **Ruta:** Auch dieses Mittel hat sich gut bewährt, wenn der Schmerz hartnäckig bestehen bleibt und eine Knochenverletzung ausgeschlossen wurde. Dann kann eine Reizung der Knochenhaut vorliegen.

Dosierung: jeweils C30, 3 Globuli als Einzelgabe

Schnitte, Bisse und Stiche

Zu alltäglichen Verletzungen durch Schnitte, Bisse oder Stiche können wohl alle Eltern ihre persönlichen Geschichten beitragen, angefangen vom Kleinkindalter ihres Sprösslings bis hin zu dessen Pubertät. Manche Wunde sieht im ersten Augenblick so dramatisch aus, dass sie dem Kind nicht nur über Jahre in Erinnerung bleibt, sondern auch nach Jahren noch zu sehen ist. Auch für solche Verletzungen gibt es homöopathische Mittel, um die Selbstheilungskräfte zu stärken.

Schnittwunden

In den meisten Fällen kommt es beim Kind, wie beim Erwachsenen auch, durch Unachtsamkeit zu einer Schnittverletzung. Eine glatte, saubere Schnittwunde, die genäht, geklammert oder geklebt wurde, braucht meist keine weitere homöopathische Unterstützung zur Heilung. Anders ist es bei Schnittverletzungen, bei denen die Seele mit verwundet wurde.

HOMÖOPATHISCHE HILFE BEI SCHNITTWUNDEN

- **Staphisagria:** Geben Sie es bei einer versehentlichen Verletzung mit einem scharfen Gegenstand an besonders »entehrenden« Stellen – etwa mitten im Gesicht oder an den (oder in der Nähe der) Genitalien, wie es bei einem Fahrradunfall vorkommen kann. Dasselbe gilt für die glücklicherweise seltenen Fälle, in denen eine solche Verletzung dem Kind von jemand anderem absichtlich zugefügt wurde. Denn dann ist nicht nur der Körper, sondern auch die Seele verletzt.
Dosierung: C30, 3 Globuli als Einzelgabe

Bisswunden

Jährlich müssen in Deutschland schätzungsweise 30.000 bis 50.000 Bissverletzungen, meist Hundebisse, ärztlich behandelt werden. Mehr als die Hälfte der Behandelten sind Kinder. Bissverletzungen bei Kindern sind in den meisten Fällen sehr viel schwerwiegender als bei Erwachsenen, weil Hunde kleine Kinder aufgrund deren Größe häufiger in den Hals oder Kopf beißen. Da der Speichel – übrigens auch der von Menschen – ziemlich infektiös ist, kommen Wundinfekte häufig vor. Die Wunde wird

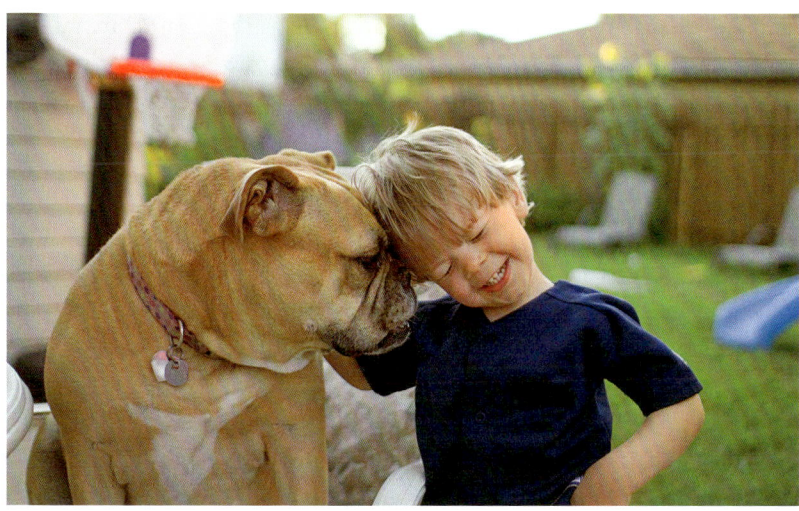

Wenn ein großer Hund ein Kind beißt, kann er ihm insbesondere am Kopf erhebliche Verletzungen zufügen.

deshalb in der Regel auch nicht genäht, damit sich die Keime nicht in der Tiefe festsetzen. Dennoch wird oftmals eine antibiotische Behandlung über etwa zehn Tage notwendig sein.

Nicht nur beim Biss von Hunden oder Katzen, auch bei Stichen von Skorpionen oder anderen giftigen Tieren kommt neben der örtlichen Wundbehandlung und der sonstigen eventuell notwendigen medizinischen eine homöopathische Behandlung in Betracht.

HOMÖOPATHISCHE HILFE BEI BISSWUNDEN

- **Ledum:** Es wird gegeben, wenn die Wunde sehr schmerzt und die Umgebung der Wunde blass oder sogar bläulich aussieht und das aussickernde Blut dunkel ist.

Dosierung: C30, 3 Globuli als Einzelgabe

Bienen- und Wespenstiche

Wenn Bienen stechen, bleibt der Stachel mit der Giftblase in der Haut stecken. Entfernen Sie diesen als Erstes mit einer Pinzette oder dem Fingernagel, sodass Sie dabei das Gift nicht in den Einstich drücken. Danach kühlen Sie die brennende und schmerzende Einstichstelle – auch bei Wespenstichen – durch kalte Umschläge mit Essigwasser (1 Teil Essig auf 2 Teile Wasser), Kühlpads aus der Tiefkühltruhe oder Eiswürfel. Auch die Auflage von frischen Zwiebelscheiben (im Sommer immer eine Zwiebel und ein Taschenmesser auf den Ausflug oder ins Schwimmbad mitnehmen!) oder Propolis-Tinktur kann helfen. Diese gibt es allerdings nur beim Imker auf Wochenmärkten zu kaufen. Die betroffene Körperstelle sollte ruhig gestellt und – sofern das möglich ist – hoch gelagert werden.

Bienen und Wespen werden umso hektischer, je mehr nach ihnen geschlagen wird. Umsichtige Ruhe ist die beste Abwehr.

Das Bienen- oder Wespengift verursacht sofort einen intensiven brennend-stechenden Schmerz. In den nächsten Stunden schwillt die Umgebung an, wird rot, fühlt sich heiß und gespannt an. Der Höhepunkt der Schwellung ist häufig erst am nächsten oder übernächsten Tag erreicht. Manchmal kann die Schwellung ziemlich umfangreich sein, sie hat aber bei einer normalen, nicht allergischen Reaktion auf das Gift noch einen örtlichen Bezug zum Stich. So kann, besonders wenn das Tier im Gesicht gestochen hat, das Gesicht sehr stark anschwellen, ein Auge fast zuschwellen. Bei einem Stich am Fuß kann der ganze Unterschenkel mit anschwellen. Diese Schwellungen bilden sich nach einigen Tagen langsam von selbst zurück.

Zwei homöopathische Mittel kommen hauptsächlich zum Einsatz und sollten, je nach Farbe der Schwellung, frühzeitig gegeben werden. Bei weiterer Zunahme der Schwellung kann das jeweilige Mittel am nächsten Tag noch einmal gegeben werden:

WICHTIG

ZECKEN KÖNNEN EINE BORRELIEN-INFEKTION AUSLÖSEN

Zecken sollten möglichst rasch mit einer Zeckenzange oder Zeckenkarte, beides aus der Apotheke, entfernt und die Einstichstelle sollte sorgfältig beobachtet werden. Je länger die Zecke haften bleibt, umso eher kann sie eine Borrelien-Infektion auslösen, wenn sie Borrelien enthält. Die Erreger solcher Infektionen sitzen im Darm der Zecke. Im Gegensatz zu früher wird ein Abtöten oder Betäuben mit Öl, Klebstoff oder Benzin heute nicht mehr empfohlen. Im Todeskampf könnte die Zecke verstärkt Krankheitserreger in die Wunde abgeben und somit eine Infektion begünstigen. Oft bleibt der Kopf oder ein kleiner schwarzer Punkt, der Saugrüssel, zurück. Das ist nicht weiter schlimm, denn diese Reste fallen von allein ab. Allerdings muss die Einstichstelle immer nachuntersucht werden, denn eine Infektion zeigt sich meist erst nach ein bis zwei Wochen. Ein roter, sich zu einem Ring vergrößernder Fleck, der über den ganzen Körper wandern kann – deshalb wird er auch Wanderröte genannt – ist das äußerliche Zeichen einer Borrelien-Infektion. In der Regel wird zur Einnahme eines Antibiotikums über zehn bis 14 Tage geraten, um einer Absiedelung in Gelenken oder im Zentralnervensystem vorzubeugen. Ein rasches Schwinden der Röte spricht für eine erfolgreiche Behandlung.

HOMÖOPATHISCHE HILFE BEI STICHEN

- **Apis:** Wird gegeben, wenn die Schwellung eine blassrote Farbe hat.
- **Belladonna:** Geben Sie, wenn die Schwellung eine hochrote Farbe hat.

Dosierung: jeweils C30, 3 Globuli als Einzelgabe

Verbrennungen und Verbrühungen

Besonders in der Grillsaison kommt es immer wieder zu folgenschweren Unfällen durch Verbrennungen. Deshalb sollten Sie Kinder vom Grill und von offenen Feuerstellen fernhalten. Noch häufiger verbrühen sich Kinder, wenn sie Tassen oder Kannen mit heißem Tee oder Kakao umstoßen oder Töpfe vom Herd ziehen, deren heißer Inhalt sich über sie ergießt. In derartigen Situationen sind der Kopf und der Brustbereich des Kindes neben den Extremitäten besonders betroffen.

Als Erste Hilfe wird nicht mehr eiskaltes Wasser zur Neutralisierung empfohlen, da es häufig zu schweren Unterkühlungen kam, sondern nur kühles bis lauwarmes Wasser. Das verhindert, dass die Verbrennung auf tiefere Hautschichten übergreift. Ebenso werden Brandblasen, sofern sie nicht spannen oder vereitern, nicht mehr geöffnet, da sie einen guten Schutz für

Die drei Schweregrade der Verbrennung:
1. Grad: Rötung, Schwellung der Haut, Schmerzen;
2. Grad: Rötung, Schwellung, Blasenbildung und Nässen der Haut, Schmerzen;
3. Grad: Hautgewebe ist zerstört.

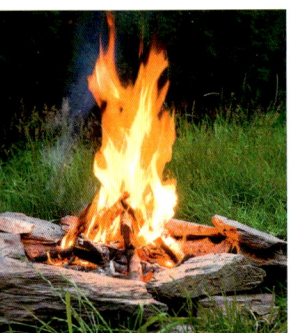

Offene Feuerstellen haben eine besondere Anziehungskraft. Lassen Sie Ihr Kind deshalb nie aus den Augen.

die sich neu bildende Haut darstellen. Tote Hautfetzen sollten allerdings entfernt werden, damit sich keine Taschen bilden, in denen sich das Wundsekret ansammelt und die einen reichen Nährboden für eine Keimbesiedlung geben. Wenn eine offene Wundbehandlung nicht möglich ist, sind keimfreie fettimprägnierte Wundauflagen und nicht anklebende Gaze (aus der Apotheke) notwendig, die täglich gewechselt werden müssen. Schwere Verletzungen dieser Art müssen allerdings in speziellen Verbrennungszentren behandelt werden, die in Deutschland flächendeckend vorhanden und den Rettungsdiensten bekannt sind.

Begleitend zu den oben beschriebenen Sofortmaßnahmen können Sie homöopathische Heilmittel geben.

HOMÖOPATHISCHE HILFE BEI VERBRENNUNGEN UND VERBRÜHUNGEN

- **Cantharis:** Es eignet sich für eine Verbrennung oder Verbrühung 2. Grades, wenn sich Blasen auf der Haut bilden.
- **Belladonna:** Ist bei einer Verbrennung 1. Grades angesagt, wenn nur eine schmerzhafte Rötung der Haut entsteht, die sich heiß anfühlt und empfindlich ist auf Berührung und Wärme, ohne Blasenbildung.

Dosierung: jeweils C30, 3 Globuli als Einzelgabe

Vergiftungen

Am häufigsten vergiften sich Kinder mit Medikamenten, Tabak, Reinigungsmitteln und Giftpflanzen. Wenn sie sich plötzlich merkwürdig verhalten, sich unwohl fühlen oder erbrechen, sollten Sie an die Möglichkeit einer Vergiftung denken, vor allem in einer fremden Umgebung. Vorbeugenden Maßnahmen kommt daher eine besondere Bedeutung zu: Alle Chemikalien, Medikamente, Putzmittel und Tabakwaren sollten abgeschlossen und für Kinder unzugänglich aufbewahrt werden. Zur Vermeidung von folgenschweren Verwechslungen sollten Chemikalien immer im beschrifteten Originalbehälter bleiben und nicht in Bier- oder gar Softdrinkflaschen umgefüllt werden.

Bei Vergiftungen ist eine allgemeine homöopathische Behandlung nicht möglich. Leiten Sie entsprechende Sofortmaßnahmen ein (siehe Kasten rechts).

Das Aufspüren einer Vergiftung erfordert oft kriminalistischen Spürsinn, auch was eine mögliche Anzahl aufgenommener Tabletten angeht. Gift und andere Substanzen sollten Sie immer zum Arzt mitbringen, sowohl die Verpackungen als auch den Behälter der Giftsubstanz, die Tablettenpackungen, den Beipackzettel, Gebrauchsinformationen, Pilze oder Pflanzen mit Früchten, Blättern und Stiel sowie alles Material, das weitere Auskunft geben könnte.

TIPP

SOFORTMASSNAHMEN, DIE BEI VERGIFTUNGEN ANGEZEIGT SIND

- Bewusstlose, nicht aufweckbare Kinder sofort in die stabile Seitenlage bringen, den Notarzt rufen oder rufen lassen (bundesweites Telefon 110/112, Rettungsleitstelle 19222). Das Kind darf keinesfalls allein gelassen werden.

- Bei Atemstillstand: Zuerst mit dem Finger behutsam Mund und Rachen des Kindes freimachen, zum Beispiel von Erbrochenem oder Fremdkörpern, auch eine Zahnspange entfernen. Wenn die Atemwege frei sind: sofort Mund zu Mund beatmen.

- Bei Herzstillstand: Herzmassage in flacher Rückenlage auf harter Unterlage durchführen, dabei mit der flachen Hand zwischen den Atemzügen 60- bis 80-mal pro Minute auf die untere Brustbeinhälfte drücken. Das Verhältnis zwischen Beatmung und Herzmassage soll 1:30 betragen.

- Bei Säuren- oder Laugenverätzung: Das wache (!) Kind ein bis zwei Glas Wasser oder Tee trinken lassen, Kinder nicht zum Erbrechen bringen. Augenverätzungen werden durch Ausspülen der Augen mindestens zehn Minuten lang unter laufendem lauwarmen Wasser von innen nach außen behandelt. Dabei versuchen, die Lider mit der freien Hand offen zu halten, was wegen des sich einstellenden Lidkrampfes nur schwer gelingt, besser geht es zu zweit. Wenn es auch dann nicht möglich ist, das Auge vorsichtig mit einem angefeuchteten Tuch reinigen.

- Bei Gas- oder Rauchvergiftungen das Kind sofort an die frische Luft bringen. Vorsicht aber vor giftigen Gasen bei der Bergung! Vergiftete Kinder, die nicht mehr selbst atmen, müssen sofort Mund zu Mund beatmet werden.

- Bei Hautverätzungen und Vergiftungen an der Körperoberfläche muss bedacht werden, dass einige Gifte über die Haut auch in den Körper gelangen können. Dazu zählen vor allem spezielle Pflanzenschutzmittel wie E 605 oder organische Lösungsmittel. Wenn eine chemische Substanz auf Kleider oder Haut verschüttet wurde, die Kleidung entfernen und die Haut sehr gründlich mit Wasser und Seife abwaschen.

- Bei vermuteten Vergiftungen durch Pilze, Früchte, Blüten, Blätter oder Nadeln ist es besonders wichtig, ausreichend Pflanzen- oder Pilzmaterial (auch Putzreste oder ausnahmsweise Erbrochenes) zur genaueren Identifizierung von Pilz oder Pflanze zu sichern. Hier sind gegebenenfalls Fachleute wie Biologen oder Gärtner hinzuzuziehen, da der Arzt die Pilze oder Pflanzen eventuell nicht kennt.

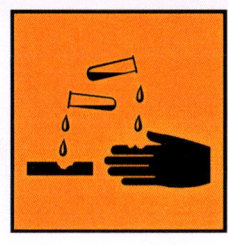 

Operationen

Ein wesentlicher Vorteil von ambulanten Operationen ist, dass besonders kleinere Kinder in ihrer vertrauten Umgebung genesen können.

Manchmal müssen Kinder operiert werden. Für Sie als Eltern ist es legitim, empfohlene Operationen zu hinterfragen und mehrere – professionelle – Meinungen einzuholen, um dann Ihre Entscheidung treffen zu können. Zweifelsohne gibt es »Muss-Operationen«, aber es gibt auch viele »Kann-Operationen« (wie beispielsweise eine Entfernung der Polypen im Rachen), bei denen Nutzen und Risiko sorgfältig abzuwägen und im Bedarfsfall Alternativen möglich sind.

HOMÖOPATHISCHE HILFE NACH OPERATIONEN

- **Arnica:** Geben Sie dieses Mittel nach einer Mandeloperation zur Verhinderung von schmerzhaften Schwellungen oder einer Nachblutung, die den Heilungsverlauf komplizieren können.
- **Arnica:** Geben Sie auch, wenn eine Operation unmittelbar nach einem Unfall nötig war, ebenso nach der Entfernung eines entzündeten Blinddarms oder der Polypen.
- **Staphisagria:** Es wird eingesetzt, wenn eine Operation am Unterleib notwendig ist, etwa bei einer Verengung der Vorhaut bei kleinen Jungen (nur selten notwendig).

Dosierung: jeweils C30, unmittelbar nach dem Aufwachen aus der Narkose die erste Einzeldosis, dann drei Tage lang 3 Globuli in einem Glas Wasser aufgelöst, 1 Teelöffel am Tag als Einzeldosis

Fremdkörper

Kinder spielen mit allen Gegenständen und stecken diese gern in den Mund oder in andere Körperöffnungen. Deshalb ist es wichtig, kleine Gegenstände nicht herumliegen zu lassen. Sind Fremdkörper in den Körper eingedrungen, sollten sie entfernt werden. Festgeklemmte Fremdkörper, etwa im Ohr oder in der Nase, muss ein Arzt mechanisch entfernen. Gegenstände, die im Nasen- oder Gehörgang stecken, führen immer zu Entzündungen – in der Lunge zu Lungenentzündungen. Fremdkörper in der Lunge, die durch Verschlucken eingeatmet werden, sind gefürchtet. Besonders unangenehm und relativ häufig geraten Erdnüsse durch Einatmen in die Lunge. Wenn diese im Hauptbronchus sitzen, kann ein kompletter Lungenflügel ausfallen. Dieser Notfall muss sofort durch eine Bronchoskopie (Spiegelung der Bronchien) angegangen werden. Daher gehören Erdnüsse nie in die Hände von kleinen Kindern, ebenso wenig andere Objekte ähnlicher Größe. Sieht man dennoch ein Kleinkind mit derartigen Dingen spielen und diese in den Mund stecken, gilt es vor allem, das Kind

WICHTIG

Atemnot sollten Sie immer ernst nehmen. Legen Sie Ihr Kind, wenn es nach Luft ringt, mit dem Gesicht nach unten auf den Unterarm oder auf Ihre Knie und schlagen Sie ein paar Mal kräftig mit der flachen Hand zwischen die Schulterblätter.

nicht zu erschrecken, weil das ein tiefes Einatmen durch den Mund auslösen kann. Besser Sie bewegen Ihr Kind mit Engelszungen dazu, den Gegenstand wieder auszuspucken. Wenn sich ein Fremdkörper in den Atemwegen festsetzt, kann es zu Reizungen der Schleimhaut kommen. Lediglich mit dem Magen-Darm-Trakt verhält es sich anders. Bei verschluckten Teilen kann man davon ausgehen, dass auch bei Kleinkindern Fremdkörper etwa bis zur Größe von 50-Cent-Münzen spontan abgehen. Um sich Gewissheit zu verschaffen, sollte der Stuhl sorgfältig durchsucht werden, zum Beispiel indem man den Topf mit einer Plastiktüte auslegt, die dann von außen durchgeknetet werden kann. Auch spitze Gegenstände, Scherben, sogar Nadeln passieren den Magen-Darm-Trakt komplikationslos, wenn die Eingangs-Hindernisse in der Speiseröhre überwunden sind. Ist der Fremdkörper nicht abgegangen, sollte nach einer Woche eine Röntgenuntersuchung erfolgen, sofern man den Fremdkörper kennt und weiß, dass er röntgendicht ist. Ansonsten muss möglicherweise eine Magenspiegelung erfolgen. Gefürchtet sind Knopfbatterien. In die Scheide eingeführte Fremdkörper führen ebenfalls zu Entzündungen. Bei eitrigem Ausfluss bei Kleinkindern muss neben Missbrauch vor allem an solche eingeführten Fremdkörper gedacht werden. Aus anderen Gründen kommen Entzündungen vor der Geschlechtsreife nicht vor. Sehr oberflächlich liegende kleine Holzsplitter müssen oft nicht entfernt werden, weil sie mit der Abschilferung der Hornhaut spontan weggehen. Lassen sich tiefer liegende Splitter nicht entfernen, kann man sie getrost herauseitern lassen. Die darüberliegende Haut muss jedoch offen gehalten werden, damit sich die Entzündung nicht in die Tiefe ausbreitet. Selbstverständlich können homöopathische Mittel Fremdkörper nur indirekt entfernen, indem sie die Selbstheilungskräfte aktivieren.

Wenn das Kind plötzlich sehr stark hustet und gleichzeitig würgt, könnte es einen Fremdkörper verschluckt haben. Handeln Sie dann unverzüglich.

HOMÖOPATHISCHE HILFE BEI FREMDKÖRPERN

- **Silicea:** Es stimuliert die Selbstheilungskräfte, sodass ein ausreichend oberflächlich gelegener Fremdkörper ausgestoßen wird.
Dosierung: C30, 3 Globuli als Einzelgabe

Auf den folgenden Seiten finden Sie ergänzende Informationen: 30 wichtige Mittel mit ihren bewährten Anwendungsbereichen für die homöopathische Hausapotheke und allgemeine Überlegungen zu Impfungen aus der Sicht homöopathischer Ärzte. Zusätzlich gibt es ein alphabetisches Glossar mit Begriffen, die in diesem Buch verwendet werden, einen Adressenteil für Deutschland, Österreich und die Schweiz sowie eine Literaturliste.

Die homöopathische Hausapotheke

Einige homöopathische Mittel zu Hause und auf Reisen griffbereit zu haben, ist in jedem Fall sinnvoll. Von den vielen unterschiedlich zusammengestellten Hausapotheken hat sich die folgende Auswahl bewährt und ist besonders für Kinder geeignet. Dosierung: 3 Globuli als Einzelgabe, bei anhaltenden Akutzuständen verkleppert (siehe Verkleppermethode Seite 19). Ist Ihr Kind ständig in homöopathischer Behandlung, sollten Sie sich vor der Gabe eines Akutmittels mit dem Homöopathen besprechen.

Faustregel für die Potenzwahl

Über die Potenzwahl kursieren unterschiedliche Empfehlungen. Grundsätzlich gilt: Das richtige Mittel ist wichtiger als die Potenz. Je chronischer die zu behandelnde Krankheit, umso niedriger die Potenz. Je akuter der Zustand, desto höher die Potenz (siehe Seite 19). Dies gilt bei völlig gesunden Kindern, die plötzlich erkranken – und ganz besonders für Verletzungen. Wir empfehlen daher eine C30-Potenz, möglich ist auch eine C200-Potenz, jeweils als Einzelgabe.

30 Mittel mit ihren bewährten Anwendungsbereichen

ACONITUM

Plötzlich krank, akute Erkältung mit Fieber, infolge von kaltem, trockenem Wetter oder infolge von Schreck oder Unfall; Akutmittel bei Pseudokrupp: bellender Husten, Unruhe und Angst.

APIS

Bienen- oder Wespenstiche mit starker, blassrosa Schwellung der ganzen Umgebung, stechender, brennender Schmerz, Kälte bessert die Schmerzen.

ARNICA

Alle schmerzhaften stumpfen Verletzungen, Prellungen, Blutergüsse sowie deren Folgen, nach dem Zahnziehen, nach Operationen, Kopfverletzung.

ARSENICUM

Brechdurchfall mit erheblicher körperlicher Schwäche (entweder Magen-Darm-Infekt oder Lebensmittelvergiftung).

BELLADONNA

Plötzlich auftretendes Fieber, fieberhafte Infekte, rotes Gesicht, Ohrenschmerzen, Halsschmerzen, Rachen rot, Sonnenstich, klopfender oder kolikartiger Schmerz, Berührung oder Erschütterung verschlimmern die Beschwerden.

BRYONIA

Grippe mit Gliederschmerzen, Bewegung verschlechtert, schmerzhafter Husten, kann beim Husten nicht liegen, muss sitzen, hat großen Durst.

CALCIUM CARBONICUM

Langsame und späte Zahnung, begleitet von Infekten, Verstopfung ohne Unwohlsein, nächtlicher Kopfschweiß, Dickköpfigkeit und Angst.

CALENDULA

Oberflächliche Finger- oder Handverletzung, Risswunden, Wunde heilt nicht gut, sondern Wundwasser ab oder eitert.

CANTHARIS

Verbrennung mit Blasenbildung und starken Schmerzen.

CHAMOMILLA

Zahnungsbeschwerden, Unruhe, Kind will getragen werden, ist sehr zornig, man kann ihm nichts recht machen.

COCCUS CACTI

Nächtliche Hustenanfälle mit Würgen und Erbrechen.

COLOCYNTHIS

Magenschmerzen nach Ärger oder Kränkung, krümmt sich.

DULCAMARA

Krankheit nach Kaltbaden, Temperatur- oder Wetterwechsel.

EUPHRASIA

Bindehautentzündung, allergische Augenbeschwerden, Lichtempfindlichkeit, starkes Brennen und Jucken der Augen.

FERRUM PHOSPHORICUM

Erkältung, Fieber mit blassem Gesicht, Ohrenschmerzen.

GELSEMIUM

Lampenfieber, Prüfungsangst, Kopfgrippe, Grippe mit Gliederschmerzen, Beschwerden durch schlechte Nachrichten.

HYPERICUM

Nervenverletzung mit starken Schmerzen, Schmerzen nach Rückenmarksanästhesie oder -punktion.

IGNATIA

Beschwerden nach Kummer, Schreck, Liebeskummer, Eifersucht; Seufzen, wechselhafte Stimmung.

IPECACUANHA

Bronchitis bei Kindern mit Rasselgeräuschen, Würgen und Erbrechen.

LEDUM

Tierbiss oder -stich ohne Schwellung oder Rötung, Kälte bessert.

NUX VOMICA

Magenschmerzen durch Ärger oder zu viel Kaffee/Cola, Kater nach Rauchen und Alkohol bei Jugendlichen, Schnupfen mit verstopfter Nase nachts.

PULSATILLA

Schnupfen mit Ohrenschmerzen, Anhänglichkeit, Weinerlichkeit, Eifersucht, Geschwisterrivalität.

RHUS TOXICODENDRON

Verrenkung, Verstauchung, Muskelkater, Schmerzen nach körperlicher Überanstrengung, Erkältung nach Schwitzen oder Nasswerden, Bewegung bessert die Beschwerden, unruhig.

RUTA

Schmerz nach Prellung der Wirbelsäule, nach Prellung von Knochen, die dicht unter der Haut liegen (Schienbein), Schmerz nach Zahnziehen.

SILICEA

Furunkel mit Eiterbildung, Austreibung von oberflächlichen Fremdkörpern.

SPONGIA

Heiserkeit und hohl klingender Husten, Pseudokrupp, trinken bessert den Husten.

STAPHISAGRIA

Schnittverletzungen, Verletzung im Gesicht oder im Genitalbereich, Beschwerden nach Kummer mit Kränkung (Trennungsschmerz, Eifersucht, Mobbing).

SULFUR

Roter Ausschlag im Windelbereich, rote Nasenlöcher bei Säuglingsschnupfen, roter Po bei Durchfall, Schlafproblem nach Impfungen, ist schnell zu warm.

SYMPHYTUM

Hauptmittel zur unterstützenden Heilung von Knochenbrüchen, bei Muskel- und Sehnenzerrungen, Sportverletzungen.

THUJA

Verstärkte Anfälligkeit für spastische Bronchitis nach Impfungen, auch wenn die Impfung schon einige Wochen zurückliegt. Hauptmittel bei Warzen: weiche Dellwarzen, harte Warzen an Fingern und Händen, Dornwarzen an der Fußsohle; Thuja bei Warzen auch als Urtinktur äußerlich auf die Warzen tupfen; Achtung: Urtinktur nur äußerlich anwenden!

Impfungen – nicht unumstritten

Kinder leben von der Sicherheit ihrer Eltern. Je sicherer und vertrauensvoller Eltern mit ihrem Kind umgehen, umso zufriedener, ruhiger und entspannter ist das Kind. Leider verlieren Eltern durch das sehr kontrovers diskutierte Thema Impfen ihre natürliche Sicherheit. Bedauerlich ist auch, dass andere wichtige Themen der Kindergesundheit kaum mehr Raum finden: Müssen sich frisch gebackene Eltern mit einem vier Wochen alten Kind wirklich mit den Gefahren durch Rotaviren oder Pneumokokken-Infektionen auseinandersetzen, mit Erregern, von denen sie bislang noch nie etwas gehört haben? Oder sind Fragen wie Interaktions- und Bewegungsförderung, pädagogische Ratschläge und Alltagshilfen nicht wichtiger? Wir sind der Meinung: ja!

Es besteht zwar weder in Deutschland noch in Österreich oder der Schweiz eine Impfpflicht, doch es gibt für alle drei Länder Standardimpfpläne der Gesundheitsbehörden. Die dort empfohlenen Schutzimpfungen sind für jedes Kind – unabhängig von den individuellen Gegebenheiten – dieselben. Sinnvoll wäre es, einen Impfplan zu erstellen, der die Bedürfnisse und Lebensumstände des Kindes berücksichtigt. Wird es bereits im ersten Lebensjahr in eine Gemeinschaftseinrichtung gebracht? Hat es Geschwister, die aus dem Kindergarten oder aus der Schule alle möglichen Krankheiten mitbringen? Wie sind die Erlebnisse und Erfahrungen der Eltern? Dies sind alles Fragen, die zur Impfentscheidung beitragen sollten und die zeigen, wie schwierig und komplex die Situation ist.

Welche Impfungen?

Impfungen sollten nicht nur individuell, sondern auch an die epidemiologische Situation eines Landes angepasst werden. Die deutsche Impfempfehlung ist aus »Sicherheitsgründen« sehr großzügig. Es werden mehr und häufiger Auffrischimpfungen empfohlen als in Nachbarländern, weil befürchtet wird, dass bei einer knapperen Empfehlung noch weniger geimpft würde. Doch nicht alle empfohlenen Impfungen sind zur angeratenen Zeit schon zweckmäßig beziehungsweise überhaupt notwendig:

- Neu eingeführt wurde eine Schluckimpfung gegen häufige Erreger von Durchfallerkrankungen, die Rotaviren. Hier ist zu beachten, dass diese Erkrankungen zumeist harmlos verlaufen und dass bei gestillten Kindern das Impfvirus unter Umständen nicht angeht. Gerade vor Durchfallerkrankungen schützt Stillen besonders wirkungsvoll.
- Ein Tetanus-Schutz gegen Wundstarrkrampf ist spätestens dann notwendig, wenn das Kind frei laufen kann und damit die Unfallgefahr steigt.
- Ein Diphtherie-Schutz ist ebenfalls notwendig; mit Schrecken wird an den »Würgeengel der Kinder« zurückgedacht.
- Polio (Kinderlähmung) gab es seit vielen Jahren in Europa nicht mehr, ebenso wenig in Nord- und Südamerika, sie breitet sich aber aktuell wieder aus (Pakistan, Nigeria, Syrien).
- Für Haemophilus influenzae – ebenso wie für Pneumokokken und Meningokokken als den drei Haupterregern der kindlichen Meningitis (Hirnhautentzündung) – gilt, dass uns noch unbekannte individuelle Faktoren eine wesentlich größere Rolle spielen als das Vorkommen und die Aggressivität der Erreger. Die gegenwärtigen Impfstoffe erfassen nur einen Teil der verschiedenen Erregerstämme, beispielsweise bei Pneumokokken nur 13 der etwa 96 Stämme, bei der Meningokokken-Impfung nur den Stamm C, nicht den bei uns vorherrschenden Stamm B. Gegen diesen ist ein neuer Impfstoff in der Zulassung. Bei Pneumokokken wurde bereits beobachtet, dass sich das Erregerspektrum hin zu vom Impfstoff nicht erfassten Stämmen verändert hat.

- Die Schutzwirkung der Keuchhusten-Impfung (Pertussis) ist begrenzt, Auffrisch-Impfungen bei Schulkindern und Erwachsenen werden empfohlen, auch um besonders gefährdete junge Säuglinge zu schützen. Der früher verwendete nebenwirkungsreichere Ganzkeimimpfstoff wird nicht mehr verwendet.
- Die Notwendigkeit eines Masernschutzes steht außer Zweifel. Ebenso sehen es »Ärzte ohne Grenzen«, eine sonst für ihre kritische Haltung bekannte Hilfsorganisation. Einen Einzelimpfstoff gegen Masern gibt es nicht mehr.
- Bei der Empfehlung einer Windpocken-Impfung standen ursprünglich wirtschaftliche Erwägungen im Vordergrund. Um die Akzeptanz der Windpocken-Impfung zu steigern, wird ein Vierfach-Impfstoff angeboten, der die Impfreaktionen noch unübersichtlicher macht.
- Gegen Mumps und Röteln wird in Kombination mit der Masernimpfung geimpft (die sogenannte MMR). Nicht selten gibt es bei Mumps eine Hirnhautreizung, die eigentlich harmlos, aber immer sehr aufregend ist. Es wird angeführt, dass eine

Mumpserkrankung nach der Pubertät eine Unfruchtbarkeit durch Hodenentzündung zur Folge haben kann.

- Unsinnig ist es, erst nach eingetretener Schwangerschaft die Röteln-Antikörper im Blut (Titer) zu überprüfen. Das sollte bei Mädchen zu Beginn der Pubertät erfolgen, ebenso die Sicherstellung eines Schutzes gegen Windpocken.

Wünschenswert: die »Nutzen«-Diskussion

Homöopathische Ärzte sind nicht grundsätzlich gegen das Impfen. Hahnemann selbst hat die damals schon eingeführte Pockenimpfung hoch geschätzt und schrieb dazu, dass die »allgemeine Verbreitung ihrer Einimpfung allen Epidemien jener tödlichen, fürchterlichen Menschenpocken dergestalt ein Ende gemacht haben, dass die jetzige Generation gar keine anschauliche Vorstellung von jener ehemaligen scheußlichen Menschenpocken-Pest mehr hat.« Kritisch zu sehen sind Impfungen dagegen

- bei weniger schlimmen Erkrankungen, die, auch mit homöopathischen Mitteln, gut behandelbar sind und
- wenn Kosten und Aufwand sowie die zu erwartenden Impfnebenwirkungen eindeutig über den Nutzen der Impfung hinausgehen.

Diese beiden wesentlichen Punkte sollten als diskussionswürdig anerkannt und bei den erweiterten Impfempfehlungen neu definiert werden. Derzeit wird in den neuen Vorsorgeheften nur nach »vollständig geimpft« oder »nicht geimpft« unterschieden, dazwischen gibt es nichts. Wünschenswert wäre ein System nach »Muss«-Impfungen und »Kann«-Impfungen.

In einer offiziellen Mitteilung des Deutschen Zentralvereins homöopathischer Ärzte wurde eine Stellungnahme zum Thema Impfen veröffentlicht, die im Tenor lautete, dass Schutzimpfungen bis zu einem gewissen Grad Infektionskrankheiten verhindern und auch die Möglichkeit der Ansteckung für Ungeimpfte verringern, aber unter bestimmten – wenn auch seltenen – Umständen schwerwiegende Reaktionen mit vorübergehenden oder bleibenden Schäden hervorrufen können. Inwieweit ein Zusammenhang zwischen Impfungen und der Zunahme chronischer Krankheiten besteht, sei ungeklärt. Grundsätzlich müsse eine Diskussion über Nutzen und Risiken für Impfungen ebenso möglich sein wie für andere medizinische Maßnahmen auch. Dem hohen Wert der Selbstbestimmung über die eigene Gesundheit sei eine öffentliche Empfehlung unterzuordnen.

In unserer Praxis sehen wir gelegentlich Säuglinge mit anhaltenden Beschwerden nach einer Impfung. Das können Schlafstörungen sein oder eine vermehrte Infektanfälligkeit, die auch erst einige Wochen nach der Impfung auftreten kann. Der Zusammenhang mit der Impfung ist da, aber nicht bewiesen. Die Homöopathie berücksichtigt solche Impffolgen.

Homöopathische Arznei: kein Ersatz für Impfungen

Homöopathische Impfungen gibt es nicht, denn keine homöopathische Arznei führt zu einer nachweisbaren Immunisierung. Deshalb warnen homöopathische Ärzte davor, eine notwendige Impfung durch die Einnahme homöopathischer Mittel zu ersetzen. Das gilt vor allem für Fernreisen oder auch für die Vorbeugung gegen Malaria.

Glossar

AKUTE ERKRANKUNG

Eine akute Infektion oder eine durch akuten äußeren Einfluss bedingte Beeinträchtigung der Gesundheit.

ANAMNESE

Erheben der Symptome (siehe auch Erstanamnese).

ANTIBIOTIKUM, ANTIBIOTIKA

Stoffwechselprodukte von Bakterien, Pilzen, Flechten oder künstlich nachgebildete Substanzen, die vor allem eingesetzt werden, um die Vermehrung von krankheitserregenden Bakterien zu hemmen oder sie abzutöten.

ARZNEIMITTELBILD

Zusammenfassung sämtlicher charakteristischen Symptome einer Arznei, ähnlich wie ein Krankheitsbild die Gesamtheit der typischen Symptome einer Erkrankung darstellt.

CHRONISCHE ERKRANKUNG

Immer wieder oder dauerhaft in derselben Art bestehende Beeinträchtigung der Gesundheit, die aus einer inneren Krankheitsveranlagung (siehe Miasma) entsteht und nicht von selbst ausheilt.

ERSTANAMNESE

Ausführliche Erhebung der Symptome und der Vorgeschichte der Krankheit zu Beginn der homöopathischen Behandlung.

GLOBULUS, GLOBULI

Zuckerstreukügelchen als Trägerstoff der homöopathischen Arzneimittel.

KONSTITUTION

Die körperlich-geistig-energetische Verfassung eines Menschen, die in der Homöopathie durch das entsprechend ähnliche Arzneimittelbild ausgedrückt wird.

KONSTITUTIONSBEHANDLUNG

Langzeitige homöopathische Behandlung mit dem passenden Mittel, um die Lebenskraft insgesamt zu stärken und ererbte Dispositionen so zu beeinflussen, dass sie sich gar nicht erst als Störungen zeigen.

LEBENSKRAFT

Die Urenergie, die Kennzeichen des Lebendigen und deren Störung die Ursache der Erkrankungen ist.

MIASMA, MIASMEN

Eigentlich Ausdünstung, Befleckung. In der Homöopathie ehemals von außen in die Lebenskraft eingedrungene Fehlinformation, die diese in ihrer Funktion auch generationsübergreifend beeinträchtigen kann.

NOSODEN

Homöopathisch potenzierte Arzneimittel aus Krankheitsprodukten oder Krankheitserregern, die zuvor durch entsprechende Behandlung unschädlich gemacht wurden.

ORGANON DER HEILKUNST

1810 erschienene erste systematische Darstellung der Homöopathie von Hahnemann, als »Bibel« der Homöopathie bezeichnet.

POTENZIERUNG, DYNAMISIERUNG

Zubereitung der homöopathischen Arznei durch schrittweise Verdünnung und Verschüttelung beziehungsweise Verreibung.

Bücher, die weiterhelfen

Hahnemann, Samuel: **Organon der Heil-kunst.** 6. Auflage. Textkritische Ausgabe von J. M. Schmidt 2013

Hirte, Martin: **Impfen Pro & Contra. Das Handbuch für die individuelle Impfent-scheidung.** Knaur 2012

Jütte, Robert: **Samuel Hahnemann. Begründer der Homöopathie.** dtv 2005

Mateu i Ratera, Dr. Manuel: **Erste Hilfe durch Homöopathie. Ein homöopathischer Ratgeber für Praxis, Freizeit und Reise.** Hahnemann Institut Greifenberg 2006

Ribbeck, Janko von: **Schnelle Hilfe für Kinder: Notfallmedizin für Eltern.** Kösel 2012

Vithoulkas, Georgos: **Homöopathie: Energiemedizin.** Peter Irl 2012

Ders.: **Die Praxis homöopathischen Heilens.** Elsevier 2005

Wettig, Jürgen: **Schicksal Kindheit. Kindheit beeinflusst das ganze Leben.** Springer 2008

Bücher aus dem Gräfe und Unzer Verlag

Glaser, Ute: **Die Eltern-Trickkiste. So bekommen Sie Zahnputzverächter, Gemüseverweigerer und alle anderen Widerständler spielend in den Griff.** 2011

Dies.: **Die Eltern-Trickkiste. Wie Sie Trotzköpfe, Hausaufgabenvermeider und alle anderen Widerständler spie-lend zum Mitmachen bewegen.** 2013

Kast-Zahn, Annette: **Gelassen durch die Trotzphase.** 2011

Keicher, Dr. med. Ursula: **Kinderkrank-heiten. Schnell erkennen – gezielt behandeln.** 2011

Nolte, Dr. med. Stephan Heinrich; Nolden, Annette: **Das Große Buch für Babys ers-tes Jahr.** 2013

Reichelt, Katrin; Sommer, Sven: **Die magische 11 der Homöopathie für Kinder.** 2013

Sommer, Sven: **Der große GU Kompass Homöopathie für Kinder. Von 0–17 Jahren.** 2010

Stellmann, Dr. med. Michael; Soldner, Georg: **Kinderkrankheiten natürlich behandeln.** 2014

Vagedes, Dr. med. Jan; Soldner, Georg: **Das Kindergesundheitsbuch. Kinder-krankheiten ganzheitlich vorbeugen und heilen.** 2013

Wiesenauer, Dr. med. Markus: **Quickfinder. Homöopathie für Kinder. Der schnellste Weg zum richtigen Mittel.** 2013

Links, die weiterhelfen

Probleme von »Medizin online«

Das Internet ist eine große Hilfe, rasch und jederzeit an Informationen zu kommen. Es birgt jedoch auch Gefahren: Jeder kann im Netz publizieren. Informationen von Fachleuten und Nichtfachleuten sind gleichberechtigt abrufbar, Laien können sich als Experten ausgeben, redaktionelle und kommerzielle Inhalte sind nicht eindeutig getrennt und erkennbar. Deshalb sind zuverlässige Adressen besonders wichtig.

www.gesund-ins-leben.de
Vereint alle führenden Institutionen zur praxisnahen Unterstützung junger Familien

www.welt-der-homöopathie.de
Übergeordnetes Portal der europäischen homöopathischen Gesellschaften mit Weiterleitung in die entsprechenden Länder

www.dzvhae.de
Deutscher Zentralverein homöopathischer Ärzte, mit Informationen zur Homöopathie in Deutschland, zur integrierten Versorgung mit Homöopathie durch die Krankenkassen und zur Arztsuche

www.vkhd.de
Verband Klassischer Homöopathen Deutschlands e. V.

www.zaen.de
Zentralverein der Ärzte für Naturheilverfahren und Regulationsmedizin

www.bph-online.de
Bundesverband Patienten für Homöopathie

www.homoeopathie.at
Österreichische Gesellschaft für homöopathische Medizin

www.sahp.ch
Schweizerische Ärztegesellschaft für Homöopathie

www.bvkj.de
www.kinderaerzte-im-netz.de
Website des Berufsverbandes der Kinder- und Jugendärzte Deutschlands (BVKJ). Hier kann man sein Kind anmelden und erhält zu den anstehenden Terminen, z. B. Vorsorgen, per E-Mail eine Erinnerung mit entsprechenden Informationen

www.rki.de
Daten zur Epidemiologie in Deutschland, Herausgabe des wöchentlich erscheinenden »Epidemiologischen Bulletin« zur aktuellen Infektionslage in Deutschland

www.bzga.de
Bundeszentrale für gesundheitliche Aufklärung. Kostenlose werbefreie Broschüren zu medizinischen Sachverhalten

www.eltern.de/baby/0-3-monate/
schreiambulanz-adressen.html
Auflistung von Schreiambulanzen nach PLZ, auch in A und CH

www.bdh.de
Bund Deutscher Hebammen e. V., Infos zu Schreiambulanzen

www.gaimh.de
Gesellschaft zur Förderung der seelischen Gesundheit in der frühen Kindheit

Sachregister

Beschwerdenregister

Arzneimittel-
register

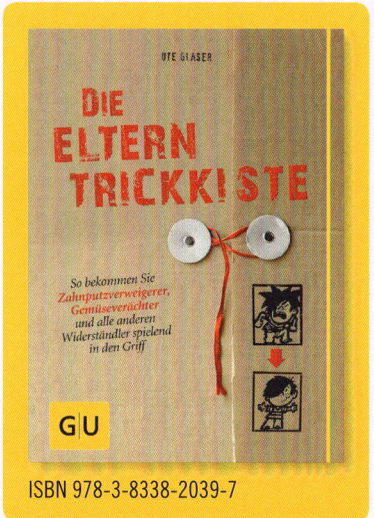
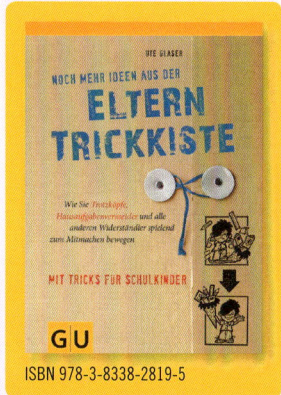
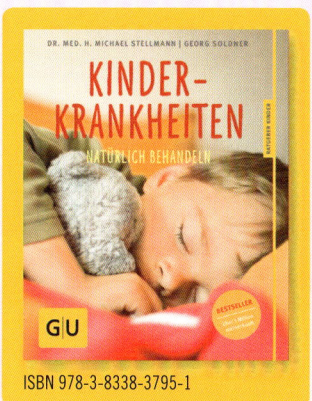
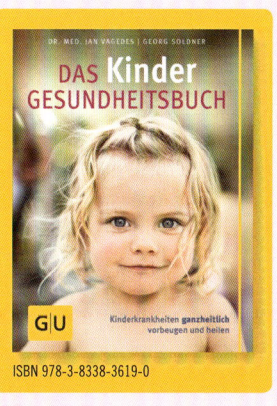
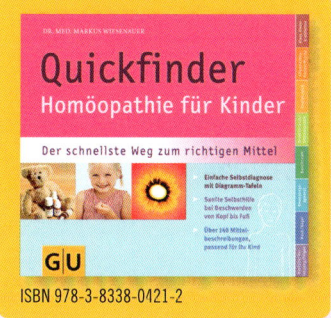
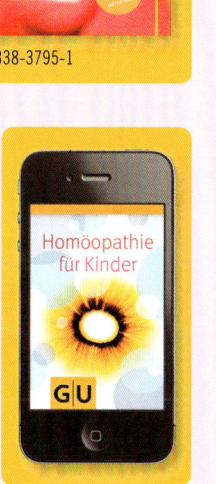
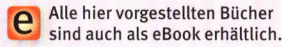
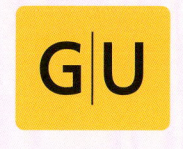

Projektleitung:
Ann-Kathrin Kunz
Lektorat: Rita Maria Güther
Bildredaktion: Petra Ender
Layout: independent Medien-Design, Horst Moser, München
Herstellung:
Martina Koralewska
Satz: Uhl + Massopust, Aalen
Reproduktion: Repro Ludwig, Zell am See
Druck und Bindung:
Firmengruppe APPL, aprinta druck, Wemding
Printed in Germany
ISBN: 978-3-8338-2063-2
1. Auflage 2014

Bildnachweis
Agentur Focus: S. 91; Alamy: S. 50, 82, 92, 120, 128, 176; Bildarchiv Nutzpflanzen: S. 86; Blickwinkel: S. 67, 106; Corbis: S. 46, 55, 104; Doc Stock: S. 88; Fotolia: S. 4, 6, 58, 177 li.; GAP: S. 45, 95; Getty Images: Cover, S. 12, 32, 61, 68, 72, 76, 84, 97, 108, 158, 168, 173; Imago: S. 152; Kramp + Gölling: S. 8; Laif: S. 48; Masterfile: S. 7, 164; Mauritius: S. 80, 138; Picture Press: S. 113; Shutterstock: S. 177 re.; Stockfood: S. 52, 78, 118; Teigler, Frank: S. 5, 42, 59, 63, 74, 100, 111, 145; Vario Images: S. 154; Westend61: S. 2; Wildlife: S. 70.

Wichtiger Hinweis
Die Gedanken, Methoden und Anregungen in diesem Buch stellen die Meinung beziehungsweise die Erfahrung der Verfasser dar. Sie wurden von den Autoren nach bestem Wissen erstellt und mit größtmöglicher Sorgfalt geprüft. Sie bieten jedoch keinen Ersatz für persönlichen kompetenten medizinischen Rat. Jede Leserin, jeder Leser ist für das eigene Tun und Lassen auch weiterhin selbst verantwortlich. Weder Autoren noch Verlag können für eventuelle Nachteile oder Schäden, die aus den im Buch gegebenen praktischen Hinweisen resultieren, eine Haftung übernehmen.

Umwelthinweis
Dieses Buch wurde auf PEFC-zertifiziertem Papier aus nachhaltiger Waldwirtschaft gedruckt.

Die GU-Homepage finden Sie unter www.gu.de

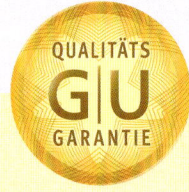

Liebe Leserin, lieber Leser,
haben wir Ihre Erwartungen erfüllt? Sind Sie mit diesem Buch zufrieden? Haben Sie weitere Fragen zu diesem Thema? Wir freuen uns auf Ihre Rückmeldung, auf Lob, Kritik und Anregungen, damit wir für Sie immer besser werden können.

GRÄFE UND UNZER Verlag
Leserservice
Postfach 86 03 13
81630 München
E-Mail:
leserservice@graefe-und-unzer.de

Telefon: 00800 / 72 37 33 33*
Telefax: 00800 / 50 12 05 44*
Mo–Do: 8.00–18.00 Uhr
Fr: 8.00–16.00 Uhr
(* gebührenfrei in D, A, CH)

Ihr GRÄFE UND UNZER Verlag
Der erste Ratgeberverlag – seit 1722.

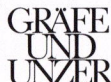 www.facebook.com/gu.verlag

GRÄFE
UND
UNZER

Ein Unternehmen der
GANSKE VERLAGSGRUPPE